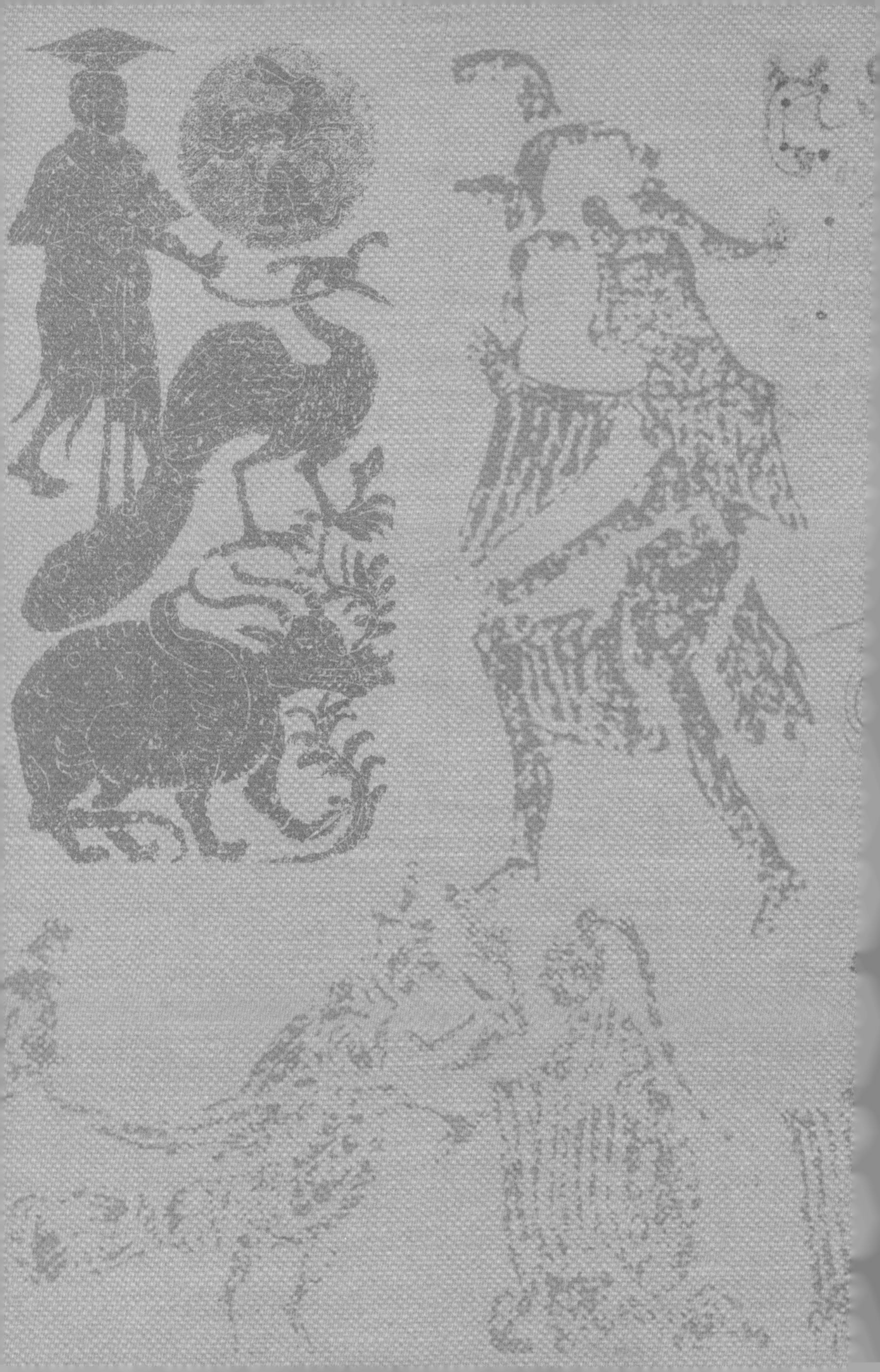

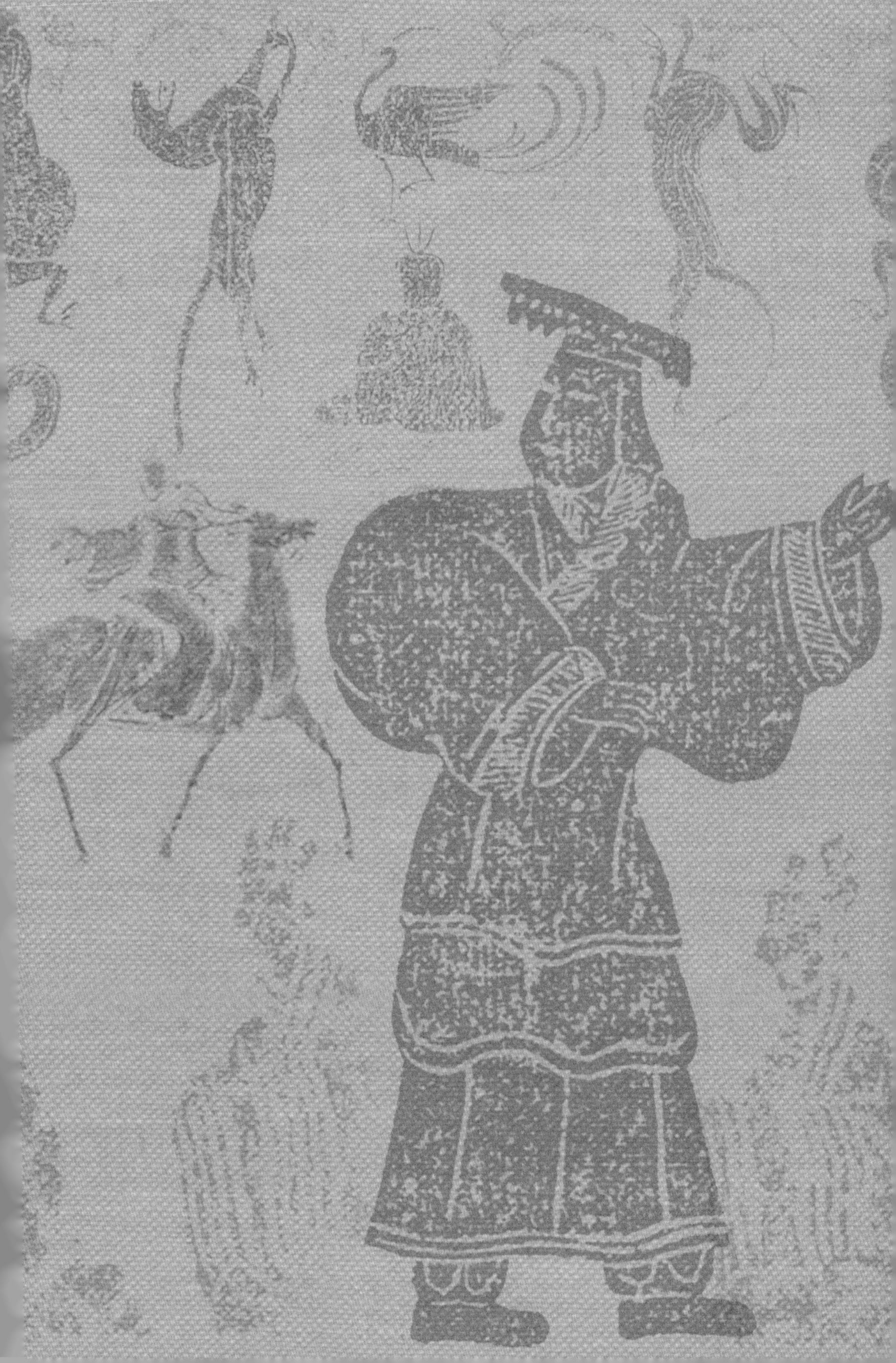

中国古医籍整理丛书

医林绳墨大全

明·方谷 著
清·周京 辑
刘时觉　林士毅　周　坚　校注

中国中医药出版社
·北　京·

图书在版编目（CIP）数据

医林绳墨大全/（明）方谷著；（清）周京辑；刘时觉，林士毅，周坚校注．—北京：中国中医药出版社，2015. 1（2024.7 重印）

（中国古医籍整理丛书）

ISBN 978－7－5132－2132－0

Ⅰ. ①医…　Ⅱ. ①方…　②周…　③刘…　④林…　⑤周…　Ⅲ. ①中医病理学－中国－明代　Ⅳ. ①228

中国版本图书馆 CIP 数据核字（2014）第 273665 号

中国中医药出版社出版

北京经济技术开发区科创十三街31号院二区8号楼

邮政编码　100176

传真　010 64405721

北京盛通印刷股份有限公司印刷

各地新华书店经销

*

开本 710×1000　1/16　印张 21. 25　字数 173 千字

2015 年 1 月第 1 版　2024 年 7 月第 2 次印刷

书　号　ISBN 978－7－5132－2132－0

*

定价　59. 00 元

网址　www. cptcm. com

国家中医药管理局
中医药古籍保护与利用能力建设项目
组织工作委员会

主　任　委　员　王国强
副 主 任 委 员　王志勇　李大宁
执行主任委员　曹洪欣　苏钢强　王国辰　欧阳兵
执行副主任委员　李　昱　武　东　李秀明　张成博
委　　　　　员

各省市项目组分管领导和主要专家

（山东省）武继彪　欧阳兵　张成博　贾青顺
（江苏省）吴勉华　周仲瑛　段金廒　胡　烈
（上海市）张怀琼　季　光　严世芸　段逸山
（福建省）阮诗玮　陈立典　李灿东　纪立金
（浙江省）徐伟伟　范永升　柴可群　盛增秀
（陕西省）黄立勋　呼　燕　魏少阳　苏荣彪
（河南省）夏祖昌　刘文第　韩新峰　许敬生
（辽宁省）杨关林　康廷国　石　岩　李德新
（四川省）杨殿兴　梁繁荣　余曙光　张　毅

各项目组负责人

王振国（山东省）　王旭东（江苏省）　张如青（上海市）
李灿东（福建省）　陈勇毅（浙江省）　焦振廉（陕西省）
蔡永敏（河南省）　鞠宝兆（辽宁省）　和中浚（四川省）

项目专家组

顾　问　马继兴　张灿玾　李经纬

组　长　余瀛鳌

成　员　李致忠　钱超尘　段逸山　严世芸　鲁兆麟
郑金生　林端宜　欧阳兵　高文柱　柳长华
王振国　王旭东　崔　蒙　严季澜　黄龙祥
陈勇毅　张志清

项目办公室（组织工作委员会办公室）

主　任　王振国　王思成

副主任　王振宇　刘群峰　陈榕虎　杨振宁　朱毓梅
刘更生　华中健

成　员　陈丽娜　邱　岳　王　庆　王　鹏　王春燕
郭瑞华　宋咏梅　周　扬　范　磊　张永泰
罗海鹰　王　爽　王　捷　贺晓路　熊智波

秘　书　张丰聪

前言

中医药古籍是传承中华优秀文化的重要载体，也是中医学传承数千年的知识宝库，凝聚着中华民族特有的精神价值、思维方法、生命理论和医疗经验，不仅对于传承中医学术具有重要的历史价值，更是现代中医药科技创新和学术进步的源头和根基。保护和利用好中医药古籍，是弘扬中国优秀传统文化、传承中医学术的必由之路，事关中医药事业发展全局。

1949 年以来，在政府的大力支持和推动下，开展了系统的中医药古籍整理研究。1958 年，国务院科学规划委员会古籍整理出版规划小组在北京成立，负责指导全国的古籍整理出版工作。1982 年，国务院古籍整理出版规划小组召开全国古籍整理出版规划会议，制定了《古籍整理出版规划（1982—1990）》，卫生部先后下达了两批 200 余种中医古籍整理任务，掀起了中医古籍整理研究的新高潮，对中医文化与学术的弘扬、传承和发展，发挥了极其重要的作用，产生了不可估量的深远影响。

2007 年《国务院办公厅关于进一步加强古籍保护工作的意见》明确提出进一步加强古籍整理、出版和研究利用，以及

“保护为主、抢救第一、合理利用、加强管理”的方针。2009年《国务院关于扶持和促进中医药事业发展的若干意见》指出，要“开展中医药古籍普查登记，建立综合信息数据库和珍贵古籍名录，加强整理、出版、研究和利用”。《中医药创新发展规划纲要（2006—2020）》强调继承与创新并重，推动中医药传承与创新发展。

2003～2010年，国家财政多次立项支持中国中医科学院开展针对性中医药古籍抢救保护工作，在中国中医科学院图书馆设立全国唯一的行业古籍保护中心，影印抢救濒危珍本、孤本中医古籍1640余种；整理发布《中国中医古籍总目》；遴选351种孤本收入《中医古籍孤本大全》影印出版；开展了海外中医古籍目录调研和孤本回归工作，收集了11个国家和2个地区137个图书馆的240余种书目，基本摸清流失海外的中医古籍现状，确定国内失传的中医药古籍共有220种，复制出版海外所藏中医药古籍133种。2010年，国家财政部、国家中医药管理局设立“中医药古籍保护与利用能力建设项目”，资助整理400余种中医药古籍，并着眼于加强中医药古籍保护和研究机构建设，培养中医古籍整理研究的后备人才，全面提高中医药古籍保护与利用能力。

在此，国家中医药管理局成立了中医药古籍保护和利用专家组和项目办公室，专家组负责项目指导、咨询、质量把关，项目办公室负责实施过程的统筹协调。专家组成员对古籍整理研究具有丰富的经验，有的专家从事古籍整理研究长达70余年，深知中医药古籍整理研究的重要性、艰巨性与复杂性，履行职责认真务实。专家组从书目确定、版本选择、点校、注释等各方面，为项目实施提供了强有力的专业指导。老一辈专家的学术水平和智慧，是项目成功的重要保证。项目承担单位山东中医药大学、南京中医药大学、上海中医药大学、福建中医药大学、浙江省中医药研究院、陕西省中医药研究院、河南省中医药研究院、辽宁中医药大学、成都中医药大学及所在省市中医药管理部门精心组织，充分发挥区域间互补协作的优势，并得到承担项目出版工作的中国中医药出版社大力配合，全面推进中医药古籍保护与利用网络体系的构建和人才队伍建设，使一批有志于中医学术传承与古籍整理工作的人才凝聚在一起，研究队伍日益壮大，研究水平不断提高。

本着“抢救、保护、发掘、利用”的理念，该项目重点选择近60年未曾出版的重要古医籍，综合考虑所选古籍的保护价值、学术价值和实用价值。400余种中医药古籍涵盖了医经、基础理论、诊法、伤寒金匮、温病、本草、方书、内科、外科、女科、儿科、伤科、眼科、咽喉口齿、针灸推拿、养生、医案医话医论、医史、临证综合等门类，跨越唐、宋、金元、明以迄清末。全部古籍均按照项目办公室组织完成的行业标准《中医古籍整理规范》及《中医药古籍整理细则》进行整理校注，绝大多数中医药古籍是第一次校注出版，一批孤本、稿本、抄本更是首次整理面世。对一些重要学术问题的研究成果，则集中收录于各书的“校注说明”或“校注后记”中。

“既出书又出人”是本项目追求的目标。近年来，中医药古籍整理工作形势严峻，老一辈逐渐退出，新一代普遍存在整理研究古籍的经验不足、专业思想不坚定等问题，使中医古籍整理面临人才流失严重、青黄不接的局面。通过本项目实施，搭建平台，完善机制，培养队伍，提升能力，经过近5年的建设，锻炼了一批优秀人才，老中青三代齐聚一堂，有效地稳定了研究队伍，为中医药古籍整理工作的开展和中医文化与学术的传承提供必备的知识和人才储备。

本项目的实施与《中国古医籍整理丛书》的出版，对于加强中医药古籍文献研究队伍建设、建立古籍研究平台，提高古籍整理水平均具有积极的推动作用，对弘扬我国优秀传统文化，推进中医药继承创新，进一步发挥中医药服务民众的养生保健与防病治病作用将产生深远影响。

第九届、第十届全国人大常委会副委员长许嘉璐先生，国家卫生计生委副主任、国家中医药管理局局长、中华中医药学会会长王国强先生，我国著名医史文献专家、中国中医科学院马继兴先生在百忙之中为丛书作序，我们深表敬意和感谢。

由于参与校注整理工作的人员较多，水平不一，诸多方面尚未臻完善，希望专家、读者不吝赐教。

国家中医药管理局中医药古籍保护与利用能力建设项目办公室

二〇一四年十二月

许 序

“中医”之名立，迄今不逾百年，所以冠以“中”字者，以别于“洋”与“西”也。慎思之，明辨之，斯名之出，无奈耳，或亦时人不甘泯没而特标其犹在之举也。

前此，祖传医术（今世方称为“学”）绵延数千载，救民无数；华夏屡遭时疫，皆仰之以度困厄。中华民族之未如印第安遭染殖民者所携疾病而族灭者，中医之功也。

医兴则国兴，国强则医强。百年运衰，岂但国土肢解，五千年文明亦不得全，非遭泯灭，即蒙冤扭曲。西方医学以其捷便速效，始则为传教之利器，继则以“科学”之冕畅行于中华。中医虽为内外所夹击，斥之为蒙昧，为伪医，然四亿同胞衣食不保，得获西医之益者甚寡，中医犹为人民之所赖。虽然，中国医学日益陵替，乃不可免，势使之然也。呜呼！覆巢之下安有完卵？

嗣后，国家新生，中医旋即得以重振，与西医并举，探寻结合之路。今也，中华诸多文化，自民俗、礼仪、工艺、戏曲、历史、文学，以至伦理、信仰，皆渐复起，中国医学之兴乃属必然。

迄今中医犹为国家医疗系统之辅，城市尤甚。何哉？盖一则西医赖声、光、电技术而于20世纪发展极速，中医则难见其进。二则国人惊羡西医之“立竿见影”，遂以为其事事胜于中医。然西医已自觉将入绝境：其若干医法正负效应相若，甚或负远逾于正；研究医理者，渐知人乃一整体，心、身非如中世纪所认定为二对立物，且人体亦非宇宙之中心，仅为其一小单位，与宇宙万象万物息息相关。认识至此，其已向中国医学之理念“靠拢”矣，虽彼未必知中国医学何如也。唯其不知中国医理何如，纯由其实践而有所悟，益以证中国之认识人体不为伪，亦不为玄虚。然国人知此趋向者，几人？

国医欲再现宋明清高峰，成国中主流医学，则一须继承，一须创新。继承则必深研原典，激清汰浊，复吸纳西医及我藏、蒙、维、回、苗、彝诸民族医术之精华；创新之道，在于今之科技，既用其器，亦参照其道，反思己之医理，审问之，笃行之，深化之，普及之，于普及中认知人体及环境古今之异，以建成当代国医理论。欲达于斯境，或需百年欤？予恐西医既已醒悟，若加力吸收中医精粹，促中医西医深度结合，形成21世纪之新医学，届时“制高点”将在何方？国人于此转折之机，能不忧虑而奋力乎？

予所谓深研之原典，非指一二习见之书、千古权威之作；就医界整体言之，所传所承自应为医籍之全部。盖后世名医所著，乃其秉诸前人所述，总结终生行医用药经验所得，自当已成今世、后世之要籍。

盛世修典，信然。盖典籍得修，方可言传言承。虽前此50余载已启医籍整理、出版之役，惜旋即中辍。阅20载再兴整理、出版之潮，世所罕见之要籍千余部陆续问世，洋洋大观。

今复有“中医药古籍保护与利用能力建设”之工程，集九省市专家，历经五载，董理出版自唐迄清医籍，都400余种，凡中医之基础医理、伤寒、温病及各科诊治、医案医话、推拿本草，俱涵盖之。

噫！璐既知此，能不胜其悦乎？汇集刻印医籍，自古有之，然孰与今世之盛且精也！自今而后，中国医家及患者，得览斯典，当于前人益敬而畏之矣。中华民族之屡经灾难而益蕃，乃至未来之永续，端赖之也，自今以往岂可不后出转精乎？典籍既蜂出矣，余则有望于来者。

谨序。

第九届、十届全国人大常委会副委员长

許嘉璐

二〇一四年冬

王 序

中医学是中华民族在长期生产生活实践中，在与疾病作斗争中逐步形成并不断丰富发展的医学科学，是中国古代科学的瑰宝，为中华民族的繁衍昌盛作出了巨大贡献，对世界文明进步产生了积极影响。时至今日，中医学作为我国医学的特色和重要医药卫生资源，与西医学相互补充、相互促进、协调发展，共同担负着维护和促进人民健康的任务，已成为我国医药卫生事业的重要特征和显著优势。

中医药古籍在存世的中华古籍中占有相当重要的比重，不仅是中医学术传承数千年最为重要的知识载体，也是中医为中华民族繁衍昌盛发挥重要作用的历史见证。中医药典籍不仅承载着中医的学术经验，而且蕴含着中华民族优秀的思想文化，凝聚着中华民族的聪明智慧，是祖先留给我们的宝贵物质财富和精神财富。加强对中医药古籍的保护与利用，既是中医学发展的需要，也是传承中华文化的迫切要求，更是历史赋予我们的责任。

2010 年，国家中医药管理局启动了中医药古籍保护与利用能力建设项目。这既是传承中医药的重要工程，也是弘扬优秀民族文化的重要举措，不仅能够全面推进中医药的有效继承和创新发展，为维护人民健康作出贡献，也能够彰显中华民族的璀璨文化，为实现中华民族伟大复兴的中国梦作出贡献。

相信这项工作一定能造福当今，嘉惠后世，福泽绵长。

国家卫生和计划生育委员会副主任

国家中医药管理局局长

中华中医药学会会长

王国强

二〇一四年十二月

马 序

新中国成立以来，党和国家高度重视中医药事业发展，重视古籍的保护、整理和研究工作。自 1958 年始，国务院先后成立了三届古籍整理出版规划小组，分别由齐燕铭、李一氓、匡亚明担任组长，主持制定了《整理和出版古籍十年规划（1962—1972）》《古籍整理出版规划（1982—1990）》《中国古籍整理出版十年规划和“八五”计划（1991—2000）》等，而第三次规划中医药古籍整理即纳入其中。1982 年 9 月，卫生部下发《1982—1990 年中医古籍整理出版规划》，1983 年 1 月，中医古籍整理出版办公室正式成立，保证了中医古籍整理出版规划的实施。2002 年 2 月，《国家古籍整理出版“十五”（2001—2005）重点规划》经新闻出版署和全国古籍整理出版规划领导小组批准，颁布实施。其后，又陆续制定了国家古籍整理出版“十一五”和“十二五”重点规划。国家财政多次立项支持中国中医科学院开展针对性中医药古籍抢救保护工作，文化部在中国中医科学院图书馆专门设立全国唯一的行业古籍保护中心，国家先后投入中医药古籍保护专项经费超过 3000 万元，影印抢救濒危珍、善、孤本中医古籍1640余种，开展了海外中医古籍目录调研和孤本回归工作。2010年，国家财政部、国家中医药管理局安排国家公共卫生专项资金，设立了“中医药古籍保护与利用能力建设项目”，这是继1982~1986年第一批、第二批重要中医药古籍整理之后的又一次大规模古籍整理工程，重点整理新中国成立后未曾出版的重要古籍，目标是形成并普及规范的通行本、传世本。

为保证项目的顺利实施，项目组特别成立了专家组，承担咨询和技术指导，以及古籍出版之前的审定工作。专家组中的许多成员虽逾古稀之年，但老骥伏枥，孜孜不倦，不仅对项目进行宏观指导和质量把关，更重要的是通过古籍整理，以老带新，言传身教，培养一批中医药古籍整理研究的后备人才，促进了中医药古籍保护和研究机构建设，全面提升了我国中医药古籍保护与利用能力。

作为项目组顾问之一，我深感中医药古籍保护、抢救与整理工作的重要性和紧迫性，也深知传承中医药古籍整理经验任重而道远。令人欣慰的是，在项目实施过程中，我看到了老中青三代的紧密衔接，看到了大家的坚持和努力，看到了年轻一代的成长。相信中医药古籍整理工作的将来会越来越好，中医药学的发展会越来越好。

欣喜之余，以是为序。

中国中医科学院研究员

马继兴

二〇一四年十二月

校注说明

一、作者事略

本书为明代方谷原著，经清代周京重编而成。方谷（1508—?），字龙潭，徽州人，后居钱塘（今杭州），曾为仁和（与钱塘同为杭州府属县）医官，为当时名医。他精于医，尤擅长脉理、药性。其著作除本书《医林绳墨》外，据《明史·艺文志》载，还有《脉经直指》（七卷）、《本草集要》（十二卷）。此外在明代倪朱谟《本草汇言》一书中，还保存了部分方氏医方、药论。周京，生卒年不详，字雨郇，别号向山，“向山堂”是其室名，著有《近代诗抄》十四卷、《向山诗抄》一卷等，素究心于医学，是一位文而通医者。

二、版本简况

《医林绳墨》八卷，初刊于明万历十二年（1584），据《中国中医古籍总目》著录，目前国内仅南京图书馆有藏。另外，日本宫内厅也有藏。因刊印量不大，不久就成为“秘笈”（周京序）。清代周京因叹其书神奇，“不惜资费，梓而布之”，于清康熙十六年（1677）重刊本书（向山堂刻本），更名为《医林绳墨大全》（九卷）。但周京向山堂刻本“旋复委弃，以故流传绝少”，赵之弼于康熙四十九年（1710）依周京原梓版修整并附载赵氏临证验方再次刊行。后廓然堂梓板后又归修吉堂所有。至嘉庆二十年（1815），陈熙据周京刊本重刻本书，书口标“向山堂”字样。此本流传较广，因其书口刻有“向山堂”字样，以致后人误认为其就是周京原本。

本书清代抄本较多，但大多已残缺不全，有些还抄有非本书的其他内容。清抄本有据明万历刻本所抄，有根据清周京本所抄。因周京重辑本的临床实用性，清代抄本多以周京九卷本为主，明八卷本反而不多见。1957年11月商务印书馆根据明万历初刊本，结合周京刊本，加断句整理校勘，竖排铅印出版。

综上所述，本书版本流传分两大系统，《医林绳墨》八卷本系统与《医林绳墨大全》九卷本系统，二者篇目、文字、内容出入较大。《医林绳墨》八卷本版本系统流传次序为：明万历初刊本→清抄本→商务印书馆铅印本。《医林绳墨大全》九卷本版本系统次序为：康熙十六年周氏向山堂刻本→康熙四十九年赵氏廓然堂刊本→康熙修吉堂刻本→嘉庆松江陈熙重刻向山堂本→清抄本。

三、校注方法

本次整理《医林绳墨大全》，以康熙四十九年赵氏廓然堂本为底本（以下简称“赵本”），松江陈熙重刻向山堂本为主校本（以下简称“陈本”），明万历初刊本为参校本（以下简称“明本”）。整理中遵照以下原则：

1. 凡底本无误，校本有误者，不出校记；凡底本与校本互异，义均通，以底本义胜者，不出校记；凡底本与校本互异，义均通，以校本义胜者，不改原文，出校记说明；底本确为讹错，则在文中改正，出校记说明。

2. 原书引用他人论述，每有剪裁省略，凡不失原义者，一般不予改动，不出校记；若与原义有悖，或与事实不符者，出校说明。

3. 本次整理，统一改为简体横排，加以规范标点。底本有圆圈、长框等标点符号，径予删除。凡底本中表示书中文字方位的“右”“左”，均相应径改为“上”“下”，不再出校。

4. 陈本无赵序、仲序，中国中医科学院图书馆所藏陈本另有“黄氏题记”。本次整理，收录了陈本“黄氏题记”，以便更好地使读者理清本书的流传脉络。

5. 原书因竖排版，眉批置于天头（上框上方）。今改为横排版，将原书眉批插入相应所批正文内容后，前加“［批］”，并另体小一号字编排。

6. 原文中“己”“已”“巳”不分，“曰”“日”不分，今据文义径改，不出校记。

7. 通假字保持原貌，出校说明。异体字、古今字、俗写字则统一改为标准简化字，不出校记。如“牀”改为“床”，“疎”、“踈”改为“疏”，“蚘”改为“蛔”，“煖”改为“暖”，“痺”改为“痹”等。

8. 原文中“眩运”径改为“眩晕”，“藏府”径改为“脏腑”，不出校记。明显的错误之处直接在正文中改正，如“燥温”改为“燥湿”，“烦燥”改为“烦躁”等，不出校记。不规范的药名予以径改。如“白藓皮”改为“白鲜皮”，“白芨”改为“白及”，“射香”改为“麝香”，“川练子”改为“川楝子”，“梹榔”“兵郎”改为“槟榔”，“山查”改为“山楂”，“硃砂”改为“朱砂”，“朱苓”改为“猪苓”，“牛旁子”改为“牛蒡子”，“紫苑”改为“紫菀”，“兔丝子”改为“菟丝子”，“麝干”改为“射干”，“棕间”改为“棕榈”，“山枝”“枝子”改为“山栀”“栀子”，“益知”改为“益智”等。

9. 原书中症状的“症”与证候的“证”混用，本次整理保持原貌，未予改动。

10. 生僻字采用拼音和直音结合的方法标明之，有些字无浅显的同音汉字，则只标拼音。

11. 底本、校本皆有脱文，难以辨认者，以虚阙号“□”按脱字数一一补入；如无法统计字数的，则用不定虚阙号“☒”补入。

12. 目录据整理后的正文提出。原书目录中每个病证后都有“方论”两字，而正文则无，故此次编排目录删去“方论”。

13. 周京在每病之后均附以各病主方和诸效验方，具有临床参考价值。此次整理，在书末编以方名索引，以便读者查询。

14. 原书卷之九“荣胃返魂汤”中“用法开具于下”每自然段段首有标识符“—”，今删，不出校记。

赵序

医虽小道，人之生死系焉。故其秘尝发于圣人而穷尽于贤智，其书不火于秦，充栋汗牛，譬若山林之葱郁。然遽欲引绳墨斲①圆成方，以之得心而应手，殊难也。予愧不知医，而临汝多瘴热，民易病，常死于医，予心悯之，因购求秘方，遇病辄试，试而获效者，贮为笥珍，夫亦推广欧公求生之一道也。予友徐子沧来，淹雅②有夙抱而通医，先是尝病痢，医不外索，取予所得痢疾方投之，立愈。于时民间以痢死者接踵，疗之皆得生，予益珍之。太守阎公日切民瘼③，政成矣，犹念民苦于疫，出《治痢奇方》刊布，举以相属④。熟视之，即予向所宝爱者也。六州黔首，一时咸赖更生，予用是窃幸上合太守之仁心，而益笃信是方神妙。惜乎搜览传书，莫知创自谁氏，为戚戚也。

岁丁亥，袁氏奕苍自山阴来，见其行笈贮残书一本，卷端题《方氏医林绳墨》，症有论，论有方。阅至"痢症门"，而予所得方在焉，标曰"聂可久治痢奇方"。按聂可久者，故明豫章⑤宿儒而神明于医学者也。方氏录之，昭揭名氏，可谓先得我心矣。顾残书廑存两卷，医师鲜有能道意，当世已无是书，

---

① 斲（zhuó 酌）：砍，削。《说文》："斲，斫也。"

② 淹雅：高雅，渊博。

③ 瘼（mò 末）：病，疾苦。

④ 举以相属：举杯庆祝。苏轼《前赤壁赋》"架一叶之扁舟，举匏樽以相属。"

⑤ 豫章：今南昌地区一带。

徒取残编寻味之，而河东三箧[1]时时独念于予心，莫能得。浙东观察梁万骥，予中表兄也，其家藏书甚伙[2]。己丑春，伊子植来谒予，亟问之。起曰：是书也，先大夫尝购梓版于江宁周氏，束之高阁者今且二十余年矣。予惊喜，力索得之。统计凡九卷，其中著论立方，抉摘奇要，如大匠之运斤成风，于尺度不爽锱黍，其殆授后世以求生之绳墨，使人人可以扶危起死而转造化之机，在此书也。快心适意，慰藉实多。惟梓版间有遗亡，核以奕苍所贻残书，适符其阙，爰付梓人补之。并核卷中未录之方为予所试而获效者，附载篇末，以济世而广其传。

嗟夫！予以一秘方之故，得之罔识所自，忽有标其名而载之于书者，是因一方而得一书，可乐也。脱残编零落，实其方不得尽其书，抑又因方而失一书矣。夫何镂版罗其前，断简补其缀，干将莫邪一时并合，使予什袭之方藉书而益显，方氏之书藉吾力而重新，离合之委折，谁实使之然耶？虽然书成于万历甲申，距今百二十余年，医师既弗之得矣。周与梁虽先后得之，乃复几几磨灭者又三十年，而予始独得以公世。

呜呼！彼精深宏博之士，掏擢心肾，撷经史之膏腴，以震发于文辞论说，而升沉显晦，卒亦无常。然则《医林绳墨》之终以得传，予又转为方氏幸之已。

康熙庚寅嘉平月之三日古宜赵之弼东崖氏序

① 河东三箧：指丢失的书籍。语出《汉书·张安世传》："上行幸河东，尝亡书三箧，诏问莫能知，唯安世识之，具作其事。后购求得书，以相校无所遗失。"

② 伙：多。

题《医林绳墨》

《医林绳墨》九卷，为故明万历间吾乡方谷手编而亡其称字，本朝有江宁周京者，镂之版矣，旋复委弃，以故流传绝少。临川赵使君东崖雅好藏书，自经史百家至于阴阳象数星辰方药之书钩索几尽，而独未知有是书也。先是使君有治痢方，疗疾辄验，而失所考。一日从故人弊筐中睹此本方，喜得根据，而残简凋零，徒滋企想。已而于梁氏子购求遗版，脱落颇多，适皆摭拾于弊筐之残简，命工一补缀间。而方氏所编九卷，犁然皆在焉。

嗟乎，医特艺术耳。方氏萃毕生心目刮磨成集，延百余年，几就泯灭，而使君顾从虫啮蠹蚀之余抉出以公诸世。世有折衷六经之旨以成一家言，而或忽于近，或扼于时，常至抑郁而莫自表见，使当事者有能如使君之摘，发幽光彼深探而力趣于古者，尚有留遗哉。使君治临五年，慎法而宽惠，不刻俗以淳，复于公余，博讨古书秘方袪时疫，民甚赖之。兹获是编，附以家藏奇效诸方，俾览者按症投药，立起沉疴，直如烛照而数计焉。流传天下，人食是书之利皆使君之利也，宁区区临汝云乎哉？使君属①予订补，聊志数言，书之于简。

康熙庚寅小春钱塘仲清仲山氏拜书

---

① 属：通“嘱”。《战国策·西周策》：“（函冶氏）将死，而属其子曰，必无独知。”

旧序

尝考医学肇自轩皇，苟非圣神，亦乌能安危而起死也哉？虽然世必圣神而后能精医学，则民生寿命之急须与造化功用所不及，而赖为赞助者，不待一传二传而斩其术于不可继矣，则古人达为良相、不达为良医之说不亦大欺后世与吾人也欤？而何其拯救之功与燮理之用每并垂而不朽也？则亦恃医之有经可遵、有书可守而已。然而高明之士多视为小技，漫不究心，一旦身有病与所亲之人有病，则悉付之庸愚之手，使庸愚之陋识反得以握贤智之生死，是亦大可痛惜也矣。间有涉猎斯术者，则又自恃聪明，不肯究极精深，仅知粗浅，即自信自用，以致自误误人，其害尤甚。故余尝鉴之，而思为身计，并思为身所亲计，又思为天下之有身有亲者计，是以究心于医学。其诸书充栋汗牛者，自揣贫力不能致，即有约而未精者，亦自揣识有未充，用必寡当。夫书至余不能致，则凡习医之贫者，自皆不能致之矣。余识未能充，用而寡当，则凡工医之识有未能充者，必皆用之而寡当矣。况其中即有奉为金科玉律者，又或彼此异见，法用殊途，每不足以一人之心志，定人之趋守，正鰓鰓①焉，其难之。

乃于友人秘笈中得见钱塘方先生所著《医林绳墨》一书，书分九卷，卷各九篇，篇详八十一症，症各有论，论列有方，

① 鰓（xǐ 喜）：通“葸”。畏难、忧惧貌。《汉书·刑法志》：“故虽地广兵强，鰓鰓常恐天下之一合而共轧己也。”颜师古注引苏林曰：“鰓音‘慎而无礼则葸’之葸。鰓，惧貌也。”

方有加减，其间诸证之脉候，诸药之性情，咸详载于各病各函之中，又复今古同参，标明主意。余取而读之，既喜其博取而精研，复爱其深思而透悟，表里阴阳辨之甚晰，望闻问切合以论功，且所持论，一禀遗经，而察寒热，审虚实，调剂变通，总蕲[①]中[②]病而止，既不胶于古方，又不拘于成说。余于是搆[③]为笥珍，凡有病者或商问于余，或求治于时医而不效，一照所论而施治之，见功十尝八九。噫，抑何其神奇也乎！因叹余不习医，又非知医，疗不切脉，病惟问证，而授药即报痊可者，要不过奉此《绳墨》以为救人之针筏耳。后渐为工医者所知，每每索录。余因不惜资费，梓而布之，更附以家藏奇效诸验方，使世之览者，咸知其病用某方而得宜，某方用某药而合当，某药用之于某症中窾[④]而回生，且也知某病病[⑤]起有类于某症而实不可一例而医，某症之成大不同于某病而亦可触类而通，合宜而用，则于世之疾苦沉疴未必无裨也。又未必不与仲景、东垣、丹溪、河间、立斋诸前辈所著书互有发明也。况仲景、东垣、丹溪、河间、立斋诸前辈所著书，即所称汗牛充栋者也。夫得先生斯集，约而求之，分门别类，扼其要领，获其旨归，而后从而该[⑥]博焉，是又以精益精之大捷径矣。若夫卷分惟九篇，各用九证，尽九九，此又先生生人生世之微衷矣。盖九为阳数，世赖阳气而常生，人得阳气以不死，矧[⑦]诸病逢阳则易治，有

---

① 蕲：祈求。
② 中：原作“申”，据陈本改。
③ 搆：购买。
④ 窾（kuǎn 款）：本义为空、隙，此处“中窾”，意指药中肯綮。
⑤ 病：陈本作“之”，义胜。
⑥ 该：包容，包括。
⑦ 矧（shěn 沈）：况且。

阳则可治，无阳则不治，是先生之以九编集也。阳道也，即寓生世生人之妙道也。

先生何时人？生于前之隆庆，失厥称字。其著是书也，乃在万历之甲申，有引自号为七十有七老人仁和医官方谷，想亦家世相传而善精岐黄之学者欤！

康熙丁巳立春后九日江宁周京雨郇氏序①

① 康熙……雨郇氏序：此十七字陈本作“时康熙十六年岁在丁巳立春后九日向山堂夕惕主人周京雨郇氏序”。

自序

《绳墨》一书，乃为后学习医之明鉴。俱领《内经》、仲景[①]、东垣、丹溪、河间诸先生之成法而著方立言，非方谷一人之私论也。盖医之一道，其理甚微，其责甚重，活人生人，在此三指之下、两剂之中，若无主见，未有不杀人者。谷自肄业以来，早夜精心，微危是慎，日与诸门弟子谆切讲解。故以生平所读之书，意味深长之理，时刻玩诵，或前先生所立之论未及配方，或前长者所主之方未及著论，方论不齐，难以应用，由是一一配合，必使补泻升降得宜，寒热温凉有准，分门别类，酌病投汤，如涉海者授之以指南之针，如登山者告之以曲折之路，又复定立主意，俾不犹疑，庶使后之有志救世者引绳画墨，不致以生人之道而为死人之具也。如其中见有差讹，识有未到，凡我同志，乞为笔削论订之，则医林幸甚，而医之为道亦幸甚。

万历甲申八月既望日七十有七老人钱塘医官方谷书

① 仲景：原作"景升"，据明本改。

重刊《医林绳墨》记

尝读《甲乙经》序云：通天地人曰儒，通天地不通人曰技。医者，技也，实儒者事也。夫以医为儒者之事，可见医理难明。凡疾病之表里虚实，脉理之浮沉迟数，药性之寒热温平，一切句解字义，惟儒者能理会焉。故古人有不明理、不识字不可以为医之戒。甚矣！医之未可轻言从事也。

予年三十不揣冒昧，先以《素问》《明堂》《针经》等书讲明切究，乃稍知人身十二经络。又好仲景原文及李、朱、刘、薛诸大家暨近代名医著作，亦稍稍涉猎，而意旨深远，茫无折衷。因忆静园姚业师博览医书，亦可谓富所藏矣，而独于《医林绳墨》一书朝夕称道，常以难觅为憾。余于是留以采访，得之于吴兴潘氏，迄今二十年，朝夕揣摩，窃幸领略一二。大约是书之妙，能得治病纲领，较之时下《医宗必读》诸书，更觉明白晓畅，足为医学之津梁。

近有荻邨陈君见而悦之，决意倡集同志，重付枣梨。余思书者，天下之公器也。考是书初刻于万历甲申，再刻于康熙丁巳，垂今百四十年，坊本罕覯①。兹赖陈君，领袖重刊，活人寿世，功莫大焉。书成，荻邨嘱序于余，因援笔而为之记。

时嘉庆二十一年丙子三月

青浦竹峰黄煜春书于云间白龙潭遗爱堂客次

---

① 覯（gòu 构）：遇见。《说文》：“覯，遇见也。”

目 录

卷之一

中风附中脏、中腑、中血脉、中经、中气、类中风 …… 一
伤风 …… 九
中寒 …… 一二
伤寒 …… 一四
风寒 …… 三二
中暑附伤暑、冒暑，及中热、注夏、暑风 …… 三七
疟 …… 四〇
痢 …… 四六
霍乱 …… 五三

卷之二

气 …… 五七
血 …… 五九
燥 …… 六三
火 …… 六五
痰 …… 六九
痰火 …… 七一
湿 …… 八〇
湿热 …… 八二
喘 …… 八四

卷之三

呕哕吐 …… 八八
吞酸吐酸 …… 八九
嘈杂嗳气 …… 九一
脾胃 …… 九二
伤饮伤食 …… 九六
呃逆 …… 九九
关格附格食格气 …… 一〇一
噎膈附反胃 …… 一〇三
恶寒发热 …… 一〇八

卷之四

惊悸恍惚附 …… 一一〇
怔忡 …… 一一二
健忘 …… 一一四
汗 …… 一一六
虚损 …… 一一九
内伤 …… 一二一
消渴附强中 …… 一二六
痨瘵 …… 一二九
咳嗽 …… 一三二

卷之五

眩晕 …………………… 一三六
头痛附头风 …………… 一三八
心痛今胃脘痛 ………… 一四三
腹痛附小腹痛及腹中窄狭 …………………… 一四六
胁痛 …………………… 一四九
腰痛 …………………… 一五〇
牙痛 …………………… 一五二
疝痛附木肾、阴痿、强中 …………………… 一五六
脚气 …………………… 一六一

卷之六

秘结 …………………… 一六四
小便不利附白带白浊 …………………… 一六七
淋沥附癃闭 …………… 一六八
小便不禁附咳嗽遗尿 …………………… 一七〇
泄泻 …………………… 一七一
梦遗精滑附便浊 ……… 一七三
黄疸沙[1] 赤白火丹 … 一七六
鼓胀附中满、蛊胀、水肿、黄肿、面肿、足肿、肢肿、阴肿、囊肿、水肿、眼胞肿、儿肿 ……… 一七八
六郁附五郁 …………… 一八三

卷之七

痹附麻木不仁 ………… 一八六
痿 …………………… 一八八
厥 …………………… 一九〇
痉 …………………… 一九三
癫狂 ………………… 一九四
痫 …………………… 一九五
积聚 ………………… 一九七
痞块 ………………… 一九八
癥瘕 ………………… 二〇〇

卷之八

耳 …………………… 二〇二
目 …………………… 二〇四
口 …………………… 二〇七
鼻 …………………… 二一〇
咽喉 ………………… 二一二
舌 …………………… 二一七

---

① 沙：当为“痧”。古籍中常“痧”、“沙”混写，为保持古籍原貌，不予改动。

脱肛 …………………… 二一九
痛风 …………………… 二二〇
历节风 ………………… 二二一

卷之九

妇人调经 ……………… 二二四
崩中 …………………… 二二七
带下 …………………… 二三〇
胎前 …………………… 二三一
产后 …………………… 二三六
室女月水不通 ……… 二四二
痔漏附肠风…………… 二四四
疮疡 …………………… 二四九
肿毒附发背痈疽、对口疔疮等症 ………………… 二五六

校注后记 …………… 二六九
方名索引 …………… 二八五

卷之一

中风附中脏、中腑、中血脉、中经、中气、类中风

《内经》曰：邪之所凑，其气必虚。风之中人，其中必重。盖中者，中入于内，拔之而难出也。惟体虚者多有是症焉，因其营卫衰，真气去，则风邪易入。［批］风是四时八方之气，常以冬至日自坎而起。候其八方之风，从其乡来者，主长养万物；若不从其乡来者，名为虚贼风，害万物，体虚者中之。然其症有中脏、中腑、中血脉、中经之不同。中腑者多著四肢，为表症而脉浮，恶风恶寒，拘急不仁，治宜以小续命汤汗之，得小汗为可复也；中脏者多滞九窍，为里症，唇缓鼻塞，舌不转而失音，耳聋而眼瞀，大小便闭结，痰涎壅盛，不能言语，危甚风烛，急宜以三化汤、麻仁丸下之；中血脉者病在半表半里，口眼㖞斜，语言不正，痰涎不利，手足瘫痪，宜以二陈汤加竹沥、姜汁；若外有六经之形症，［批］六经形症，太阳经头疼身热背强，阳明经症目痛鼻干不得卧，少阳经症耳聋胁痛寒热呕口苦，太阴经症腹满自利咽干，少阴经症舌干口燥，厥阴经症烦满囊缩。则从小续命汤加减以发其表，后用通圣散辛凉之剂兼治其里；若内便溺之阻隔，肢不能举，口不能言，此中经也，宜大秦艽汤、羌活愈风汤，先补其血，次养其筋；如瘫痪者，有虚有实，经所谓土太过则令人四肢不举，此膏粱之疾，非肝肾之虚，治宜泻之，令土平

而愈，用三化汤、调胃承气汤选而用治；致①若脾虚之人，亦有四肢不举，但所中无痰涎，言语或不利，治宜十全大补汤及四物汤，去邪以留正也。经云：治风先治血，血实风自灭。正此谓欤！至于子和屡用汗吐下三法治之，而丹溪则曰治须少汗，亦宜少下，多汗则虚其卫，多下则损其荣，故经有汗下之戒。当审其虚实而用之。诸书俱谓外中风邪，惟刘河间作将息失宜、水不制火，亦是。而不若东垣谓地有南北之殊，病因有感受之异也。盖西北地高，东南地卑，西北之所中者，多因风土太厚，所食腥膻，葱韭酒面，助热生风，动火生痰而热也，宜用三化汤、承气汤、通圣散之类；东南之所中者，亦因湿土生痰，痰生热，热生风也，宜以枳桔二陈汤加芩连之剂。以吾论之，此药但可用于中风少缓之时，未可施于中风卒暴之际。至若脏腑之证见，苟非急用三化与续命等汤，宁得起死回生乎？至丹溪体河间、东垣之说，而以内伤主治，王安道以为因内伤者，自是类中风，与风绝无相干，宜别而出之。总之此症，人所禀有虚实，则受病有重轻，体之厚者多即感而伤，体之虚者每偶得而中。今《局方》本以外中而以内伤热症混同施治，具载方书，害人匪轻。夫外感者，病在表，为有余；内伤者，病在里，为不足。然皆由血虚有痰或挟火与湿，治宜发散补养之剂。若有谓为死血、瘀血留滞不行故成是病者，岂理也哉？是以外中风邪，见五脏之症者，十有九死。苟得此病于中倒之时，不可令卧，必使人扶之坐起，用法调治，初宜急掏人中，俟醒，次用搐鼻取嚏，或以牙皂、细辛末取嚏，再以鹅翎绞痰，三者之间，

① 致：通“至”。《庄子·外物》：“而垫之致黄泉。”《释文》：“致，至也，本亦作至。”

得嚏得唾即可治也，否则难救。若中倒之时，言语得出一二句，方可用药，宜二陈为主，加竹沥、姜汁。气虚者配四君子，血虚者配四物汤，气实加枳、朴、山楂，血实者加桃仁、红花，有火者加芩、连、山栀，脾虚者加白术、茯苓，胃实者加枳实、大黄。病壅盛者，口眼㖞斜，不能言语，皆用吐法，宜瓜蒂散、稀涎散吐之。若服后不吐，此为气不能转者，为不可治。设或气虚卒倒者，参芪补之；挟痰者，二陈汤加参、术、竹沥与之；血虚挟痰者，用姜制当归，更加二陈、竹沥与之；半身不遂，此卒多痰，亦宜前法二陈调治。肥白人多湿，少加苍术；瘦人多火，多加芩、连。其或遗尿，属气虚，以参、芪补之。小便不通，不可用利药，如热退自利。设若口不能言者，为心绝；唇吻手撒者，为脾绝；眼合直视者，为肝绝；遗尿面墨者，为肾绝；鼾睡自汗者，为肺绝。此名脱症。如止[①]牙关紧闭、两手握固，则为闭证，闭证则可以苏合香丸、黄牛至宝之类灌之。如见脱证，惟宜以大剂理中汤灌之及灸脐下，虽曰不治，亦可望救十中之一。［批］凡遇脱症，法在不治。惟大进参附，或可冀其万一。若误投苏合、黄牛等药，即终难活矣。盖斩关夺门之将，原为闭证设也。若施之脱证，如人既入井又下之石矣，世人陷此弊而死者不可胜数。许学士云：气中者亦类中风。因于七情所伤，暴怒伤阴，暴喜伤阳，故郁怒不舒，气多厥逆，初得便觉牙关紧急，四肢逆冷，手足颤掉而扑去者，此中气也，不可同中风论治。如以风治，杀人必矣。盖中风身温且多痰涎，中气身冷并无痰涎。中气宜以苏合香丸灌之，俟醒后以枳桔二陈汤治之为妙。脉经曰：中风脉浮滑，兼痰气，其或沉滑，勿以

① 止：副词，相当于“只”、“仅”。

风治，或浮或沉，而微而虚，扶危降痰，风未可疏，浮迟者吉，急疾者殂。

【愚再按】风之中于人也，必从外入，由其腠理空虚，脏腑不实，故直中于内而无阻滞者也。所以中于心则失音不言，中于肝则眼合难开，中于肺则自汗不收而取嚏不来，中于脾则牙关紧急而探吐不得，中于肾则遗尿昏倦而醒不知人。此为五脏直中之症，救之必难。若见一症，尚望收治，设或二三经中，则邪胜于正，死期必矣。若中经中腑之症，口眼歪斜，左瘫右痪，言语不遂，痰涎壅盛，自汗恶风，便溺阻隔，此为可治之症，但依经旨而治之。又有肝木之邪胜，脾土之气衰，木能生风而导泄脾气，则偶为所中，有似中风之症者，亦可类中风而治之，以二陈加减用之可也。至若痰壅上者，则先吐而后中；痰壅下者，则先便而后中。二者皆正气空虚，亦能至死，但少苏醒者可治，如昏不知人者难治。又有东南之人，皆是湿土生痰，痰生热，热生风，如是中者，但中之少缓，虽有痰涎壅塞，而无言语蹇滞，虽有便溺阻隔，而无眼合遗尿，用芩连二陈汤，从其轻重加减，调治可也。又有心事拂郁，偶为大怒所充，不能发越，一时而中者，亦宜二陈汤清气豁痰。或有内气不充，饮食不调，风寒拂郁而中者，亦宜二陈汤消导宽中。亦有劳力太过，精神竭尽而中者，其症头晕自汗，汗收而醒，宜以补中益气汤用治。亦有房劳太虚，精神断丧而中者，其症冷汗自来，神思昏愦，宜以十全大补汤调治。由此论之，皆类中风之症，亦未尝有似中风之形也，自当分而辨论。[批]《宝鉴》① 云：凡大指、次指麻木或不用者，三年内有中风之患，宜服愈风汤、天麻

① 宝鉴：指《卫生宝鉴》，元代罗天益撰。

丸。薛立斋云：预防者，当养气血、节饮食、戒七情、远帏幙，若服前方，适所以招风取中也。斯言诚然。大抵真中风之症少，类中风之症多；真中风者难治，类中风者易治；中脏者难治，中腑者易治，此治之之大端也。

【治法主意】真中风见者，决不可治。类中风者，虽以二陈汤为主，不若治风先治血，血实风自灭。

【中风主方】

小续命汤 治中腑外有六经之形症。中风自汗者不可重发汗，此药不可轻用。

麻黄　人参　黄芩　白芍　附子　防己　桂枝　川芎各七分　防风一钱　杏仁　甘草各七分

姜三片，水煎服。

三化汤 治中脏内有便溺之阻隔。

厚朴　大黄　枳实　羌活

各等分，水煎服，以利为度。

麻仁丸 亦名脾约麻仁丸　治肠胃热燥，大便秘结。

厚朴去皮，姜制炒　芍药　枳实麸炒，各半斤　大黄蒸、焙，一斤　麻仁别研，五两　杏仁去皮尖，炒，五两半

上为末，炼蜜和丸如梧子大，每服二十丸，临卧用温水下，大便通利则止。

二陈汤 理一身之气，治一身之痰。

陈皮　白茯苓各一钱五分　半夏二钱　甘草五分

姜三片，水煎服。欲下行加引下药，如防己、黄柏、木通之类；欲上行加引上药，如升麻、防风、柴胡之类。

防风通圣散 治中腑风热壅盛，表里三焦皆实，及诸风等症。

防风　川芎　当归　白芍　大黄　芒硝　连翘　薄荷叶　麻黄各四分　石膏　桔梗　黄芩各八分　白术　栀子　荆芥穗各二分　活石①一钱四分　甘草分半

加姜三片，水煎温服。

大秦艽汤　治中经外无六经形症，内无便溺阻隔，血弱不能养筋，故手足不能运动，舌强不能言语，宜养血而筋自荣。

秦艽　甘草　川芎　当归　白芍各一钱　细辛二分半　羌活　防风　黄芩　白芷　白术　生地　熟地各五分　独活　白茯苓　石膏各一钱

夏春加知母，天阴加生姜三片，心下痞满加枳实一钱。

羌活愈风汤

羌活　甘草炙　防风　防己　黄芪　蔓荆子　川芎　独活　细辛　枳壳　麻黄去根　地骨皮　人参　知母　甘菊花　薄荷叶　白芷　枸杞子　当归　杜仲炒　秦艽　柴胡　半夏　厚朴姜制　前胡　熟地黄各二钱　白茯苓　黄芩各三钱　生地黄　苍术　石膏　芍药各四钱　官桂一钱

上㕮咀，水二钟②，煎一钟，温服。天阴加姜三片。

调胃承气汤　治太阳阳明，不恶寒反恶热，大便闭结，谵语，呕渴，日晡潮热，脉实者。

大黄五钱五分　芒硝一合　甘草二钱

以利为度。方中除枳壳，欲其无犯上焦也。

十全大补汤

当归二钱　川芎　白芍　地黄各一钱五分　白术　茯苓各二钱

---

① 活石：为“滑石”之别称。

② 钟：为古时盛酒的器皿，同“盅”。《说文》：“钟，酒器也。”

人参五分　炙甘草五分　黄芪　肉桂

水煎服。

四物汤　补血要药。

当归二钱　川芎　白芍　地黄各一钱五分

水煎服。

大承气汤　治阳邪入里，上中下三焦皆病，痞满燥实坚皆全，胃实谵语，五六日不大便者可服。并治少阴舌干口燥，日晡发热，脉沉实者。

大黄七钱五分　枳实　厚朴各一两　芒硝五钱

上水先煎枳实数沸，次入硝黄煎一沸，温服，以利为度。

枳桔二陈汤

枳壳　桔梗　陈皮　白茯苓　半夏　甘草

姜三片，水煎服。

四君子汤　补气要药。

白术　茯苓各二钱　人参一钱五分　炙甘草五分

瓜蒂散一名独圣散　治中风膈实痰盛，及诸痫痰饮壅溢等症。

甜瓜蒂一两，炒黄色

上为细末，每服五分，或服一钱，量人虚实用之，以酸齑①汁调下，以吐为度。吐罢，宜服降火药、利气安神定志药。

稀涎散　治中风痰涎壅盛，口眼歪邪②，隔塞不通等症。

白明矾一两，炙半生半，枯　猪牙皂角四荚，去皮，炙黄

上为细末，每进一二钱，温水调下，以吐为度。

---

①　齑（jī积）：调味用的姜、蒜及韭菜碎末。

②　邪：陈本作“斜”。“邪”通“斜”，《水经注·河水》：“邪行五里，逆行三里。”

苏合香丸 治传尸、骨蒸、疰忤、鬼气、卒心痛、霍乱、吐利、时气、鬼魅、瘴疟、疫痢、瘀血月闭、痃癖、丁肿、惊痫、中风、中气、痰厥、昏迷等症。

白术 青木香 犀角 香附炒，去毛 朱砂水飞 诃梨勒煨，取皮 檀香 安息酒熬膏 沉香 麝香 丁香 荜茇 龙脑 薰陆香别研 苏合香各一两

上为细末，研药匀，用安息香膏并苏合香油炼蜜和丸，如弹子大，以蜡匮固绯绢当心带之，一切邪神不敢近。

牛黄至宝丹 治中风不语，中恶气绝，中诸物毒、疫毒、瘴毒、蛊毒、产后血晕、口鼻血出、恶血攻心、烦躁、气喘、吐逆、难产、闷乱、死胎不下。并用童便、姜汁磨服，又疗心肺积热、呕吐、邪气攻心、大肠风秘、神魂恍惚、头目昏眩、眠睡不安、唇口干燥、伤寒谵语。

人参 天竺黄 生乌犀屑研 朱砂研、飞 雄黄水飞 生玳瑁研 琥珀研，各一两 麝香 龙脑研，各二钱五分 金箔半入药、半为衣 银箔研，各五十片 牛黄 天南星水煮软切片，各半两 安息香一两半，为末，以无灰酒①搅澄飞，过滤沙土，约得净数一两，火熬成膏

上将生犀、玳瑁为细末，入余药，研匀，将安息香膏重汤煮烊，入诸药中，和搜成剂，盛不净器中，并旋丸如桐子大，用人参汤化下三丸至五丸。

理中汤

人参一钱 炙甘草八分 干姜炒黑，五分 白术二钱

水煎服。

---

① 无灰酒：是发酵类酒中黄酒的佳品。古传发酵酒控制碱度，以石灰为之。在酿酒，遇酸碱度适中，无须再加石灰，即称“无灰酒”。

芩连二陈汤

黄芩　黄连　陈皮　白茯苓　半夏　甘草

水煎服。

补中益气汤　治中气虚弱，饥困劳倦。

黄芪　人参各一钱　白术　当归各七分　炙甘草　陈皮　升麻　柴胡各五分

水二盏，姜、枣同煎，食远服。

伤　风

河间曰：伤风之症，或头疼项强，肢节烦痛，或眼胀肌热，嚏呕鼻塞，或头眩声重，咳嗽有痰，或自汗恶风，心烦潮热，其脉阳弦而滑，阴濡而弱，此邪在表。冬月宜桂枝汤。［批］此言秋冬与之辛温也。若汗出而加项强者，桂枝葛根汤。或伤风无汗者，当作伤寒治之，可用紫苏、麻黄，不可用桂枝、芍药，恐有变证。或已服桂枝，及烦而不解，无表症者，刺风池、风府，宜以双解散，免致有桂枝、麻黄之误。大抵伤寒恶寒、伤风恶风，理必然也。盖风善伤卫，然卫者阳气也，阳与阳合则客之而入于腠理，及疏而不能卫护，必自汗而恶风也。然用桂枝以实其表，使身汗自敛，风邪自出，此仲景之大法也。否则无汗而过用之，非惟痰火所生，亦且吐血烦躁，咽痛之证变矣，戒之戒之！若或饮食过伤，又兼伤风者，必用内伤外感治之，宜以二陈汤，加苏、葛、白术、山楂。或感冒而肢体重痛，痰涎不利者，宜以二陈加苍术、干葛。或起居不时，房劳之后，以至感伤者，亦宜二陈加参、术、归、苏。或伤风兼伤寒者，宜以十神汤大解其表，在夏月羌活冲和汤亦可。［批］此言春夏与之辛凉也。或风伤兼里症者，宜以防风通圣散。或小儿伤风，咳嗽有痰，用二陈加枳、桔、前胡，表实者加紫苏，表虚者加白术。许学士云：伤风恶风，非防风不能治其风；自汗有汗，非甘草不能治其汗；头痛者必用川芎；项强体痛者必用羌活；身痛体重者可用苍、朴；肢节腰痛者可加独活；目痛鼻干不眠者必用黄芩；有热者须加前胡、干葛。此千载不易之良法也。录之。

【愚再按】有汗恶风者为伤风，吾见伤风无汗而恶风者亦有之矣。但头痛身热，而与伤寒相同，鼻塞声重，自与伤寒为异耳。伤风乃背恶风，见风则喷嚏不已。伤寒恶寒，乃一身俱恶，虽近温暖不除。伤风避风，而居温暖之室，则热得发越，而自汗多来，风可解矣。故曰：风从汗泄，邪从汗解。［批］风邪从汗而泄解，是伤风要语。所以伤风之症，用参苏饮、葛根汤，轻扬以散表，二陈汤清痰以止嗽，或加桑、杏以疏泄其肺气，用前、芩以清解其邪热，此治之大端也。许学士治伤风发散用干葛，干葛甘寒，可以解肌表也，否则大解而用麻黄十神，则自汗不收，必致阳虚而失手，切宜记。

【治法主意】有汗当实其表，无汗当发其表。凡发不可大发也，又当以疏泄之。

【伤风主方】

桂枝汤 治太阳中风，发热汗出，鼻鸣干呕。

桂枝　芍药各二钱　甘草一钱

水盏半、生姜五片、大枣三枚，煎八分，温服。

桂枝葛根汤即桂枝、葛根二汤合，止去麻黄　治伤风项背强，及有汗不恶风柔痉。

葛根一钱五分　桂枝　芍药　甘草各六分

水二钟、生姜五片、大枣二枚，煎一钟服。

紫苏汤

紫苏茎叶　桑白皮　赤茯苓各一钱　郁李仁去皮尖、炒，二钱　羚羊角镑　槟榔各七分　桂心去皮　枳壳麸炒　独活　木香各五分

水钟半、姜一片，煎八分，温服。

麻黄汤　治太阳经脉浮紧，头痛身疼，发热恶寒，无汗而喘。

麻黄二钱去①　桂枝一钱　甘草五分　杏仁八枚，去皮尖、炒

水盏半、生姜三片、枣一枚，煎八分，热服。

芍药汤

芍药　当归　黄连　黄芩　大黄　肉桂　甘草　槟榔　木香

上九味，㕮咀，水二盏，煎一盏，去渣，温服。

双解散

防风　大黄　白芍　薄荷　当归　甘草　朴硝　川芎　白术　山栀　连翘　黄芩　桔梗　麻黄　荆芥　滑石　石膏

双解散刘河间用通圣散加益元，蒸以葱须、豆豉是也。

二陈汤已见中风

十神汤　冬月发表要药。

紫苏叶　白芷　甘草　麻黄　陈皮　香附　葛根　川芎　升麻　赤芍

葱、姜煎服，取汗。

羌活冲和汤即九味羌活汤　治四时触冒不正之气，增②寒壮热，头痛身热口渴。

---

① 去：此后当脱“节”字。

② 增：通“憎”。《墨子·非命下》：“我闻有夏人矫天命，于下帝式是增，用爽厥师。”孙诒让《墨子间诂》引江声云：“增，当读为憎。”

羌活太阳　白芷阳明　黄芩少阳　苍术太阴　细辛少阴　川芎厥阴　防风治一身痛　生地治少阴身热、去血中之热　甘草和诸药、去气中之热

易老自序云：此方冬可以治寒，夏可以治热，春可以治温，秋可以治湿，是诸路之应兵也。但于阴虚气弱之人当消息用之，不可执一。

防风通圣散　治中腑风热壅盛，表里三焦皆实，及诸风等症。

防风　川芎　当归　白芍　大黄　芒硝　连翘各四分半　薄荷叶　麻黄各四分　石膏　桔梗　黄芩各八分　白术　栀子　荆芥穗各二分　活石二钱四分　甘草三分

每加姜三片，水煎温服。

参苏饮　治伤风发热，头痛咳嗽，涕唾稠黏。

人参　紫苏叶　干葛洗　半夏姜汁制炒　前胡去苗　桔梗去芦　枳壳麸炒　陈皮去白　茯苓去皮　甘草炙，各八分　木香磨，一分

水钟半、姜五片、枣一枚，煎八分，温服。

葛根汤　治太阳无汗恶风，太阳阳明合病。

葛根一钱五分　麻黄一钱　桔梗　芍药　甘草各六分

水二钟、生姜五片、大枣二枚，煎一钟服。

麻黄十神汤即麻黄、十神二汤合

麻黄　桂枝　杏仁去皮尖　紫苏叶　白芷　甘草　陈皮　香附　葛根　川芎　升麻　赤芍

上病视症轻重用之，姜枣同煎，温服。

中　寒

中寒者，寒邪直中三阴之经也。盖中寒比伤寒尤甚，故书

云不急治者即死。［批］开门见症，切记，切记。《蕴要》[①]谓：寒中太阴，则中脘疼痛，宜理中汤；寒中少阴，则脐腹痛，亦理中汤加吴萸；如厥阴则小腹疼，宜当归四逆汤加吴萸；如寒甚厥逆脉沉者，亦宜前方去当归；如极冷唇青厥逆无脉囊缩者，加附子，仍用炒盐熨脐中，并灸气海、关元二三十壮最佳。取脉渐渐应手，如手足温者，乃可治也。设或仓卒无药，以麻皮搽油刮背项，或于十指甲下刺紫血出者亦可，或以生姜浓煎汤服亦妙。大抵一时为寒所中，昏不知人，口噤失言，四肢僵直，挛急腹痛，或吐泻并作者，此中天地杀励[②]之气也，宜以温中散寒，如二陈汤加姜、萸、厚朴、香附之类。又有淅淅恶寒，翕翕发热，汗出而兼恶心呕吐者，此虽外感之症，亦宜温中散寒可也。又有汗出腑脏虚者，房劳元气弱者，劳力精神惫者，又因寒之所中于中也，其脉多迟而紧，或短而数，与上文之症不同，此则内伤外感不足之症也，亦宜二陈汤加参、术、当归、炒黑干姜之属，俱以内托其寒，不可擅用表药，以致遇汤吐汤，遇药吐药，汗吐齐来，内外俱虚，脉脱身冷而死。

【愚再按】中寒之症，非伤寒外感之症也。［批］着宜细辨。盖中天地阴寒之气，或口食寒冷之物，或夜卧阴寒之处，或涉水弄冰，或好食鱼鲜，或强涉风霜，或晓行烟露，或劳处山岚，或饥冒风雪，以致腹中作疼、作胀，或吐或泻，或四肢厥逆，或脉势沉细，或空脱无力，是其候也。皆因胃气空虚，脾气感受。然脾居中焦，主腐熟水谷，喜温而恶寒，喜燥而恶湿，今则阴寒之气，凉冷之物，填塞中焦，使脾遇寒而不健，使胃遇

① 蕴要：指《伤寒蕴要全书》，明代吴绶撰。
② 励：同“厉”。《正字通》：“励，俗厉字。”

冷而不行，壅于上则吐，壅于下则利，吐利不行则腹中绞痛，莫知可忍，此为寒凝脾胃，聚而不出之症也。若挥霍变乱，危甚风烛，或者以外感治之，遇汤吐汤，遇药吐药，甚则十日半月，吐之不已，其人阴极而躁，初则口干欲水，饮入即返，身热恶衣，去之又冷，久则欲于泥水中卧，躁烦不已，循衣摸床，呃噎不定而死。如治此症，不可少缓，固不可以外感治之，尤不可以内伤并论。盖因其内寒不清，脾胃受亏，非若外感传经之症也，非若内伤正气之不足也，此经之寒，止在一经，能温脾胃，病自除也。故《千金方》之理中汤，而治内寒之阴症，效验如神。若谓脾胃之阴寒，参附不可擅用也，不若苍朴二陈汤，加白术、香附、炒黑干姜，痛甚加茱萸，此药水一钟，煎半钟，徐徐热服，则吐利皆止，痛亦除也。治妙如神，家常秘之，今传后世，切勿失也。

【治法主意】阴寒中于脾胃，不可作外感，尤不可作内伤，更不可擅用表药，温中散寒，其病自可。

【中寒主方】

理中汤见中风　理中原方参、术、干姜、甘草，陶方加桂、茯、陈皮。

当归四逆汤

当归　桂枝　芍药　细辛各一钱　甘草　通草各七分

水钟半、大枣三枚，煎七分服。

二陈汤见中风

苍朴二陈汤见风寒　其加药详本症。

伤　寒

《原病式》曰：春气温和，夏气暑热，秋气清凉，冬气凝寒，此四时之正气也。冬气严寒，万物潜藏，君子固密，不伤于寒。夫触冒之者，乃为伤寒耳。又有伤于四时不正之气，皆能致病，亦以为伤寒也。又有寒毒藏于肌肤，至春变为温病，夏变而为热病，此热极重于温也。［批］寒邪束于肌表则玄府闭，阳气不得散越，郁而为热。寒散则热退。是以辛苦之人，春夏多有，皆因冬时犯冒之所致，非时行之气也。非时行者，春时应暖而反寒，夏时应热而反凉，秋时应凉而反热，冬时应寒而反温，非其时而有其气。是以一岁之中，病无少长，多相似①者，此则时行之气也。若夫真伤寒者，乃自冬月寒蓄在内，隐而不发，交春之时，阳为外出，遇风入于腠理，与正气交争，引出所蓄之邪。以致一二日病在太阳经，则头疼、恶寒、腰背强重，此为邪气在表，宜发表出汗即愈；三四日病在少阳经，寒热往来，胸胁胀满，口燥咽干，此为半表半里，邪在胆经，胆无出入之道路，宜和解则愈；五六日病在阳明经，气结在脏，故腹胀、舌胎②、谵语、脉③实，当下之则愈。此治法之大略也。［批］三阳为表，属腑，邪未入脏，故可汗而解。三日而后，其邪在里，故下之而愈。如三阳三阴传遍，则邪当自解。若过经不解，是五脏六腑皆受病矣，此名“两感”，荣卫不行，气竭于内，有死而已。设或一日至二三日，表解未尽，但有头疼、恶寒而表不解者，其脉必大而浮数，仍宜解表。一日至三四日，用表药而表已解，头疼已除，但胸满腹胀，恶热而不恶寒者，其脉必实而沉数，亦宜下之，不必拘于日数也。如诊其脉右手不沉实者则不可下，下之必死。设若人事精神，脉势稍有力者，但可与黄连、枳实

① 似：原作“以”，据陈本改。
② 胎：此处意指阳明病舌苔黄燥。
③ 脉：原作“昧”，据医理改。

之剂挨之，慎勿轻与大黄下也。

又论，伤寒本为杀励之气，大凡霜降后至春分前，感寒而即病者名曰伤寒，不即病则郁藏其寒而成温热之症。若夫冬月天令温暖而感之者，是为冬温也。如春时天令温暖而壮热为病者，乃真温病也。如天气尚寒，冰雪未解，感寒而病者，亦曰伤寒。若春末夏初之间，天气暴热而感之，此乃时行疫励之气也。如夏至时壮热、脉洪者，谓之热病也。然又有温疫、温毒、温疟、温湿、伤风、风湿、暑成湿温，数种可别，湿热可分。亦有寒痰、脚气、食积、劳烦四证，亦似伤寒，治不知此，而悉皆以伤寒治之，则杀人多矣。［批］陶节庵辨之详矣，不可不细细查审。且如温病、热病，乃因伏寒而变，既变不得复言为寒也。其寒疫者，乃天时暴寒与冬时严寒也，又有轻重之不同。其时气者，是天行疫厉[1]之气，又非寒比也。湿病乃山泽所受湿雾之气，暑乃夏月炎烁之气，风乃天地杀厉之气，皆能中人。但中者，中入腑脏，所以为重也；伤者，伤于肌表，所以为轻也。然风疟、风湿等症，自有仲景正条，今不再赘。又系伤寒变症，各有所因，不得与伤寒而同日语也。苟症与名之不辨，欲望治之尽善，得乎？幸东垣发内外伤辨之论，救千古无穷之失，其功甚。故丹溪有云：千世之下，得其粹者，东垣一人而已。抑尝考之仲景治伤寒，著三百九十七法，一百一十三方，观其问难，明分经络施治之序、缓急之宜，无不反复辨论，首尾贯该，虽后世千方万论，终难违越矩度。然究其大要，无出乎表里、虚实、阴阳、寒热八者而已。若能究其的，则三百九

① 厉：通“疠”。唐·韩愈《黄陵庙碑记》：“厉毒所聚，惧不得脱死，过庙而祷之。”

十七法总能了然于胸中。[批] 虚实二字，伤寒提纲。盖正气实者多见阳脉，正气虚者多见阴脉。何以言之？盖症有表、有里，有表实、有表虚，有里实、有里虚，有表里俱实、有表里俱虚，有表寒里热、有表热里寒，有表里俱寒、有表里俱热，有阴症、有阳症，有阴症似阳、有阳症似阴，有阴胜格阳，有阳极变阴，病各不同，要当明辨而治之。[批] 伤寒八九日来，口不能言，目不能视，体不能动，四肢逆冷，六脉皆无，自似阴症。如以手按腹，护痛眉皱作禁，及按其足趺阳穴，大而有力者，乃腹有燥粪也，与大承气汤下之。勿误作阴医。伤寒烦躁面赤，昏乱闷绝，手扬足掷，时索冷水及胗，其脉浮大、沉小，乃阴症似阳也，与附子理中汤加人参，煎成，入井水冷与饮，不可误作阳治。凡人头痛时作时止，三四日热退而脉不浮紧，又不沉实，惟心部大而涩，此劳心而虚烦，乃类伤寒，非真伤寒也。宜与归脾汤而安，不可误作寒治也。其脉浮紧，无热恶寒，身疼而无汗者，表实也，宜麻黄汤以汗之。若脉浮缓，发热恶风，身疼而有汗者，表虚也，宜桂枝汤以和之。设或腹中硬满，大便不通，谵语潮热，脉来沉实者，里实也，宜大柴胡汤，及小承气汤之类下之。或腹鸣自利，有寒无热，里虚也，宜理中汤温之。如表里俱实者，内外皆有热也。其脉浮洪，身疼无汗，宜通圣散汗之。若口渴饮水、舌燥脉滑者，人参白虎主之。若脉弦大而滑者，小柴合白虎主之。如表里俱虚，自汗自利者，宜人参三白汤，或黄芪建中汤加人参、白术，脉微细、足冷者加附子以温之。如表寒里热，身冷厥逆、脉滑数、口燥渴，宜用白虎汤。如里寒表热、面赤烦躁、身热自利清谷、脉沉者，以四逆汤温之。如表里俱寒而自利清谷、身疼恶寒者，先以四逆救里，后以桂枝治其表也。如阴症发热，则脉洪数而躁渴，不可伐阳，此阴症见阳也，生可得矣。阳症或脉空脱、手足搐搦、谵语者，此阳症见阴也，终死厄矣。大抵麻黄、桂枝之属，汗而发之；葛根、升麻之属，轻而扬之；承气、陷胸之属，引而竭之；泻心、十枣之属，满而泄之。在表者宜大汗之，在里者审而下之，半表半里宜和解之，表多里少者和而少汗之，里多表少者和而微下之，在上者吐之，中气虚而脉微者温之，全在活法以施治也。若表里汗下之法，一或未当，则死生在反掌之间，可不慎哉？可不慎哉？

【愚再按】伤寒、温疫等症，初起之时，冬月麻黄汤，春秋十神汤，夏用人参败毒散加紫苏，此则一二日之药。若至三四日之间，楂朴二陈汤加紫苏，夏则去紫苏加葛根。五六日来，方可小柴胡汤，若此汤用之太早，有滞寒邪，则寒反重，必至二七方解。若七日之时，用小柴胡去芩加葛根，此名柴葛解肌汤，助战最易。至于当战之时，切不可用药。旧战汗分为四证，而书并无一方载于战下，大率①临战只以姜汤热服，重加衣被，得汗就凉。如元虚不能食姜汤，以热粥汤助之，此治之之大方也。设若当汗之时，心烦躁扰，不欲盖被，将手乱行，必至谵语自汗，又不可大加衣被，元本不足，取气不来，闷之而死。此战之症，深为大事，不可轻视，并轻许无事。虽战后其热不退，有微汗者，又未可言其凶也。若汗后大热，此则为汗后不解之症，终必难治，谨之。如伤寒二三日，不可就与小柴胡。四五日见胸膈满闷，就行挨下黄连、枳实之剂，反将轻病变重，重病变死，此用治之不当也。吾尝见阳症下之早者，乃为结胸；阴症下之早者，因成痞气；［批］凡察阴症，不论热不热，惟凭脉断，自无不当。亦不论大小沉浮，但指下无力，重按全无，便是伏

① 率：原作“卒”，据文义改。

阴。当汗不汗，即生黄疸；不当汗而重发其汗，因作痉病。汗多或有亡阳之变，手足厥逆；下过亦有阴虚之危，自利不止。可水而不与之水，则谵狂妄作；不可与水而与之水，则水停心下。当温而不与之温，则吐利并行，心腹疼胀；不当温而与之温，则吐衄随行，心烦躁扰。或当温而与之表，则呕逆大热；当表而与之温，则口燥咽干。当温而与之水，则呕逆妄行；当水而与之温，则痰热妄行。当利小便而不与之利小便，则小腹胀而黄病作；不当利小便而反利之，则小水频而津液少。当燥而不与之燥，则一身尽痛，不能转移；不当与燥而与之燥，则烦渴不已，后生懊侬。当补而不与之补，则正气空虚，邪热反甚；不当补而与之补，则胸满气急，咳嗽痰多。当泻而不与之泻，则邪热愈甚，烦渴不已；不当泻而与之泻，则自利不止，恶心呕逆。当热而不与之热，则胸满气结，呕逆上攻；不当热而与之热，则咽嗌肿痛，痰涎不利。当凉而不与凉，则自汗恶风，邪热反甚；不当凉而与之凉，则汗闭腠理，斑疹毒见。凡举数条，俱医家用药之误也，罪不可逃乎哉！吾又验之，胸满而不渴者，当温而不可用寒；似疟而烦渴者，当清而不可用温；咳嗽有痰，因伤肺气，挟热自利，治可清凉。脉不沉实，不可强下，下之必死。脉不弦紧，不可强汗，汗之懊侬。虚弱者当补而不兼补，后必变重。实满者，当下而不及下，收成亦难。应下而脉不沉实者，下之亦死。应汗而脉虚弱者，汗之必难。战不得汗，不可强助，无汗即死。当战不得用药，用药有祸无功。要助其汗，依前说多用姜汤。当表不可畏缩，表尽邪退，虽虚元虚，正复自可。此治伤寒之要法，不可畏难而苟安，因小失大；不可糊涂乱行，以安易危；又不可将难视易，不为细心。如见死症，或见死脉，便须让人，不可自专，以防收手之难也。且如发散之时，用药一二剂，汗不得来，就是涉手之症；或大汗不解，复反大热，终必难治。至若汗后，宜乎脉和。脉不和缓而势力反硬者，后必变重。又有汗后大热不净，脉势短缓，躁乱不宁，舌无津液，其人七日当战，战不过而死。又有脉势虚大，大而无力者亦死。又有脉势散乱者必死，又有脉势歇至者亦死。又有手诊脉时，抽彻不定者死。又有手诊脉时，强硬翻动者死，呃逆不止者死，气急痰喘者死，下后脉大谵语者死。凡此死症，不可枚举。今为略举一二，以明治症之可否。人肯熟读而详味之，必不致临症攒①然无措矣。［批］此后分门别类，条悉甚细。

若夫症之名结胸者，病发于阳而反下之，热入里也。如按则痛，小结胸也，小陷胸汤主之。不按亦痛，大陷胸也，大陷胸汤主之。懊侬燥结，实热结胸也，三黄泻心汤主之。血结胸者，小腹满，小便不利，抵当汤主之。饮水不散，水结胸也，小半夏茯苓汤主之。用陷胸等药不效者，以枳实理中丸治之。

痞者，满而不痛，病发于阴而反下之，因作痞也。轻者枳桔汤主之，胸满脉濡，半夏泻心汤主之。手足温，按之濡，关上浮者，黄连泻心汤主之。干呕有水气，生姜泻心汤主之。下利腹鸣，甘草泻心汤主之。胃寒欬②逆，理中汤主之。关脉沉

① 攒（fú 服）：通“拂”，拂又通“怫”。怫然，谓无所知貌。《灵枢·海论》：“血海有余，则常想其身大，怫然不知其所病。”

② 欬：亦作咳。《释名·释疾病》：“欬，刻也，气奔至出入不平调若刻物也。”《玉篇·欠部》：“欬，上敕也。”但明本谓：“所谓咳嗽者，因伤肺气，而动脾湿者也；若所谓欬嗽者，因火积热而伤肺金者也。”并专列“欬逆”一节。在方氏原义中，大致咳属寒，欬为火，病机有别。至周京重编本书时，已将咳与欬等同，并删去“欬逆”一节。但在下面“咳嗽”篇“治法主意”中，乃沿用方谷原文：“咳主乎寒，欬主乎火，嗽主乎痰。”

紧，大柴胡汤主之。

黄疸者，太阴中湿，身体面目发黄也。往来寒热，一身尽痛发黄者，小柴胡加栀子汤主之。发热头汗，渴欲饮水，小便利，大便快，发黄者，五苓散加茵陈汤主之。小便不利，四肢沉重似疟，不欲饮，发黄者，茵陈五苓散主之。伤冷脉虚，小便如常，变为阴黄者，理中加茵陈汤主之。下之太过，脾虚津竭，饮水自伤，此阴湿变黄也，茵陈茯苓汤、茵陈四逆汤治之。

至于痉，病症有刚柔，故分阴阳。脉浮紧数，仰面开口者为阳；脉沉细涩，合面闭目者为阴。阳痉易治，阴痉难治，通用小续命汤，刚痉去附子、柔痉去麻黄主之。阴痉厥逆，筋脉拘急汗多，桂心白术散主之。闭目合眼，附子防风散主之。胸满口噤，卧不着席，咬牙挛急，大承气汤主之。头项强，小腹满，小便不利，五苓散主之。风盛血燥，防风当归散治之。汗多亡阳者，桂枝附子汤主之。手足厥逆者，理中、吴茱萸汤主之。小利不止者，阴虚也，亦理中汤、吴茱萸汤主之。胃热乘心，神识昏冒，实则谵语，虚则郑声，谵语声高，郑声低小，其已发汗身和谵语，柴胡桂枝汤主之。腹满微喘，口干咽烂，谵语，白虎汤主之。身热汗出，胃实，与下利、谵语，调胃承气汤主之。

阳毒发热，毒在胃并于心，则神志不定而狂，其阳毒发狂，眼赤脉洪，口渴，三黄石膏汤主之。三阳热极，脉大身热发狂，黄连解毒汤，甚者承气汤。汗吐下后虚者，人参白虎汤加辰砂主之。阳胜阴绝，发狂、谵妄、面赤、咽痛、发斑，脉洪实或滑促，宜酸苦之药，收阴抑阳，大汗而解，葶苈苦酒生艾汤治之。

如水停心下，五苓散主之。吐利并行，心腹疼胀者，建中汤或桂枝芍药汤主之。吐衄随行，心烦躁扰者，服桂枝汤吐衄，则犀角地黄汤主之。加烦躁者，辰砂五苓散主之。呕逆大热者，甘草泻心汤主之。口燥咽干不甚渴，小柴胡汤主之；渴则白虎加人参汤主之。呃逆妄行，四逆汤主之。痰热妄起，小柴胡去参枣主之。小腹胀，茵陈蒿汤或五苓散主之。一身尽痛不能转移，发热恶寒者，桂枝汤主之。发热面黄，二便反利者，甘草附子汤主之。发热、发黄、头汗出、背强、小便不利，湿也，茵陈五苓散治之。烦渴不已，自生懊侬者，咽燥腹满而喘，发热汗出，虚烦不眠，恶热郁闭，栀子豉汤主之。下后懊侬，有燥屎，承气汤主之。短气烦躁懊侬，大陷胸汤主之。阳明无汗，小便不利，懊侬发黄，茵陈蒿汤主之。不当补而与之补，则胸满气急，咳嗽多痰，枳桔理中汤主之。凡此症候，不可不知。

又有两感者，虽表里不可并攻，阴阳难同一法，十有九死。东垣以气实而感之浅者，谓犹或可治，则救之以大羌活汤。并病者，始则二阳合病，后则一阳病衰，一阳邪盛，归并于一经，故曰并病也。太阳阳明并病，太阳病发汗不彻，转属阳明，续自微汗出，不恶寒，后复归并太阳，不恶寒，面色拂郁，痛无常处，当再汗之，当用麻黄汤；太阳症未罢，桂枝麻黄各半汤；太阳症罢，但见阳明症者，下之，大承气汤。太阳少阳并病，头痛眩冒，心下痞则当刺肺俞、肝俞、大椎，慎勿下。

合病者，两经、三经齐病不传者为合病。三阳合病，腹满身重，口中不和，谵语遗尿，不可汗下，白虎汤。太阳阳明合病，脉浮长，大便硬，小便利，脾约丸；恶寒者，升麻葛根汤；不恶寒反恶热，大便通者，亦白虎汤；大便秘、谵语者，调胃承气汤；喘而胞满，不可下，麻黄汤；呕不下利，葛根加半夏汤。太阳少阳合病，脉浮弦，胁下硬，往来寒热，小柴胡汤；自下利者，黄芩汤；呕者，黄芩加半夏生姜汤。少阳阳明合病，脉弦长，因发汗、因利小便，胃中燥实，亦调胃承气汤；有宿食，大承气汤。

而其可易考者，则舌胎当辨也。邪在表者，舌上无胎；邪有半表半里者，胎白而滑；邪传里则干，燥热深则黄，热极则黑。舌上有白胎者，小柴胡汤；舌上胎滑者，小柴胡去半夏加人参栝蒌汤；如腹痛，理中汤；热聚于胃，则舌黄，承气汤。若舌纯黑，死症也。然有二种，有火极似水者，为热极，大承气汤；有水来克火者，为寒极，脉症必寒，附子理中汤。七八日不解，热结在里，表里俱热，时时恶风，舌燥欲饮水数升，则白虎汤加人参与之。

若劳复者，非但强力、持重，即梳沐、微劳及七情皆复也。脉虚则用补中益气汤、麦门冬汤。挟外症者则谓之复，非为劳也，小柴胡汤。其食复乃新瘥胃虚，食稍多则复。腹满脉实，烦热，便秘，大柴胡汤。轻者二陈汤加山楂、麦芽、砂仁、神曲消导。后热不退，补中益气汤。又有阳症见阴脉者死；脉浮而滑，身汗如油，水浆不入，喘息不休者死；舌卷囊缩者死；结胸症悉具，烦躁者死；脉阴阳俱虚，热不止者死；七八日以上大发热者死。

【治法主意】表不可畏缩，下不可妄投。

【伤寒主方】

麻黄汤

桂枝汤俱见伤风

大柴胡汤　治身热，不恶寒、反恶热，大便秘。

柴胡一钱二分　黄芩　芍药各一钱　半夏八分　大黄七分　枳实四分

水二钟、姜三片、枣一枚，煎一钟，热服。

小承气汤　治六七日不大便，腹胀满，病在阳明，无表症，汗后不恶寒，狂言，潮热而喘。

大黄七钱　枳实　厚朴各三钱五分

水二钟，煎一钟，热服，以利为度。邪在上焦则作满，邪在中焦则作胀，胃中实则作潮热，阳乘于心则狂，热于胃口则喘。本方除芒硝，欲其无干于下焦也。

理中汤

通圣散俱见中风

人参白虎汤一名化斑汤　治赤斑，口燥烦渴，中暍。

人参　甘草各一钱石膏三钱　知母一钱五分

水煎温服。

小柴胡汤　治少阳经往来寒热，胸满胁痛，心烦喜呕。

柴胡二钱五分　黄芩　人参各一钱　甘草七分　半夏八分

姜三片、枣二枚同煎，温服。

白虎汤　治憎寒壮热，口渴，一身疼痛，阳明经。

知母一钱　甘草四分　石膏二钱　粳米二勺

水二钟，煎一钟，温服。

人参三白汤　治表里俱虚，自汗，大便利者。

人参　白术　白茯苓　泽泻

上用灯心一握、生姜二片，水煎服。

黄芪建中汤　伤寒身痛，汗后身痛，脉弱宜服。

黄芪一钱五分，炒　芍药二钱，炒　肉桂一钱，去皮　甘草六分　生姜五片　枣二枚水二钟，煎一钟，去渣，入饧①一大匙，煎一沸服。若微溏利，或呕者，不用饧。

四逆汤　治太阴自利不渴，阴症脉沉，身痛。

附子三钱　甘草　干姜各一钱五分

水钟半，煎八分服。

承气汤已见中风

理中吴茱萸汤　治太阴自利不渴，痰多而呕，或手足厥冷，胸满烦躁。

人参　白术　干姜　甘草　吴茱萸　生姜　大枣

水煎温服。

葛根汤已见伤风

升麻汤　治无汗而喘，小便不利而烦渴。

升麻　苍术　麦门冬　麻黄各一钱　黄芩　大青各七分　石膏一钱　淡竹叶十片

水二钟，煎一钟，热服。

泻心汤

黄连一两去须，为极细末，每服一字至半钱、一钱，临卧温水调下。海藏云：易老单方泻心汤出于此，乃实邪也，实则泻其子。

十枣汤　治痞硬胁痛、干呕短气、汗出不恶寒。

芫花　甘遂　大戟各等分

水钟半，先煎大枣十枚，取八分，入药末七分，平旦温服。若病不除，再服五分。

---

① 饧：以麦芽或谷芽熬煎为液，再和以馓而成者。《说文》："饧，饴和馓者也。"

十神汤已见伤风

人参败毒散 头痛、发热恶寒、鼻塞声重。

人参 羌活 桔梗去芦 柴胡 前胡 独活 枳壳炒 川芎 茯苓 甘草各一钱

水钟半、姜二片，煎服。

楂朴二陈汤

山楂 厚朴 陈皮 白茯苓 半夏 甘草

加生姜三片，水煎服。

柴葛解肌汤

柴胡 黄芩 半夏 葛根 白芍

水煎服。

小陷胸汤 治小结胸。

黄连一钱五分 半夏三钱 栝蒌实二钱

水二钟，煎一钟服。

大陷胸汤 治大结胸，手不可按。此药极峻，不可轻用

大黄四钱 芒硝三钱 甘遂末三分

水二钟，煎一钟，入硝煎一沸，入甘遂末服。

三黄泻心汤 治心痞实热，狂躁面赤；亦治三焦火盛消渴。

黄连 黄芩 大黄

等分，水煎服。

抵当汤 治血结胸，谵语，小腹满，漱水不欲咽。

水蛭 虻虫各十枚 桃仁十枚 大黄八钱

水二钟，煎一钟热服。

小半夏茯苓汤 治水结胸。

半夏四钱 白茯苓二钱五分

水二钟，煎一钟，入姜汁热服。

枳实理中丸 治寒实结胸。

枳实十六枚 干姜 白术 甘草 人参 茯苓各一两

为末，蜜丸弹子大，热汤化下，连进二三服。

枳实汤 治胸痹心下坚痞，胸背拘急，心腹不利。

枳实麸炒 赤茯苓去皮 前胡去芦 陈皮去白，各一钱 木香五分

上㕮咀，水一大钟，姜三片，煎五分，去渣，食前温服。

半夏泻心汤

半夏一钱 黄连五分 人参 甘草 黄芩 干姜各一钱

水钟半、生姜五片、枣五枚，煎八分，温服。

黄连泻心汤

黄连 生地 知母各一钱五分 甘草五分

水钟半，煎八分服。

生姜泻心汤 治下痢，心下痞，腹中雷鸣。

生姜 半夏洗，各二钱 甘草炙 黄芩 人参各一钱五分 干姜 黄连各五分 大枣六枚

水煎，温服。

甘草泻心汤 治伤寒中风，医反下之，其人下利，日数十行，米谷不化，腹中雷鸣，心下痞硬而满，干呕，心烦不安。医见心下痞，谓病不尽，复下之，其痞益甚。此非结热，但以胃中虚，客气上逆，故便硬，宜此汤治之。

甘草二钱 半夏一钱 黄芩 干姜各三钱 黄连 人参各五分 大枣六枚

水煎，温服。

栀子汤 治时毒大便秘塞，脉沉数。

郁金 枳壳麸炒 升麻 山栀子仁炒 大黄煨 牛蒡子

炒，研

各等分，为细末，每服三钱，蜜水下。

五苓散 治烦躁，小便不利而渴。

泽泻一钱五分 白术 赤茯 猪苓各一钱 肉桂五分

热甚去桂加黄芩八分、姜一片、枣二枚，煎服。或为细末，每服二钱，白汤调下亦可。

茵陈汤 治头汗出，欲发黄。

茵陈蒿三钱 大黄二钱 栀子三枚

水二钟，煎一钟服。

茵陈五苓散 头汗出，发黄，秋疫疠及黄疸。

茵陈三钱 五苓散二钱

每服二钱，米汤调下。

茵陈茯苓汤

茵陈 半夏汤泡 赤茯苓去皮 陈皮各一钱 枳实 桔梗去芦 甘草炙，各五分

水一大钟、姜七片，煎服，不拘时。

茵陈四逆汤 治阴黄四肢厥冷。

茵陈一钱 甘草炙，一钱五分 附子一钱 干姜炒，一钱五分

水煎，温服。

小续命汤见中风

桂心白术汤 治伤寒阴痓，手足厥冷，筋脉拘急，汗出不止。

白术 防风 甘草 桂心 川芎 附子

各等分，水二钟、生姜五片、枣二枚同煎，至七分，去渣温服。

附子防风汤 治伤寒阴痓，闭目合面，手足厥逆，筋脉拘

急，汗出不止。

附子　防风　柴胡各八分　白术一钱五分　桂心　茯苓　干姜各五分　五味子　甘草各四分

水二钟、生姜五片同煎，温服。

大承气汤见中风

防风当归汤　治发汗过多，发热，头面摇，卒口噤，背反张者，太阳兼阳明也，宜去风养血。

防风　当归　地黄　川芎

各等分，水三钟，煎二钟，温服。

桂枝附子汤　治风湿身疼，脉浮虚涩。

桂枝汤加附子一钱

水盏半，姜枣同煎，温服。

柴胡桂枝汤　治风温汗后身热，心下烦热，妨闷动气。

柴胡二钱　桂枝一钱　甘草七分　人参一钱　半夏炒　芍药各七分　黄芩一钱　生姜五片

水二钟、枣二枚，煎一杯，温服。

调胃承气汤见中风

三黄石膏汤　春夏温热病至六七日，舌燥目赤斑后，用此神效。

石膏三钱　黄芩　黄连　黄柏各钱半　豉半合　麻黄　栀子各一钱

水煎，热服。

黄连解毒汤　治大热，干呕，谵语，呻吟不眠。

黄连三钱　黄芩　黄柏　栀子各一钱

水煎，热服。

葶苈苦酒生艾汤　发狂烦躁，面赤咽痛，大下伤血，身热脉涩。

葶苈五钱　苦酒一碗半　艾汁半碗

煎取七分，作三服。

建中汤　治表虚自汗。

芍药五钱　官桂　甘草炙，各二钱

水二钟、生姜五片、枣二枚，煎一钟，食前服。

桂枝芍药汤即小建中汤　伤寒三四日，心悸而烦，少阴恶寒，手足蜷而湿。

桂枝一钱　芍药二钱　甘草六分　饧糖三匙　生姜五片　大枣一枚

水钟半，煎八分，纳饧令化，温服。

犀角黄连汤　治狐惑。

犀角三钱，磨　黄连二钱　乌梅四个　木香三分，磨

水煎，入犀角、木香汁，匀服。

辰砂五苓散　治表里未解，头痛发热，心胸郁闷，唇口干焦，狂言见鬼，小便闭。

五苓散加辰砂研细，水飞

白汤调服。

甘草附子汤　风温小便不利，大便反快。

甘草炙　附子各一钱　白术　桂枝各一钱五分

水煎，温服。

栀子豉汤　治吐下后心中懊侬，大下后身热不去，心中痛。

肥栀子四枚　香豉五钱

水二钟，煎栀子至一钟，入豉煎至七分服。

枳桔理中汤即理中汤加枳壳、桔梗

人参　白术　枳壳　桔梗　干姜　甘草

水煎，热服。

大羌活汤　治两感，元气实感之轻者可活。

防风　羌活　独活　防己　黄芩　黄连　苍术　白术　甘草炙　细辛各三钱　知母　川芎　生地黄各一两

每服五钱。水二钟，煎一钟，热服之。未愈连服三四剂。若有他症，遵仲景法。

桂枝麻黄各半汤　治太阳脉浮缓，无汗身疼。

桂枝五钱　芍药　甘草　麻黄各三钱　杏仁二十个，去皮尖

水四钟、生姜三钱、大枣四枚，煎二钟，分三服。

脾约丸　治津少大便秘。

大黄　枳实　厚朴　白芍药各五钱　麻子仁一两　杏仁三钱

为末，蜜丸梧子大，每服三十丸，温水下。

升麻葛根汤　治伤寒阳明实热发斑，麻疹已出、未出皆可服，亦治瘟疫无汗发热口渴。

升麻　葛根　白芍　甘草

各等分，水二钟，煎一钟，寒多热服，热多温服。

黄芩汤　太阳少阳合病，协①热下利。

黄芩三钱　芍药　甘草各一钱

水钟半、枣二枚，煎一钟，热服。

黄芩加半夏生姜汤　治干呕而利。

黄芩汤加半夏、生姜

等分，水煎，热服。

人参栝蒌汤

栝蒌根　白茯苓　人参　麦门冬　甘草

---

①　协：原作“胁”，据医理改。

枣二枚，水煎服。

附子理中汤即理中汤加附子

补中益气汤见中风

麦门冬汤

麦门冬　甘草各二钱五分

粳米汤钟半、枣二枚、竹叶十五片，煎八分服。

二陈汤见中风

风　寒

风寒一症，世以为轻，论古方未入其列，今则拾遗补之。间尝窃取诸家之例，用药条约，各依其方而论断。且如发散之药，有麻黄汤、桂枝汤、九味羌活汤、十神汤、枳桔二陈汤、参苏饮、二陈汤、苍朴二陈汤、人参败毒散、荆防败毒散、正气散、不换金正气散、藿香正气散、逍遥散、防风通圣散、五积散、芎芷香苏散、十味芎苏散、升麻葛根、柴葛解肌汤约共二十余条，俱是发散之药，解表之用。先贤著之书，使后人用之有法。何期今之医者，不揣病之表里，症之虚实，药之寒温，治之补泻，但见表症即用解表之药，寒证即用清凉之药，每每治之无方，用之失当，不惟表之不解，亦且引邪入经，而成传变之祸，诚可痛哉！［批］以此误人者多矣。

愚为考之，麻黄汤为大表之药，在冬月春初可用；如春末夏初用之，则汗不止也，以为表虚之症。桂枝汤伤风必用之药，若伤寒见风有汗而寒不解，如用桂枝方，可鼻塞声重，咳嗽有痰，岂可轻用桂枝汤者乎？［批］辨论详悉。九味羌活汤，陶上文以为羌活冲和汤，用治四时不正之伤寒，以为神药，百发百中也。以吾论之，在夏月多汗之时可用，若春秋以为解表，内有生地、黄芩，则苦寒并行，而表岂可得解者乎？十神汤，此春初秋末之药也，若冬时亦可用之，如夏秋有汗之际用之，又不当也。二陈汤，风寒不清，值生痰喘，气急咳嗽之症，无不验也。若兼火症，用又不通，必加芩、连，名芩连二陈汤也，治火必可。或有风温、湿温、温疟、温疫，俱是有汗之症，若欲解表，不宜大汗者也，必须二陈汤加苍、朴，名之曰苍朴二陈汤。中气不清，胸膈满闷，可加枳、桔，名之曰枳桔二陈汤。饮食太多，胸腹作胀，可加曲、蘖①，名之曰曲蘖二陈汤。［批］一部汤头经。至若参苏饮，在小儿元气亏薄、老人正气虚弱、妇人胎产受寒、病后元气不足，虽有邪寒，不可大表，与此等剂，乃轻扬发散之也。人参败毒散，劳力感寒之用；荆防败毒散，杂科发散之药；正气散，元虚稍感风寒；不换金正气散，感寒将欲入里；藿香正气散，又兼内伤而外感；逍遥散，妇人胎产受寒；防风通圣散，表里两行之药，在痢疾、外科可用；五积散，专攻内伤重而外感轻；芎芷香苏散，兼治风热甚而头痛如破；十味芎苏散，治天道和暖无汗之风寒；升麻葛根汤，除少阴初起之咽痛；紫苏解肌汤，治半表半里之风寒；金沸草散，清时行之寒疫；败毒散，除大头之风寒。［批］论方详而概。又有虾蟆温，非二陈清痰去热不可治；吐泻感寒，非二陈温中散寒不可行。此则有是症服是药也。大凡临症之时，不可妄行；当病之际，不可错乱。不可视其伤寒为重，风寒为轻，殊不知风寒不散，伤寒之由，伤寒变重，用药之误也。治医者可不察欤？

① 蘖：音聂（niè）时，作植物的芽解，如书中麦蘖即麦芽；音钵（bò）时，同“檗”“蘗”，即黄柏。古籍中“檗”“蘖”“蘗”常混用。

【风寒主方】

麻黄汤

桂枝汤

九味羌活汤即羌活冲和汤

十神汤俱见伤风

枳实二陈汤

枳实　陈皮　白茯苓各一钱五分　半夏二钱　甘草五分

姜三片，水煎服。

参苏散见伤风

二陈汤见中风

苍朴二陈汤

苍术　厚朴　陈皮　半夏　甘草　白茯

姜三片，水煎服。

荆防败毒散

荆芥　防风　羌活　独活　前胡　柴胡　枳壳　桔梗　白茯　人参各等分　甘草减半

上为末，每服三钱，加生姜三片，水钟半，煎至一钟，温服。或沸汤点服亦可。此药治瘟疫四时表症效。

正气散

苍术　半夏　厚朴　陈皮　藿香　炙甘草

姜枣煎服。

不换金正气散　治四时伤寒，温疫时气，头疼壮热，腰背拘急，山岚瘴气，寒热往来，霍乱吐泻，脏腑虚寒，下痢赤白。

苍术制　橘皮去白　半夏曲炒　厚朴姜制　藿香各二钱　甘草炙，一钱

水二钟、生姜五片、红枣二枚，煎至一钟，食前温服。忌

生冷、油腻、毒物。

藿香正气散 治四时不正之气，增寒壮热。

大腹皮 茯苓 白芷 紫苏各一两 陈皮 桔梗 白术 厚朴 半夏曲 甘草各二两 藿香三两

上㕮咀，每服六钱，加姜三片、枣二枚，同煎热服。

逍遥散 治脾肝血虚，烦热体痛，口干盗汗，嗜卧。并治月水不调，寒热如疟，痰嗽骨蒸。

白茯苓 白术土炒 当归 白芍药酒炒 柴胡各一钱 甘草炙，五分

水钟半、姜三片煎服。加山栀、丹皮即加味逍遥散。

防风通圣散见伤风

五积散 治感冒寒邪，头疼身痛，项背拘急，恶寒呕吐，或有腹痛。又治伤寒发热，头疼恶风，无问内伤生冷、外感风寒。及寒湿客于经络，腰脚酸疼并治。

白芷 茯苓 半夏汤洗七次 当归 川芎 甘草炙 芍药各三分 桂心一钱 枳壳麸炒 麻黄去节根 陈皮去白，各六分 桔梗炒，一钱二分 厚朴去皮，姜制 干姜炮，四分 苍术泔浸去皮，二钱半

上十五味，作一剂，水二大钟、姜三片、葱白三根，煎一钟，热服。冒寒用煨姜，挟气则加茱萸。

芎芷香苏散

川芎 白芷 香附 紫苏 橘皮 甘草

葱白、姜片，水煎服。

十味芎苏饮

橘皮 前胡 枳壳 桔梗 葛根 川芎 紫苏 桑皮 杏仁 半夏

姜、枣煎服。

升麻葛根汤

柴葛解肌汤俱见伤寒

曲檗二陈汤 即二陈加神曲、黄檗二味。

【附效方】

经验四时感寒发散方 身热、头痛、骨节痛者皆用此发汗。

白干葛一钱五分 升麻水洗去小根，五分 真紫苏叶一钱二分 香附水洗，捣去毛，剉碎，七分 小川芎五分 苍术米泔水浸二日，洗净，剉片，晒干，八分 防风去叉不用，水洗，去芦，六分 广陈皮去白，四分 甘草三分 京赤芍四分 白芷四分 羌活八分，骨节痛甚者用一钱五分 冬月加麻黄去根一钱，夏月不用，春秋月如天寒加入，天暖不必用。

生姜三片为引，约重二钱，切细。水一碗半，煎至八分，去渣热服，被覆取汗。渣再煎。如汗出不透，仍热服催汗。若汗出既透，其渣从容温服可也。

服此药发汗之后，如身热、头痛、骨节痛等症尽除，则不必服清解药可也。其或热与痛未尽除，则须服清解药二剂或三剂。或热与痛虽除而觉有内热烦躁，大小便不利者，亦须服清解药一二剂。其方见后。

经验发汗后清解方

黄芩水洗刮净，一钱 前胡水洗去毛，六分 柴胡水洗去芦，一钱 白干葛一钱 赤芍五分 枳壳炒，六分 白花粉八分 山栀子仁酒水炒黑，六分 桔梗去芦，五分 连翘去心蒂，打碎，五分 甘草三分 薄荷三分

如小便不利加赤茯苓、猪苓、泽泻、木通、麦门冬去心各八分，车前子四分。

以上方药，皆二三日内感寒能及时发汗者，用之无不神效。其有当时失于发散，延至四五日以外，则寒邪入内，郁为热邪，或头痛、骨节痛等症已除，止是胸腹五心发热，烦躁，此则不可复用羌活、麻黄、防风、苍术等药发汗，但当清解其热邪。若大便秘塞，则用大黄等药疏利之可也。

经验清解热邪方

白干葛一钱二分　前胡六分　陈枳壳炒，七分　连翘去心蒂，六分　白花粉七分　柴胡去芦，八分　黄芩一钱　赤芍五分　甘草三分　麦冬去心，一钱　薄荷三分　山栀子仁炒，六分

内热甚者加黄连八分，小便不利者加赤茯苓、茵陈、猪苓、泽泻、木通各八分，大便秘者加酒炒大黄三钱。服一二剂如又不通，大黄勿炒，加芒硝三钱，另盛碗内，待药熟，澄渣倾入碗中调服，立效。

以上时感治法，俱寻常感寒而不兼内伤者宜用之。其有内伤挟外感、外感兼内伤者，详见后内伤中。

其有外感失于发表，传变成疟者，即用此清解邪热方，服一二剂可表散而愈。或不即愈，服至三四剂，自可渐愈。若体气虚弱，及久疟者，切不可服。

中暑附伤暑、冒暑，及中热、注夏、暑风

夫暑者，夏令炎暑之气也。经曰：寒伤形，热伤气。何以言之？脉经曰：暑伤于气，所以脉虚，弦细芤迟，体状无余。观此可知矣。盖人与天地同橐籥[1]，夏月天气浮于地表，人气

---

① 橐籥（tuóyuè 陀月）：冶炼用的鼓风器具。老子将橐籥比喻为天地宇宙乾坤变化之象，内中空虚而生机不已，动静交织而无穷无尽。《老子·第五章》：“天地之间，其犹橐籥乎？虚而不屈，动而愈出。”

亦浮于肌表，所以盛暑之际，肤腠不密而易于伤感也。洁古云：静而得之为中暑，动而得之为中热。［批］二句该括无余。东垣为避暑于深堂大厦、水亭凉阁，身受寒气，口食寒物，因而得之，名曰中暑。［批］中暑寒症。此症与中寒相同，或四肢厥逆，或拘急体痛，或呕吐脉虚、身热无汗，或脉沉迟、空脱无力。然与暑症治之有异，宜用辛温之剂，大顺散、理中汤择而论治。如夏月日中劳苦得之者，名曰中热。［批］中暑热症。此因天道盛暑，感受炎热之气，其症身发大热，甚则烙手，或引饮面赤，或呕哕恶心，其脉洪而数者是也。宜以清热之剂，如黄连解毒汤、黄连香茹[①]饮选而用治。伤暑者，由其暑热，劳伤元气之所致也。［批］中分虚实。其症日间发热，头疼眩晕，躁乱不宁，无气以动，亦无气以言，或身如针刺，小便短赤，此为热伤元气也。亦宜以黄连香茹饮，或清暑益气汤、黄连解毒汤，量其虚实而与之。冒暑者，其人元气有余，但不辞辛苦，暑热冒于肌表，而复传入于里，以成暑病者也。是则腹痛水泻，口渴欲饮，心烦燥热，胃与大肠受之。亦宜黄连香茹饮，或天水散、六和汤，随其轻重而与之。［批］此言实症。又有注夏者，皆因元气不足，阴虚而然，或有偶感邪热于内，助其虚火，令人头眩身热，自汗盗汗，心烦躁扰，四肢倦怠者。其为病也，发于日长暴暖、春末夏初之间。宜以补养元气为主，如补中益气汤可也。［批］此言虚症。又有暑风者，夏月卒倒，不省人事，偶为暑所中也。有因火者，有因痰者，火君相二火也，暑天地之火也，内外合而炎烁，所以卒倒也。［批］此言痰火。痰者，人身之痰饮也。因暑气入而鼓激痰饮，壅塞心胸之间，则手足不

① 香茹：即“香薷”。

知动摄而卒倒也。此二者皆可吐，吐醒后，可与清剂调治之。设若体虚之人，用二陈汤加苍、朴、茹、连之属，虚加人参，实加葛根。

【愚再按】暑者，天道炎暑，阳气酷烈，床席不可近，途路不可行，烦渴太甚，元本空虚，感受之者，谓之伤暑。天气热暑，日胜而夜凉，不以衣被遮护，贪凉好卧，腠理疏开，邪气因而直达腑脏，得之者谓之中暑。［批］更细。若伤暑者，当以热论，此中热之症，古人以为中暍，宜以黄连香茹饮。中暑者当以寒论，此因暑之所得也，今人以为中寒，宜用大顺散。大抵伤暑而作中暑治之，如抱薪救火，其热尤甚，发黄发斑，症必见矣。或斑黄不见，内有所积，久则血痢之症生焉。中暑而作伤暑治之，以寒治寒，其寒反盛，如吐泻而加厥逆，表症而生痰疟，寒不得出，死可待矣。设若当暑之时，大顺散疑乎大热，惧不敢用，不若与之二陈汤加苍、朴、香附之类，发热恶寒有表症而脉弦紧者加葛根，吐泻恶心中气不行者加干姜，此治之无不验也，秘之。

【治法主意】中暑由寒得，中热因热至，寒不可用表而宜温，热不可寒而宜清。

【中暑主方】

大顺散　治夏月过食水果冷物，引饮过多，霍乱，水谷不化阴症。

甘草　干姜　杏仁去皮，炒　肉桂

水煎服。腹痛、脉小欲绝、手足青冷者，加熟附子、炒白芍。

理中汤见中风

黄连解毒汤见伤寒

黄连香茹饮　治夏至后一切暑热腹痛，及霍乱吐利心烦。

香茹三钱　厚朴　扁豆各一钱五分　黄连七分

水煎冷服。

清暑益气汤　治长夏湿热炎蒸，四肢倦怠、精神减少、身热气高、烦心便黄、渴而自汗、脉虚者，此方甚良。

人参　白术　陈皮　神曲　泽泻各五分　黄芪一钱　苍术一钱五分　麦冬　当归　黄柏　甘草　青皮　干葛各三分　五味子九粒

水二大盏，煎至一盏，去渣，食远稍热服。

天水散即六一散　专治中暑身热、烦渴、小便不利。此药能燥湿、分利水道，实六腑、化热毒，行积滞、逐凝血，补胃降火之要药也。

活石六两　甘草一两

共为末，水飞极细，或灯心汤，或井凉水调服。

六和汤　治脾胃不调，夏月饮水过多，气不升降，霍乱，吐泻转筋，寒热胀满。

宿砂　半夏　杏仁　厚朴　人参　甘草　藿香　木瓜　香薷　赤茯　白扁豆

水二钟，姜、枣煎服。

补中益气汤

二陈汤俱见中风

疟

经曰：无痰不成疟。又曰：夏伤于暑，秋必病疟。盖夏秋之时，阴内而阳外，外阳消燥，人多烦渴，过食生冷之物，有伤脾胃，脾胃不能运化，聚而成痰。及秋阴生而阳为内主，痰不得出，故寒热交作而成疟也。［批］夫疟者，阴阳相薄而成。阴欲入而阳拒之，阳欲出而阴遏之。其浅者，病在三阳；深者，病在三阴。在三阳者，其发速；在三阴者，其发迟。治之之法，有汗者要无汗，扶正为主；无汗者要有汗，发散为先，此不易之至道也。然其症有不同，故治有瘅疟、寒疟、湿疟、温疟、牝疟、牡疟、痎疟之异。如所谓瘅疟者，其症热而不寒，呕多痰涎，少气烦冤，发于盛暑秋凉，宜以小柴胡汤，或四兽饮治之。其所谓寒疟者，无汗恶寒，体重面惨，先寒而后热，宜以败毒散加紫苏治之。［批］寒疟者，风寒水寒先受于腠中，复得秋风凉肃而发。其所谓湿疟者，身体重痛，不能转移，呕吐腹胀，冷汗多出，宜以二陈汤加苍、朴治之。其所谓温疟者，先热后寒，自汗恶风，寒热不大，宜以小柴胡汤加干葛治之。［批］温疟者，得之冬中之风寒，所以伤寒门有温疟。其所谓牝疟者，寒多不热，气虚而泄，阳气短少，惨悽振振，宜以理中汤配二陈治之。其所谓牡疟者，饮食不节，饥饱劳伤，表里俱虚，宜以人参养胃汤，或二陈汤，加归、术、人参、干姜治之。其所谓痎疟者，连岁不已，脾家有积，元本空脱，宜以大补气血，如十全大补汤治之。［批］痎疟疑即劳疟。又有食疟、瘅疟、鬼疟，是名虽不同，而其感受之端，未有不由风寒暑湿、七情六欲、饥饱劳役而成者也。惟鬼疟发于六阴，内兼时行不正之气，用药提起阳分方可截之，宜加雄黄、桃仁，于平胃散或四物汤之内服之。大率体盛之人，一日一发；体弱之人，间日一发；体虚之人，三日一发。又有连二日发，间一日发者。［批］风寒暑湿藏于营者，一日一发；藏于卫者，间日一发，或间二日一发。由于卫气之舍深，如在腑在脏之不同也。在腑者其行速，在脏者其行迟。速者易痊，迟者难愈。初宜发散，次宜清痰、健胃。若已来五六次举之后，方可行截。若未经发散，而即与截药，则闭邪在内。吾见其为痰、为喘、为谵①狂等症矣。又见有疟发之时，欲汤而与之水，饮下即狂，无汗而死者。盖欲汗而不汗，则热闭不解，痰喘并作，有斃而已。亦有变成肿毒以丧命者，皆截早之故也，是故可忽乎哉？若夫久疟不止，又不可再与治疟之剂，必须调经养正，其邪自除。脉经曰：疟脉自弦，弦迟多寒，弦数多热，随时变迁，医者其知之。

【愚按】疟疾，初宜发散，用解之药一二剂；次宜和解，用清热之药一二剂；然后发至四五次，方可行截。不然，截之太早，则腹中作胀，饮食难进。寒热固虽微小，乍来乍往，不能尽绝，反多缠绕。设或初发一次，就行截者，寒热不能发越，邪气不能屈伸，必致痰涎妄攻于上，吐之不出，咽之不下，气急喘盛，昏不知人，闷乱而死。又有当发之时，不以热处，或露卧风霜，或饮水以救渴，致使风寒并结，而不能舒散，邪气攻击，而致于扰乱，寒热相搏，痰涎迷塞，狂言乱走，亦必郁躁而死。又有房帏不为忌惮，劳役更与应酬，发而延久，变为劳伤。又有气郁为七情所中，饮食不节，脾胃愈损，变为痞气、中满，成肿胀、呕吐。诸如此类，不可胜述。惟善调护者，知避风寒，肯节饮食，厚衣取汗，亦可不药而止。至于治之之法，必要分其虚实，辨其表里，别其新久，因人而施之。［批］总之，脉实证实者，攻邪以治标；脉虚证虚者，补正以治本。若表之未尽，寒热未平，当佐解表之药，如香附、白芷、陈皮、甘草、常山，煮酒服之。若元本空虚，

① 谵：原作“膽”，据医理改。

寒热间作，当佐实里之药，如人参、白术、柴胡、黄芩、常山、草果，煮酒服之。至于三日一发，或连二日一发，或间二日一发，发之不齐者，当用十全大补汤十余剂，其疟自止。设或不止，再加醋炙鳖甲一个，未有不止者也。此盖吾家秘法，用之若神，载于篇末，以告学者。

【治法主意】有汗者要无汗，扶正为先；无汗者要有汗，发散为急。

【疟主方】

小柴胡汤见伤寒

四兽饮

橘红 半夏 白茯 甘草 人参 草果 乌梅 白术

姜二、枣三，盐炒少许入药煎。

败毒散

羌活 独活 柴胡 前胡 川芎 黄芩 枳壳 桔梗 茯苓 人参不可即用，各七分 甘草三分

姜三片、水钟半，煎服。

二陈汤

理中汤

十全大补汤俱见中风

平胃散附丹溪减法

厚朴姜制，炒 苍术米泔浸 陈皮去白 甘草炒

姜三片、枣二枚煎服。小便赤涩加白茯、泽泻，心胃痞气加枳壳、木香，脾胃困弱加人参、黄芪，伤食加枳实，腹胀加厚朴、甘草减半，有痰加半夏、陈皮，咳嗽加当归、黄芪，大便硬秘加大黄。

四物汤见中风

【附效方】

柴苓汤 初发一二日服之。

柴胡一钱五分 黄芩一钱 猪苓五分 泽泻五分 白茯八分 白术一钱五分 厚朴八分 甘草三分 人参五分，量用 香薷[①]二钱，暑天用，余不用

水二碗，煎一碗，服一二剂，用后药百发百中矣。

加减柴苓汤 三四日服。

柴胡八分 黄芩 半夏 青皮 草果各一钱 苍术 槟榔各五分 川芎三分

水一碗、酒一碗、姜三片、葱三根，煎一碗，温服微汗。

治感寒疟方

青皮 半夏各七分 柴胡八分 干葛 乌梅 紫苏 藿香 当归 人参 黄芪 白术各一钱 川芎六分

姜三片、水碗半，煎八分，食远服。

治伤食疟方

青皮四分 甘草三分 人参 干葛 厚朴姜炒 白术 陈皮 黄芪各五分 半夏曲七分 酒面六分 草果三分 当归六分

姜三片，煎服同前。

治受热疟方

青皮 泽泻各四分 柴胡 半夏曲 麦冬去心，各七分 干葛 人参 黄芪 白术 当归各五分 五味子十粒 黄柏三分

姜三片，煎服同前。

治受劳苦疟并久疟方

人参五分，如虚加七分，虚甚加一钱 白术土炒，有汗二钱，无汗一

---

① 薷：原作“需”，据医理改。

钱　白茯苓去皮，七分　甘草炙，三分，腹胀不用　柴胡有汗一钱，无汗二钱　煨生姜寒多用五片，热多一片，寒热均二片草果有食五分，食多七分，无食不用　薄桂二分　黄芩酒炒，热多一钱，寒多五分，寒热均七分　半夏姜制，七分

渴加五味子九粒。用水钟半，煎至一钟，临发之前空心服。轻者一服无不效也。药皆王道，但君臣配合，佐使妙耳。

聂久吾截疟妙方

柴胡去芦，五钱　真广陈皮泡，刮去白，晒干，三钱　甘草五分

寒热相半者用此方，寒多热少者加陈皮一钱、柴胡一钱，热多寒少或全无寒者减陈皮一钱。水二碗，煎一碗，临发日五更空心温服，已发时不可服。

此方初一二次，元气实者用之立效。如患疟已久，或元气虚弱者用：

白贝母去心，二钱　人参一钱

水二钟，煎至八分，临发日五更空心服。未全愈可再服一二剂。

又治疟极验方

何首乌　当归　柴胡各三钱　知母三钱五分　陈皮二钱

用水一钟、酒一钟煎，露一宿，次早空心温服。

又治疟神方

常山二钱五分　半夏二钱　槟榔一钱五分　雄黄　朱砂各七厘

用酒水各一钟，煎至八分，露一宿，临发之日早晨空心温服即愈。一服可治三人。

又截疟煎剂方

常山一钱　槟榔三钱　柴胡七分　白术一钱　当归七分　陈皮五分　甘草三分　茯苓七分　黄芪一钱　人参五分

水二钟，煎八分服。若截后以柴苓汤加青皮饮，调理脾胃消导。

又治三日两发疟方

陈皮　鳖甲　山楂　半夏　干姜　柴胡各三钱

水二钟，煎七分，临发日早服。

又人参平疟丸　专治久疟成痞者。

常山半斤，用浓醋一壶，春浸五日，夏浸三日，秋浸七日，冬浸十日，取起晒干　半夏四两，姜汁煮　贝母一两　鸡心槟榔四两　人参一两　公母丁香五钱

研末，鸡蛋清共醋糊为丸，朱砂为衣，每服八分，酒下，姜汤亦可，辰午戌三时服，痞亦尽除。

久疟阴虚服截药不效者，急服补中益气汤，倍加人参、干姜、何首乌即效。或加鳖甲一钱，干姜亦可，或于治疟药中少加附子五厘即愈。此心诀也。

痢

经曰：无积不痢，痢者积滞也。又曰：暴注下迫，皆属于火。［批］痢，经名肠澼，古称滞下。肠澼便血，身热则死，身寒则生。下白沫脉沉则生，脉浮则死。下脓血脉悬绝则死，滑大则生。即身不热、脉不悬绝而脉滑大者生，悬涩者亦死。以藏期之，以藏期之者，肝见庚辛死，心见壬癸死，肺见丙丁死，脾见甲乙死，肾见戊已死也。又曰：痢者，溲数而便脓血，知气滞其血也，治宜通利为先，不可擅用补涩之剂。丹溪曰：养血则便自安，调气则后重自除。又曰：后重则宜下，下以大黄、槟榔；腹痛则宜和，和以芍、香、厚朴；身重则除湿，除非苍、朴不能；脉弦则去风，去非秦艽不可；脉大宜清热为先，清热当以黄芩、黄连；

血稠用重药始竭，重药当用大黄、滑石；身冷自汗则贵温之，若非人参加干姜不克温；风邪外束则宜汗之，若非人参败毒散不获汗；又鹜溏①下痢，与之当以香、连、茱萸；邪迫后重，授之当以归、陈、芍药。在表者解之，此因风寒外袭；在里者下之，此由食邪壅盛。邪在上焦，宜行吐法，即“在上者涌之”之说也，食积下痢也；邪在下焦，宜行下法，即“在下者竭之”之说也，腹胀便涩者也。身热者内疏之，用兼芩、连、楂、朴之药。小便短涩者分利之，用兼车前、滑石之药。又或盛者和之，宜用滋养之剂，如盛而不和，则积愈胜也；去者送之，宜用通利之剂，欲去而不送则多稽留也；过者止之，宜用止涩之剂，如积行太过，元本空虚则反难止也。兵法云：避其来锐，击其惰归。此之谓欤！然而泻属脾，而痢属肾，又不可不知也。丹溪曰：先水泻而后便脓血者，此脾传肾也；先脓血而后水泻者，肾传脾也。脾传肾者为贼邪，治之难愈；肾传脾者为微邪，治之易愈。[批]脾司仓廪而为万物之母，肾主蛰藏水为万物之元，二脏皆根本之地。戴氏又曰：痢虽有赤白二色，终无寒热之别。白者湿热伤气自大肠来，赤者湿热伤血自小肠来，赤白相杂，气血俱伤，非兼气血两治不可也。若夫黄属食积，黑属热盛，此皆易治。惟腥秽者，肠胃大伤腐败，必难治矣。至于里急者，火盛也；虚坐不得便者，血虚也。噤口不食者，气格中焦，邪壅上膈，或积秽在下，恶气上攻也。屡止屡发，久而不愈，名休息者，积热未清，兜涩太早之故也。治宜和气血，清湿热，开郁结，消滞积，轻者芍药汤、香连丸，重者承气汤、治中汤，

① 鹜溏：病证名，指大便水粪相杂，青黑如鸭粪。《全匮翼·泄泻诸症统论》：“鹜溏者，水粪并趋大肠也……所谓大肠有寒则鹜溏也。”

随症加减可也。虽然又尝论之，痢之为症，多本脾肾，前贤治此，亦有偏僻。如《局方》与陶复庵例行辛热，河间与丹溪专用苦寒，自二者各异，遂使学无定宗要。总不若以虚实而分论，通塞补之为得也。[批] 湿土寄旺四时，或从于火则阳土有余而湿热为病，经所谓墩阜是也；或从于水则阴土不足而寒湿为病，经所谓卑监是也。主热遗寒，主寒遗热，是乎否耶？故通因通用，乃新感而实者可施；塞因塞用，必久病而虚者可措。是皆常法，无待言焉。独怪世之病痢者，十有九虚，而医之治痢者，百不一补。气本下陷而再行其气，后重不益甚乎；中已虚衰，而复攻其积，元气不愈竭乎？湿热伤血者自宜调血，若过行推荡，血不转伤乎？津亡作渴者，自宜止泄，若但渗利，津不转耗乎？又或专守痛无补法一言，且曰直待痛止方可补耳。不知因虚而痛者，愈攻则愈虚，而愈痛矣。此者本末未明，但据现在者，为有形之疾病，不思可虑者，在无形之元气耳。今以宜补之证为悉陈之。夫脉来微弱者可补，形色虚薄者可补，疾后得痢者可补，因攻而剧者可补。然而尤有至要者，则在脾肾二脏，更宜加之意也。如痢得于脾者，其病浅；如痢得于肾者，其病深。盖肾为胃关，开窍于二阴，未有久痢而肾不损者。故治痢不知补肾，非其治也。凡四君、归脾、十全、补中，皆补脾虚，未尝不善。若病在火衰，土位无母，设非桂附大补命门以复肾中之阳，以救脾家之母，则饮食何由而进门户，何由而固真元，何由而复耶？若畏热不前，仅以参术补土则愈滞其恶积，多致不起，不亦大可伤也哉？

【愚再按】痢疾一症，夏伤于暑，秋必痢疟。暑伤血分则痢红，暑伤气分则痢白，然要非中无积滞而病此者也。[批] 凡痢起于夏秋，湿蒸热郁本乎天也；因热求凉，过吞生冷，因于人也。气壮而伤于天者，郁热居多；气弱而伤于人者，阴寒为甚。伤于气则用木香以调其气、槟榔以下其气、厚朴以行其气、枳壳以散其气。伤于血必用当归以养其血、川芎以行其血、生地以凉其血、地榆以敛其血。至经曰山楂可以治痢，非山楂即能治痢也，以山楂有消导之功，使饮食入胃，易于消化，则湿热难以和成而作积也。芩、连可以治痢，非芩、连即能治痢也，以芩、连有清利之用，热流于肠，痛而不休，大便窘迫，来而不利，非黄芩不能以清湿热，非黄连不能以行大肠也。若胀满不食，亦非楂、朴不宽中；后重不利，亦非枳壳不开导。木香有和胃行肝之理，槟榔有行滞去积之能，亦因其辛可散而苦可下也。又见在上之气，亦非木香不能散；在下之气，亦非槟榔不能行。至若芍药止痛，止腹痛为最美，盖血虚腹痛，非此不除，此痛于小腹也。吴萸止痛，止大腹痛为神妙，盖气寒作痛，非此不定，其痛发于阴寒也。乌梅止痢，功取收敛，在积者而可行，若非脏腑虚寒，不可用也；地榆收敛，理取凉血，因积行多而欲止，亦谓下痢血热之可与也。人参、白术有健脾之功，在痢疾收功而方可用；大黄、黄连有去积之妙，在痢疾初起即宜施。且如痢行三五日，正欲通泰而行舒畅可也。或因脉虚，或因气弱，反用白术、茯苓以健脾，山楂、苡仁以实胃，黄连、木香以逐邪，厚朴、山楂以行气，此谓逐盗闭门，则积滞之气，轻可以变重也。又如下痢日久，元本空虚，或用利药之太过，或误当止之不止，致令积行不已，气血虚弱，手足逆冷，则重必致死。当此之际，若非大补气血和其荣卫，大与甘温养其元气不可为也，此其所谓实实虚虚之意也欤。大抵治痢之法，湿热者先去其湿，热胜者先清其热。若热胜而清湿，则热愈胜也；湿胜而清热，则湿愈大也。或者先因其湿，而后化为热，当以热治，与湿绝无相干也。不可因其湿热，而又与燥温之药，使热反甚也。而其纲纪总不外乎通下塞补而已。又有产后下痢难治之症，在医家每至缩手。缘产后则当用热药，非姜、桂不可；痢疾则当用凉药，非芩、连不可。如用热药，恐痢疾反重，湿热上攻，恶心干呕，饮食不入，亦致于死；如用寒凉，则产后恶血不行，血上抢心，呵欠烦闷，亦必致于死。［批］当记！当记！二者之间，何施而可？吾尝治之，两用行血行积之药，如芎、归为主，佐以益母、金银花，和血以行血；丹皮、红花，清热以行血；山楂、童便，消积以行血。如腹痛者加香附，腰痛者加续断，治无不验，亦当秘之。

【治法主意】养血则便自安，调气则后重自除，斯为至稳当也。

【痢主方】

芍药汤见伤风

香连丸　治痢疾并水泻、暑泻甚效。

黄连净，十两　木香二两半，为末

先将黄连用去枝梗吴茱萸五两以热水拌入磁器内，汤顿[1]一日，同炒黄连紫黑色，去萸用连为末，每末四两入木[2]香末一两，淡醋米饮为丸。每服二三十丸，滚汤下。久痢中气下陷者，用补中益气。下中气虚者，用四君子。下中气虚寒者，加姜、桂。

承气汤见中风

治中汤　即理中汤加陈皮、青皮。理中汤见中风

---

① 顿：放置、安放。《正字通·页部》："顿，贮也。"

② 木：原作"末"，据陈本改。

四君子汤见中风

归脾汤 治思虑伤脾而患疟、痢。

人参 白术 白茯苓 黄芪 龙眼肉 酸枣仁各二钱 远志一钱 木香 甘草炙，各五分 当归一钱

姜、枣为引，水煎服。

十全大补汤

补中益气汤俱见中风

治痢秘方详本症

【附效方】

聂可久治痢奇方 论曰：痢为陷恶之症，生死所关最重。不惟时医治之失宜，而古今治法千家，多不得其窍，是以不能速收全效。今立方何以为奇？不泥成方，故奇也。立论何以为妙？不胶成说，故妙也。且能以数剂而取效于数日内，初起者或以一二剂而取效于一二日内，此所以奇妙也。然其药品又不外平常，识者慎毋忽之。

川黄连去芦 条实黄芩 大白芍生用 山楂净肉各一钱二分 陈枳壳去穰，炒 厚朴去皮，姜汁拌炒 坚槟榔 厚青皮各八分 当归 甘草 地榆各五分 红花三分，酒洗 桃仁炒去皮尖，碎如粉，一钱 南木香二分

用水二碗，煎一碗，去渣，空心服，渣再煎服。

此方或红或白，或红白相兼，里急后重，身热腹痛者俱可用。单白无红者，去地榆、桃仁，加去白陈皮四分，木香用三分。滞涩甚者加酒炒大黄二钱，服一二剂仍除之。此方用之于三五日神效，用之于旬日，亦效。惟十日半月外，则当加减其法，详具于后：

川黄连 条黄芩 大白芍三味酒炒各六分，生用各四分 山楂肉

一钱　制厚朴　制陈皮　青皮　槟榔各四分　甘草炙三分，生二分　当归五分　地榆四分　桃仁粉六分　红花三分南木香二分

如延至月余，觉脾胃弱而虚滑者用：

酒炒芩连　白芍各六分　制陈皮　制厚朴　南木香各三分　醋炒地榆四分　红花二分　当归　人参　白术　炙甘草各五分

以上三方有胎妇人服之，去红花、桃仁、槟榔。

以上方法随用辄效，间有不效者，必其初投参、术等补剂太早，补塞邪气在内，久而正气已虚，邪气犹盛，缠绵不已。欲补而塞之则助邪，清而疏之则愈滑，遂至于不可救疗。虽有奇方，无如之何，则初投温补杀之也。盖古今治痢者皆曰热则清之，寒则温之，初起热盛则下之，有表症则汗之，小便赤涩则分利之。此五者，举世信用若规矩准绳之不可易者。予有独见，以为五者惟清热一法无忌，其四法则犯四大忌，必不可用也，戒之戒之！

治痢化滞仙方　亦能治积食等症，服效如神。

广陈皮一斤，米泔水浸，略去白　神曲二斤，炒　真茅山苍术二斤，米泔水浸，去毛，切片，炒　山楂去核净肉，半斤　麦芽半斤，醋煮炒　皂矾一斤

将矾入瓦罐内，用醋煮大半日，再添醋煮至红色为度，方不加醋，凭火煅干枯脆，打破罐，取矾，连前药共为末，水为丸。大人用一钱，小儿五六分。红痢灯心汤下，白痢姜汤，红白水泻滚水下，膈不宽、肚胀作痛俱滚水下。服此药一料，费银不过三四钱，可治千人，为善者，可广制施之。

秘传海上香连丸仙方　专治赤白痢疾泄泻，神效。

真川连净八两　木香二两，不见火　川当归一钱　白芍一钱，炒　川芎一钱五分　车前子一钱　生地黄二钱　厚朴二钱，炒　白茯苓一

钱五分　木通八分　枳壳一钱，炒　陈皮二钱，炒　苍术一钱，炒　吴茱萸二钱，炒

上除黄连二味，共十二味。用水七碗，煎至五碗，去渣用汁，煮黄连，以干为度，取起晒干，用木香共为细末，用老米粉、好醋打糊为丸，如梧子大。每服三十丸，白痢姜汤下，红痢茶汤下，泄泻百沸汤①下。此方妙在制法，百发百中，其验如神。

霍　乱

霍者挥也，乱者变也。病起于仓卒，而挥霍变乱也。其症欲吐不吐，欲利不利，腹中绞扰不定，此干霍乱也。若吐利并行，而腹中绞痛，坐卧不安，甚则转筋，此湿霍乱也。然转筋入腹多能毙人。又河间曰：有声有物而吐利者易治，此邪气之出也；有声无物而躁乱不宁者难治，此邪气蕴蓄中焦，脾气之不行也。皆因口食生冷、寒凉、鱼鲜、阴湿之物，或涉水弄冰，乘风避暑，露卧阴寒之地，因而脾胃感受得之，宜用温中散寒之剂，而佐以健脾之药，则吐利可止，而阴寒可散也。如单投发散之药，非惟吐不可止，利不可截，亦且提吐不休，必至于手足厥逆，脉势空脱而死。

大都此病多起于夏秋之间，皆外受暑热、内伤饮食，以致阴阳反戾，清浊相干，升降否隔，上下奔迫。[批] 纵冬月患之，亦由夏月之伏暑也。须遵《内经》分湿热风暑虚实而为施治。如干霍乱，俗名绞肠沙，由脾土郁极不得发越，因之火热内扰。

① 百沸汤：又名“热汤”“麻沸汤”“太和汤”，即白开水。古人认为以煮开多次者为好，故曰百沸汤。

是症不可过于攻，过攻则脾愈虚；不可过于热，过热则火愈炽；不可过于寒，过寒则火必捍①。格须反佐以治，然后郁开而火散。古方用盐汤探吐法，以极咸盐汤三碗，热饮一碗，指探令吐。不吐再服一碗，吐讫仍饮一碗，三吐乃止。又或将盐釜熬，调以童便，不独降火，兼能行血。二法最良，极为稳妥。若夫吐利不止，元气耗散，或口渴喜冷，或恶寒逆冷，或发热烦躁欲去衣被，此阴盛格阳，不可以其喜冷欲去衣被为热，宜投以二陈汤倍加炒黑干姜与香附、厚朴，甚者加熟附子。［批］要分寒热。若转筋者兼风木，得热自止，服宜建中汤加木瓜、柴胡；体重骨节烦痛者兼湿化，服宜除湿汤；风暑合病者，服宜石膏建中汤。

又有一种，受夏得之者，其症腹不疼，口多渴，心中烦躁不宁，吐泻清水不止，自汗面白气粗，宜为清热利湿，加黄连香茹饮，或四苓散、益元散、桂苓白术散。此症乃热伤吐泻，与前寒者大不相同，所当临症而用心分别者也。又凡吐泻未尽，切勿投以粥食，恐滞胃气，反成费手之症。必待吐泻将有半日，胸中不胀，蕴蓄已去，方可与之。若吐利之后，当与调剂，而又不与之粥饮调剂，则脾气受亏，亦成难治费手之症。至若俗论吐泻之病，其欲饮者，不可与之以热，宜当与之以冷，又不知调治者也。吐泻之后脾胃虚弱，中必恶寒，今则不与温热，而反行与寒冷，是速其死矣。

总之，是病有从标得者，有从本得者，有从标本得者，六经之变，治各不同，而色脉二字，所当细察而体认者也。

【愚再按】吐利之症，治之宜为温中散寒。今世多用藿香

---

① 捍：强悍。

正气散，此药一服不惟不能安其吐，而反提其吐，盖此药兼表实多也。又古方用理中汤、香砂丸以治吐利，此温中之药也，固可治之，殊不知服去又复吐也。盖理中用参、术大补，不助其正而反助其邪也。如香砂用香燥大行，不行其邪，而反行其气也，不若直与二陈汤，大加炒黑干姜、香附、厚朴、白术等味治之，无不应手痊可。抑且存中之剂，温热并行，则寒自散，而利自止也。

【治法主意】霍乱不吐，死在须臾，吐利脉脱，温补自可。

【霍乱主方】

二陈汤见中风

建中汤见伤寒

除湿汤　治寒湿所伤，身体重着，腰脚酸疼，大便溏泄，小便或涩或利。

半夏曲炒　苍术米泔制，各二钱　藿香叶　陈皮去白　白茯苓去皮，各一钱　甘草炙，七分　白术生用，一钱

水一大盏、姜七片、枣一枚，煎七分，食前温服。

石膏建中汤　治霍乱表虚自汗，风暑合病。

芍药　官桂　石膏　甘草

水二钟、生姜五片、枣二枚，煎一钟，食前服。

黄连香茹饮见中暑

四苓散

茯苓去皮　猪苓去皮　白术　泽泻

各等分，为细末，每服二钱，空心白汤调下。

益元散　治霍乱身热烦渴，小便不利，此药能燥湿，分利水道，实六腑，化热毒，行积滞，逐凝血，补胃降火之要药也。

活石六两　甘草一两

上为末，灯心汤或井凉水调服。

桂苓白术散 治冒暑饮食所伤，传受湿热内盛，霍乱吐泻，转筋急痛，满腹痛闷。

桂枝 人参 白术 白茯苓各五分 泽泻 甘草 石膏 寒水石各一钱 滑石一钱五分

一方有木香、藿香、葛根各五分。为细末，每服三钱，白汤调下，或新汲水姜汤下亦可。

卷之二

气

《内经》曰：人以气为本，一息不运则机缄穷，一毫不续则穷壤判。阴阳之所以升降者，气也；血脉之所以流行者，气也；腑脏之所以相生相养者，亦气也。盛则盈，衰则虚，顺则平，逆则病，此气之所以为然也。是则气也者，人之根本也；然而气也者，又人身疾病之所由也。子和云：诸痛皆生于气，诸病皆因于气。诚哉斯言也。丹溪曰：是气也，导引血脉，升降三焦，周流四体而为生生之元。若血液稽留，则为积、为聚、为肿、为毒、为疮疡脓溃。若郁于腑脏，溢于经络，胶于咽膈，则为呕、为嗽、为关、为格、为胀满、为淋沥癃闭疼痛。［批］气滞则痰生，气郁则火结，所以有此等之病态。但《局方》治气率用香热辛燥之药，不分乎寒热表里虚实，真大失乎轩岐先师之旨矣，吾今专为发之。《本经》曰：寒则当温，热则当清，虚则当补，实则当泻，在表者当发散，在里者当分利。此治病之法，而要皆即治气之法也。即谓气病当动作之初，非辛温之剂不可散，然要知又非苦寒之剂不可平，必辛温之中，济以苦寒之味，而后用当而治效。如喜动心火也，气也，黄连、犀角主焉；怒动肝火也，气也，黄连、青皮主焉；悲动肺火也，气也，黄芩、山栀主焉；恐动肾火也，气也，黄柏、知母主焉；思动脾火也，气也，黄连、山药主焉；惊动胆火也，气也，黄连、胆星主焉；食动胃火也，气也，黄连、山楂主焉；又如秘结而动大肠之火也，亦气也，黄连、枳实主焉；溺涩而动小肠之火也，亦气也，山栀、木通主焉。凡此者，皆治气病之因于火者，然若气病之不因于火者，又岂可少补泻温清表利之调剂也哉？是以欲破滞气须用枳壳焉，欲开郁气须用陈皮焉，欲行痞满气须用枳实焉，欲解腹胀气须用青皮焉。又考三棱、蓬术能破结气者焉，香附、乌药能行血气者焉，木香、砂仁能和中气者焉，苍术、厚朴能理脾气者焉，肉桂、茴香能温肾气者焉，杏仁、桑皮能泻肺气者焉，生地、门冬能养心气者焉，白术、茯苓能健胃气者焉，紫苏、麻黄能散表气者焉，干姜、吴萸能温中气者焉，人参、黄芪能补虚气者焉，芒硝、大黄能通结气者焉，此治气之神药也。而一以二陈为主，各审其宜，加减用之，则治之自无不应手而验者也。又俗云气无补法，以其痞满壅塞，似难于补。不思正气虚而不能运行，邪气着而不能外出，于斯时也，其何以乎？经云：气虚不补，何由而行，是气虚之人，必用参、芪以补之者也。若用参、芪而不去病，气反急满不顺，此乃邪经正位，必死之兆也。脉经曰：下手脉沉，便知是气，沉极则伏，涩弱难治，其或沉滑，气兼痰饮，沉紧痛盛，痛极又伏，濡细则湿，湿伏又见，读者味之。

【愚按】《内经》曰：根于内者，命曰神机；根于外者，命曰气立。盖机无神不动，立无气不生，气也者，天地万物之所由共也。如善养者，自脏腑和，荣卫行，一身可无疾病之忧，非惟无病，且可延生。若戕贼者，脏腑不和，荣卫不行，一身必有疾病之患，非惟多痰，亦且损寿。

【治法主意】气莫贵于善养，郁莫贵于善开。

【气主方】

二陈汤见中风　加减详本证。

血

经曰：呕吐咯衄，气脉虚洪，火载血上，错经妄行，溺血便血，病同所因。又曰：心主血，肝藏血，脾裹血。脾无所裹，则肝无所藏，心无所主也。又曰：目得血而能视，足得血而能步，掌得血而能握，指得血而能摄，此脾有所裹，肝有所藏，心有所主也。又曰：心主血，肝纳血；肺主气，肾生气。夫人身之血气，精神之所依附者，并行不悖，循环无端，庶成生生不息之运用也。苟或暴喜伤心，则气缓而心不主血，故肝无所受；暴怒伤肝，则气逆而肝不纳血，故血无所依。又有房劳太过，郁怒相加，以致阴火沸腾，而血从火起，错经妄行。是以从肺而溢于鼻者为衄血，从胃而逆于口者为呕血，从肾而出于唾者为咯血，从嗽而来于肺者为欬血。又谓痰涎血出于脾，暴怒血出于肝，呕吐血出于胃，房劳血出于肾，忧思血出于心，劳力血出于三焦，悲喜血出于心包络，淋沥血出于小肠，溺带血出于膀胱，肠风痔漏血出于大肠。若谓留结于肠胃之间而成积者为血痢，留积于胞络之中而成块者为血瘕，留积于经络之中而不行者为瘀血，留滞于肌肉之间而作痛者为肿毒，此皆血之为病也。丹溪曰：血从下流者为顺，则易治；血从上溢者为逆，则难治。子和云：口鼻出血，是皆阳盛阴虚，盖因有升而无降也。东垣曰：血从气上，越出上窍，法当补阴以抑阳，使其气降则血归于经也。大抵用治之法，俱宜四物为主，当去川芎、熟地，［批］川芎上升故去之。用生地、玄参、天花粉、童便为要，然后佐以各经泻火之药，如因于心火者加黄连，因于肺火者加山栀，因于肾火者加知母，因于脾火者加黄连、甘草，因于肝火者加黄连、羚羊角，因于小肠火者加木通、山栀，因于大肠火者加条芩、枳壳，此治诸血奔逆之大法也。大率血之妄行，不可正治，一于寒冷之药，血虽稍止，有伤胃气，非惟治血不下，抑且郁遏火邪而不出，致使谵妄、发狂，反为送死之道。故丹溪曰：吐血久而不愈者，乃服凉药过多也，当用温补，健理脾胃，使脾和而能裹血，则症自可也，用四物汤去川芎加人参、白术、炒黑干姜之剂。戴氏亦云：凡血久不愈者，因病久而体弱，宜用温剂。是知温剂乃养血之根本也。［批］久则宜温。

【愚按】血者，依附气之所行也，气行则血行，气止则血止。周于身循环而无端者，气也；呼吸间往来相统相承者，血也。气与血附之而不移，阴与阳合之而既济。否则，气离其血，则气出而不返，有为大脱之症；血离其气，则血瘀积而不流，有为痈疽溃烂之症。此吾人橐龠之间，贵得阴阳之升降，已成气血之流行也。设若阴不升而阳不降，因以致血，或溢于上，或散于下。遇此病者，总当于气而平之，盖血为气之子，气不妄动，则血自归于经也；次于血而和之，盖气味血之母，血不妄行，自附气而因流无滞也。［批］血虚者亦宜补气。治血之法，不外于此。

【治法主意】血由气所依，气由血所附，治血之症，必先治气。

【血主方】

四物汤见中风　加减药详本症。

【附效方】

苏子降气汤　虚阳上攻，气不升降，痰涎壅盛，并吐血。

苏子炒，研　半夏汤泡，各二钱半　前胡去芦　甘草炙　厚朴姜制　陈皮去白，各一钱　当归去芦，一钱半　沉香七分水二钟、生姜三片，煎一钟服。虚寒者加桂五分、黄芪一钱。

养正丹 治上盛下虚，气不升降，元阳亏损，气短身羸，及妇人血海久冷。

水银 黑锡去滓净秤，与水银结砂子 硫黄研 朱砂研细，各一两

上用黑盏①一双，火上镕黑铅②成汁，次下水银，以柳条搅，次朱砂搅令不见星子，放下少时，方入硫黄末，急搅成汁，和匀。如有焰，以醋洒之，候冷取出，研细，煮糯米糊丸，绿豆大，每服三十丸，盐汤、枣汤任下。

人参饮子 治脾胃虚弱，气促气虚，精神短少，衄血吐血。

人参去芦，二钱 五味子二十粒 黄芪去芦 麦门冬去心白芍药 当归身各一钱半 甘草炙，一钱

上作一服，水二钟，煎八分，食远服。

团参丸 治吐血咳嗽，服凉药不得者。

人参 黄芪 飞罗面③各一两 百合五钱

上为细末，滴水和丸如桐子大，每服三五十丸，用茅根汤下，食远服。

百花膏 治咳嗽血。

款冬花 百合蒸焙，各等分

上为末，蜜丸如龙眼大，每服一丸，临卧嚼姜汤下。

五味子黄芪散 治因嗽咯血成劳，眼睛疼，四肢困倦，脚

---

① 黑盏：建窑烧制的一种瓷器，胎体厚实坚致，色呈浅黑或紫黑。

② 铅：《太平惠民和剂局方》卷五“养正丹”条下作“锡”，当是。

③ 飞罗面：一说为新麦下场磨面，一般磨两遍，而飞罗面要磨六遍，微风过处，面粉如尘飞白雪；另一说为用罗筛面，摇动面罗时飞到罗外边的面。不论哪种说法，飞罗面均指细白上好的面粉。

膝无力。

黄芪　麦门冬　熟地黄　桔梗各半两　甘草二钱半　白芍药　五味子各二钱　人参三钱

上为粗末，每服四钱，水一钟半，煎七分，日三服。

劫劳散　治肺痿痰嗽，痰中有红线，盗汗发热，热过即冷，饮食减少。

白芍药六两　黄芪　甘草　人参　当归　半夏　白茯苓　熟地黄　五味子　阿胶炒，各二两

每服三钱，水一钟半、生姜二片、枣三枚，煎九分，无时温服，日三。

噙化丸　治咳嗽血。

香附童便浸　北杏仁童便浸，去皮尖，炒　山栀仁炒　青黛　海粉　瓜蒌仁　诃子肉　马兜铃

上为细末，入白硼砂少许，炼蜜，少加姜汁为丸，每噙化一丸，白汤下。

白及枇杷丸　治咯血。

白及一两　枇杷叶去毛，蜜炙　藕节各五钱

上为细末，另以阿胶五钱剉如豆大，蛤粉炒成珠，生地黄自然汁调之，火上顿化，入前件为丸，如龙眼大，每服一丸，噙化。

白及莲须散

白及一两　莲花须金色者佳　侧柏叶　沙参各五钱

上为细末，入藕节汁、地黄汁，磨京墨令黑，调药二钱，如稀糊，啜服。

燥

《内经》曰：诸燥枯涸，干劲皴揭，皆属于燥[①]。乃阳明大肠、太阴肺之症也。夫金为水源，而受燥热，竭绝于上，则津液不能荣养百脉。或患大病后，多服克伐之药，或汗下重亡津液，或因养生误服金石之剂，或恣用酒面炽焞[②]，偏助火邪，致使真阴有损，血液耗散，在外则皮肤皴揭，在内则肠胃干涸，在上则口燥咽干、烦渴不已，在下则闭结不便、腹中作胀，故脉见洪数结代。［批］《治法汇》[③]注：燥脉涩而紧，或浮而弦，或细而涩，或芤而虚大，都因血虚有火，变为燥病。《易》曰：燥，万物莫熯乎，火是也。治法宜壮水之主以制阳光，则金无所克，而得其肃清之令；养脾之精，以滋肺液，则金有所资，而起其生化之源。惟以养血、滋阴、清热、润燥施治，斯获全功矣。况七情所起，火自内生，不急探本，内而消渴，外而疽痈，从此伏矣。故古人定有生津甘露饮、生血润燥饮、通幽汤、润肠丸、当归润燥丸，皆治燥之良方也。若其气之实者，即与以承气通泄亦可，而年高之人，惟宜与以当归、地黄、桃仁、黄芩之剂也。

【愚按】燥之一症，有口舌干燥而亡津液者，此内热之甚，水不能胜火也，宜当清热降火，如知母、门冬之属。有皮肤痛痒而干燥者，此因血虚生风，血不能胜气也，宜当凉血润燥，如生地、连翘之属。有大肠干燥而不行者，此金因热胜，粪由

---

① 诸燥枯涸……皆属于燥：此论出刘完素《素问玄机原病式》，非《内经》原文。文中“皴”本作“皴”。

② 焞（bó 伯）：也作“爆”，煎炒或烤干食物。

③ 治法汇：系《医学六要》之一，明代张三锡著。

燥结，宜当清热润燥，如大黄、麻仁之属。有肌肉干燥而形脱者，此则内热消烁，气血耗散，宜以清热养血，如归、芍、芩、连之属。又或气虚而致燥者，宜当补气生津，如人参、五味、麦冬之属。血虚而致燥者，当以养血滋阴，如生地、归、芍之属。又有汗下亡津液而致燥者，亦宜生脉散之属。产后去血过多而致燥者，宜四物汤之属。设或风胜而致燥者，宜以降火凉血，如连翘、生地之属。火盛而致燥者，宜以降火清热，如芩、连、山栀之属。有痰盛而致燥者，宜降火清痰，如芩、栀、杏仁、瓜蒌仁之属。［批］丹溪曰：皮肤皲揭折裂，或血出大肠，或肌肤燥痒，皆火烁肺金，燥之甚也，宜四物汤去川芎加麦冬、人参、天花粉、黄柏、五味子之类治之。此即下诸属用治之意也。诚能因其所动而治其所发，又何患气液之不宣通，元本之不和畅，内神外色之不润泽也哉？

【治法主意】治燥不可太寒，开结不可太峻。燥必润之，随下而行；结欲开之，随气而顺。

【燥主方】

生津甘露饮

升麻　防风　甘草　防己　生地　归身　柴胡　羌活　炙甘草　黄芪　知母　黄芩　石膏　龙胆草　黄柏　红花　桃仁　杏仁

水煎，加酒一小钟，稍热服。

生血润燥饮

当归　生地　熟地　黄芪　麦冬　天冬　五味　片芩　瓜蒌　桃仁　红花　升麻

水煎服。如大便燥结，加麻仁、郁李仁。

通幽汤　治大便燥结，治在幽门，以辛润之。

炙甘草　红花各二分　生地黄　熟地黄各五分　当归　升麻　桃仁各一钱

水煎服。

润肠丸　此药通其大便则气得以下行也，此方原主治脾胃中伏火，大便秘涩，或干燥不通。

桃仁　麻仁去壳，各一两　当归梢①　大黄　羌活各五钱

蜜炼为丸，如梧桐子大，多寡临症斟酌服之。

当归润燥丸　治干燥，小便多，大便秘。

细辛　炙甘草　熟地　柴胡　黄柏　知母　石膏　桃仁　归身　麻仁　防风　荆芥穗　升麻　红花　杏仁　小椒

蜜炼为丸，如桐子大。

承气汤见中风

生脉散　生津止渴，夏月摄生者不可少。

人参　麦冬各一钱　五味子九粒

水煎服。孙真人曰：夏月必服五味子以补五脏之气。东垣曰：夏月服生脉散加黄芪、甘草，令人多气力。

四物汤见中风

火

丹溪曰：人禀五行，各一其性，惟火有二，名分君相。盖火内阴而外阳，主乎动，故凡动皆属火。其名君者，为以名而言，形质相生，配于五行，故谓之君；其名相者，为以位而言，生于虚无，守位禀命，因动而见，故谓之相。然而肾肝之阴，悉其相火。故东垣曰：相火，元气之贼，火与元气不两相立。

① 梢：原作"稍"，据文义改。

相火一起，五性厥阳之火，相扇妄动。火起于妄，变化莫测，煎熬真阴，阴虚则病，阴绝则死。是以君火之气，经以暑与热言之；惟相火之气，经以火言之。盖表其悍暴酷烈，有甚于君火也。［批］天主生物，故恒于动。人有此生，亦恒于动。其所以恒于动者，皆相火之为也。见于天者，出于龙雷则木之气，出于海则水之气也，具于人者寄于肝肾二部，肝属木而肾属水也。又经曰：相火无君火不动，必须静养其心，心以静摄，火从何生？故前贤有曰：必使道心常为一身之主，而人心每听命焉，此善处乎火者也。［批］养生至论，不意发露于此。夫使人心听命于道心，则五火寂然不动，则相火反以裨补造化而为生生不息之运用，又何贼之有？虽然人何能静，一有所动，火即随之。是火证之脉，不可不知者也。故见于脉而浮短数者为虚火，见于脉而洪实大者为实火，洪大见于左寸者为心火，洪大见于右寸者为肺火，洪大见于左关者为肝火，洪大见于右关者为脾火，洪大见于两尺者为肾经、命门、三焦、膀胱之火。盖气有余即是火，火不可见，即于脉之洪大而见之也。又见阴火也，则于脐下起；肺火也，则于膈上起；胃火也，则于膈下起；湿火也，则于足上起；至阴之火也，则于涌泉起。若夫治疗之法，如火在肌表者为清之，火在筋骨间者为拔之，火在脏腑内者为泻之。又曰：君火从其心，相火从其肾，虚者从其补，实者从其泻，阴者亦从补，阳者亦从泻。不可治以一味苦寒之药，致使元本不足，俾火愈甚，而谵妄作。故脉经曰：阴虚火动亦发热，勿骤凉。治虚热勿以寒凉药为用，轻可降散，实则可泻，重则难疗，从治可施。

【愚按】君火者，心火也，可以湿伏，可以直折，惟黄连之属，可以制之。相火者，龙火也，不可以水湿折之，当伏从其性，惟黄柏之属可以降之。［批］其名龙火者，如龙性恶寒而喜暖，恶阴而喜阳也。故龙性之现藏全就阳气之升降，故欲引相火归元，有用桂附之法也。又黄芩泻肺火，芍药泻脾火，石膏泻胃火，柴胡泻肝火，胆草泻胆火，木通泻小肠火，大黄泻大肠火，玄参泻三焦火，山栀泻膀胱火，此皆苦寒之味，能泻诸经有余之火者也。若饮食劳倦，内伤元气，火不两立，为阳虚之病，以甘温之剂除之，如参、芪、甘草之属。［批］人间之火可以湿伏，可以水灭；龙雷之火，逢湿则焰，遇水益燔。太阳一照，火即寻灭，桂附制相火是也。若阴微阳强，相火炽盛，乘于阴位，为血虚之病，以甘寒之剂除之，如当归、地黄之属。若心火亢极，郁热内实，为阳弦[①]之病，以酸冷之剂折之，如大黄、芒硝之属。若真水受伤，真阴失守，无根之火妄动，为阴虚之病，以壮水之剂制之，如地黄、玄参之属。若右肾命门衰，为阳脱之病，以温热之剂济之，如附子、干姜之属。［批］此所谓益火之原以消阴翳、壮水之主以制阳光耳。若胃虚过食冷物，抑遏阳气于脾胃，为火郁之症，以升散之剂发之，如升麻、干葛、柴胡、防风之属。此治火之良法也，在医者审其虚实，施其补泻，量而度之，自无不去之沉疴也矣。

【治法主意】阳火从其泻，阴火从其补，实火从其泻，虚火从其补。

【火症主方】

补阴丸　治人精血既亏，相火必旺，其阴不补，则劳瘵、咳嗽、咯血、吐血等症作矣。此丸专补左尺肾水，水升则火降，水火相平，诸症不起。

---

① 弦：明本作“强”，义胜。

黄柏去皮，酒拌炒褐色　知母去皮毛，酒拌炒，忌铁　败龟板酥炙透，各三分　锁阳酥炙干　枸杞子各二两　熟地酒拌蒸，忌铁，五两　五味子一两　白芍酒炒　天门冬去心　干姜炒紫色，三钱，寒月加五钱

上为末，炼蜜及猪脊髓三条，和药杵匀，丸如桐子大。每服八、九十丸，空心淡盐汤下。寒月可用温酒下。

梦遗精滑加：牡蛎童便煅　白术各一两　山茱萸肉　椿根白皮炒，各七钱

赤白浊加：白术　白茯各半两　山栀仁　黄连炒，各五钱

脚软弱无力加：牛膝酒洗，三两　虎胫骨酥炙透，一两　防己酒洗　木瓜各五钱

疝气加：苍术盐水炒，两半　黄连姜汁炒　山栀炒，各六钱　川芎一两　吴茱萸炒　青皮去穰，各五钱

脾气虚弱，畏寒易泄者加：白术三两　陈皮一两　干姜炒，七钱

如气虚之人加：人参　黄芪蜜炙，各二两

若左尺既虚、右尺亦微，命门火衰，阳事不举，加：黑附子童便浸泡，去皮　肉桂去皮，各七钱　沉香五钱

六味地黄丸　治肾经阴精不足，阳无所化，虚火妄动者。服此使阴旺则阳化。

干山药　山茱萸各四两　泽泻　牡丹皮　白茯苓各三两熟地黄八两

上为末，炼蜜丸桐子，每服七、八十丸，空心白汤下。

八味地黄丸　治肾经阳气燥热，阴无所生，虚火内动者。服此使阳旺则阴生。

即六味丸加附子炮　肉桂各一两

丸服同前。

痰

痰者，人身之痰饮也。[批] 稠浊者为痰，清稀者为饮。人之气道，清顺则痰不生，窒塞则痰壅盛。或因风寒暑湿之外感，或因七情饮食之内伤，以致气逆液浊，则痰症成焉。[批] 经曰：太阴在泉，湿淫所胜，民病饮积。又曰：岁土太过，雨湿流行，甚则饮发，皆因土郁之发，太阴之复也。是以聚于肺者，则名气痰，其痰喘嗽上出；留于胃者，则名食痰，其痰积利下行；在肝经者，名为风痰，其痰青而多泡；在心经者，名为热痰，其痰坚而成块；在肾经者，名为寒痰，其痰黑点而多稀。若夫痰滞于经络，则为肿为毒；痰存于四肢，则麻痹不仁；痰迷于心窍，则谵语恍惚、惊悸健忘；痰壅于中膈，则为痞、为满、关格、喉闭、胁痛、乳痈。乃其所因，则又不可不知。盖痰因于风，则眩晕动摇；痰因于火，则吐呕酸苦；痰因于湿，则肢节重痛不能转移；痰因于寒，则吞酸恶心，呕逆涎沫；痰因于情郁感动，则劳瘵生虫，肌肤羸瘦；痰因于饮食内伤，则中气迷闷，腹中不利，见食恶食，不食不饥。此皆痰之见于内而证于外者也。治疗之法，总宜豁痰为要，清气主之。盖气顺则痰清，痰行则病去。何也？气升痰亦升，气降痰亦降，气行痰亦行也。如专治其痰而不善理其气，则气滞痰愈生矣。又有或为寒热，或为肿痛，或为狂越，或胸中辘辘有声，或为背膊绑紧冰冷，或为咽嗌不利，咯之不出，咽之不下，状如粉絮梅核，亦皆痰之所致也。医者必先揣其得病之由，后可施其调治之理。盖痰有新久轻重之分，形色臭味之辨。新而轻者，形色青白，痰薄而稀，滋味亦淡；久而重者，黄浊稠黏，如膏糊凝结，欬之难出，渐成恶味，酸腥咸苦，气臊臭秽，甚至带血而出。昔人曰痰因火动，又因滞坚，其谓是欤？夫痰因火动，则宜治火为急；痰由滞坚，则宜行滞为先。即曰热痰在知清之，湿痰在知燥之，风痰在知散之，气痰在知顺之，寒痰在知温之，郁痰在知开之，顽痰在知软之，食痰在知消之，在上者在知吐之，在中者在知下之，在下者在知提之。然总不外痰生于脾胃者，宜实脾以行湿；痰生于肺肝者，宜开郁以行气而已。[批]脾为生痰之源，若治痰不理脾胃，非其治也。何也？脾土虚湿，故食饮在胃，清者难升，浊者难降，留滞中膈，淤而成痰。如脾复健运之常，则痰又何不化之有？而药则惟以二陈为主，审其病而随症加减焉。若其脾气虚者，又宜固其元气，而兼运其痰。近世世俗，恶半夏之燥，喜贝母之润，一遇有痰，便以贝母投之。若是脾疾，则土气益伤，饮食顿减，其何生焉？此非知医者也。盖贝母施于肺金则可，以肺金喜润而脾土喜燥也。即使治肺亦勿过于凉润，以其能伤中州，必稍用脾药，以生肺金方为善治者耳。

【愚按】痰之为症多端，痰之用治不一，考治痰之药，在丹溪则惟以二陈为主。盖二陈者，健脾理气之药也，气清则痰亦清，脾健则痰亦运，健运有常，而生化之机得矣。故痰为生病之物，而亦人身之不可无。凡人之肥厚者痰也，机关通利者痰也，气血百脉流行而升降者亦痰也。行则为液，聚则为痰；流则为津，止则为涎；顺于气则安，逆于气则殃。运化调治，当知其源而药之，热寒当知其性，其性重轻载之药经，药经云何？曰：南星治痰，因风痰之可治也；贝母治痰，因虚痰之可行也；胆星治痰，因惊痰之可去也；玄明粉治痰，因实痰之可下也；瓜蒌仁治痰，因老痰之可润也；天花粉治痰，因热痰之可清也；黄连治痰，因火痰之可施也；石膏治痰，因有余之火痰可通也。又曰：黄连降火而清痰，山栀开郁而行痰，前胡通表而解痰，杏仁清肺而利痰，桑皮泻肺而除痰，厚朴宽中而散痰，陈皮行气而理痰，白术健脾而运痰，竹沥清热而坠痰，白芥子引气而开痰，莱菔子破气而降痰，瓜蒂行积而吐痰，常山开结而导痰，枳壳下气而清痰，苏子降气而下痰，苍术去湿而化痰，山楂导气而消痰。此治诸痰之妙药也，诚于临症再能辨脉之虚实、病之新久、症之寒热、药之补泻，则病未有不除者矣。

【治法主意】治痰以清气为先，气顺则痰清，气降则痰下。久病必须理脾，清气兼须降火。

【痰主方】

二陈汤见中风　加减药详本证。

痰　火

尝谓人受天地之气以生，天之阳气为气，地之阴气为血，故气常有余，血常不足。何以言之？天地为万物父母，天为阳而运于地之外，地为阴而居于天之中，是地非天之大气无以举之也。日属阳也而常实，不借月之形以为运；月属阴也而易缺，必禀日之光以为明。［批］阳常有余，阴常不足，所以三十之外，补阴之药一日不可缺也。故人身之阴气其消长每视月之盈亏也，且人之生也，无不下地而有声。声，气也。若其精血，则男子必待十六而后精通，女子必待十四而后经行。是有形后犹待乳哺水谷以养，而阴气方可与阳为配，以能成人。古之为人父母者，定三十、二十而后娶嫁，可见阴气之难于成。而古人之善于摄养也，今人弱冠蚤①婚，不知节欲，故当其壮年便有痰火之病，未逾半百已有老态，仰事俯育，一切隳坏，虽气运之寖

① 蚤：早。

薄，而亦生人之自取耳。然而痰火之成患，固曰多端，［批］凡人十病，由痰火者，内有七八。故立论立方，不可不详；言正言变，不得不备。要其治法，不外攻、补、缓、急、留、除六者而已，而其先首重审候。盖水不足则火胜，火胜则气伤，气伤则不能运化水谷而停湿，湿生痰，痰生热，以致形瘦，口干舌苦，二便秘涩，或遗精，或不禁，或淋，甚者为喘、为哮、恶心、膈噎、痉痫、癫狂、邪祟、怔忡、喉痹、上中下三消等病。治者须要细辨病因，方可投药。其药南星、半夏以燥之也，［批］南星、半夏，其性太燥，岂宜用乎？亦言其痰火，病中此二者可为燥之之药耳。橘红、枳壳以散之也，茯苓、猪、泽以渗之也，芩、连、栀子以降之也，连翘、桔梗、香附以开行之也，芒硝、青黛以软解之也，贝母、知母、天冬、麦冬以润之也，归、芍、地黄以滋益之也，竹沥、姜汁以导引之也。其中分别内伤不得用燥药，外因不得用滞润药。又要分新旧虚实，实而新者为病浅，若虚而老者，稠黏于胸臆之间，依附盘薄于肠胃之处，须要平和缓治，不可太猛。盖人身受病，未有不由饮食房欲及起居不节，日积月累，渐受伤者也。若骤用攻击太过，病未即除，而脏腑先受其害，后虽遇和扁①，难责效矣。故初宜治标，顺气为先，分导次之，气升即属火，顺气在于降火。又中气虚者，宜固中气以运痰。若胃气有虚，则痰必愈盛。次则治本，夫水亏则火盛，火盛则痰起，故端本之要，全在肾水，须宜补肾，逐去邪水。今人但知利气降火，不知本原不固，徒治其标，纵深暂安，愈后复发。然而痰火难愈之脉又不可不辨也。凡脉滑疾带洪且数者，为实症，易治者也。若沉涩大小不匀，为虚症，

① 和扁：指春秋战国时期的名医“医和”和“扁鹊”，后泛指医术高明者。

此难愈者也。

六法之中，何名攻法？以人之初病痰火者，皆由外因四气，内因七情而作，在上焦则眩晕喘咳，在中焦则胁肋胀疼，在下焦则遗精便赤。治上必用栀、芩、瓜蒌、贝母、甘桔、橘红等药，治中必用枳实、黄连、连翘、香附、花粉、苍、苓、白术、星、半之类，治下必用黄柏、猪苓、泽泻、硝、黄、木通、防己、青皮、海石、牵牛、山楂之属，峻以治之，轻则五七剂，重则一二十剂。治上食后服，治中半空心服，治下空心服。药力一到，病患即解。盖人之初病，气血尚实，虽峻攻猛治，不伤元气。若药力缓慢，病邪传流，难为力矣。

何名补法？凡人气体虚弱，偶患痰火，其症虽实，其本则弱，若概行泻火攻痰利药，则正气虚而不运，邪气着而不出矣。故先贤有曰：气虚不补，邪何由行。但补药须要识得监制之法，[批] 监制之法要紧。如气虚合用参、术必监以青、陈皮，血虚合用芎、归必佐以香附、砂仁，痰盛则贝母、瓜蒌、海粉、枳、桔、竹沥、姜汁、白芥子、赤白苓、陈皮，甚则姜、桂以温之，火盛则花粉、天麦冬、炒栀子、干葛、木通、生地、赤芍、竹茹、灯心之类。又有冷痰上溢，昏晕气喘者，必救本壮水，肾气丸加桂、附。有脾气虚弱不能运化者，必补中燥湿，用六君子加竹沥、姜汁。[批] 有本体原弱，偶有时而旺，一用克伐，而弱体即现矣。故克伐中兼补才妥。如痰喘声高，脉散油汗，身如冰者，此真气惫，又非补可施可救者矣。

何名缓法？痰火缠身，为病日久，病不在表而在里，或流入经络，或误药杂乱，非卒然可除其根，必也缓以治之，投以轻剂，需以日月。合用参、连、栀子以降火，必熟炒炙；合用枳实、陈、半、瓜蒌、星、苏、贝母、海粉、芒硝以消痰，必精制后用。今日轻剂，明日稍重；今日投药，明日暂止。渐以与之，庶病者不苦于吞纳，而痰势亦可渐解，特节戒，不可不谨耳。

何名急法？病者一旦火起痰壅，变生不测，或口眼蠕动，或咽喉干燥，或失志颠狂，或呕吐绿水黑汁，或肠痈便血无度，此等病作，必也急以治之。在上则行吐法，用皂角末五分，半夏末三分，白矾末三分，共一剂，姜汁调服，探吐后服加减导痰汤，星、半、苓、陈、瓜蒌、枳、甘、桔、栀、芩等剂。在中必用芩、连、瓜蒌、贝母、枳实、陈、半、苏子、玄明粉、木香、杏仁、竹沥、姜汁，甚则大黄、石膏。在下则用芒硝、黄柏、防己、牵牛、橘子、滑石、青皮、赤芍、槟榔，甚则桃仁承气利药，一投不解，再投必降。譬之兵家，贼锋炽盛，必杀戮尽种而后平定，且于正气亦无伤也。

何名除法？人多忽略。方其痰火汹涌，则求药如不及，俟病势稍退，遂厌药不服。不知痰闭火伏，变生诸症，为患莫大。故治者须要悉心体察，见微思著。如见燥实痞满者，必用硝、黄以除之；如见中虚下陷者，必用参、芪、升、柴以提之；如见胃火痰盛者，必用知母、石膏以降之；如见阴虚火盛者，必用知母、黄柏以滋之；如见脾虚不运者，必用术、苓以补之；如见下焦闭塞者，必用木通、大黄以利之。伐之又伐，根株不留，庶乎萌孽不复也。

何名留法？世之病痰火者，往往气血不足之人，而壮实者未之有也，故治者不可太过。古云祛邪如追寇盗，歼魁而恕胁从，正若待小人正已而无过察也。如见痰上涌可吐矣，而虑中虚，不可尽吐；如见火上炎可降矣，而虑伤脾，不可尽降；如见血可清矣，而虑伤荣，不可过清；见湿可渗矣，而虑及亡津，不可过利。如用黄柏、知母以滋阴是也，但滋降过则损真阳之气，中阳反虚；如用黄连、枳实以消心下痞是也，但驱除过则心气损，而虚胀反甚；如用枳、梗以宽胸是也，但疏泄过则损至高之气，而反下陷矣。

此六法者，不可不知。是在高明之士，临症酌中而善用之耳，此传心之妙诀也。

【愚再按】世人之病痰火者，始为实痰火，中为虚痰火，末为劳伤痰火。其原则一，其治不同。实症、虚症，前论已明，惟有劳伤最宜斟酌。盖少年痰火，因为人引，破阳太早，根本受伤，致元气虚惫，或遗精盗汗，神疲力怯，饮食少进，五心烦热。此只宜调养肾气，切忌太补，亦忌太泻。盖虽受伤太早，而阴气方生而未足，如木方向荣，外似憔悴，内实茂发，只要断酒色一年，兼以茹淡，初服肾气丸，后服参苓白术丸，无弗愈者。中年三十前后患痰火者，或得之房劳，或加之煎炒，或兼治思虑，又劳役之过，以致真阴亏损，相火随旺，火旺则阴愈烁，为喘为嗽，为痰为热，为吐衄，为手足心热，小便赤，四肢倦怠，脉来数大，或虚细弦急，甚则涩疾，此则必用滋阴降火汤加减。但脉来大数而软者加入参、苓；脉来弦急有力者加入柴、苓；脉来涩疾而短者禁用川芎、白术，但用知、柏、生地、归、芍、贝、桔、麦冬、石莲等药治之。若至虚损之甚，潮汗咳血，泻遗喉痛，生疮声哑者，不可治矣。晚年一旦酒色所伤者，如止是发热咳嗽，吐痰喘急者，清肺饮、参、归、芍、地、苓、麦、五味、陈皮、知、柏、甘草服。盖老年阴阳两虚，兼以受伤，难以行凉，故此不当同少壮一例治也。［批］分少年、中年、老年，病态详悉，正见实、虚、劳伤，治宜分别也。凡司命者，其知所以重轻先后调摄之。

【治法主意】痰火初起可急攻，痰火病久宜缓治。

【附录：痰火变生诸症神效捷方】

治痰火内郁，喘息有音，乍进乍退，乃胃中有实火，膈上有稠痰：宜降火清金，用陈皮四分，半夏六分，白苓八分，甘草四分，南星四分，枳实六分，黄芩八分，黄连六分，瓜蒌八分，杏仁六分，生姜煎服。

治忧惊气郁，呼吸急促，而外无痰声者，乃七情所伤之故：宜分开心胸间之结气，用桔梗八分，陈皮六分，白茯一钱，甘草四分，紫苏四分，腹皮六分，桑皮六分，五味子六粒，白果六个，生姜煎服。

治真阴虚损，火升痰壅，一时上冲，此不可作实治：用当归八分，川芎三分，白芍一钱，熟地一钱，陈皮三分，贝母六分，知母六分，黄柏三分，枳壳六分，白茯八分，甘草四分，白水煎服。

治肾虚已极，气逆上冲，抬肩撷肚，冷痰流出，胸高足冷等症：用人参一钱，五味十粒，麦冬一钱，白术钱半，陈皮三分，干姜四分，杏仁五分，大枣煎服。

治胃口宿有冷痰，时或恶逆，欲食不下：宜温胃行痰，陈皮六分，制半夏八分，白苓一钱，甘草四分，白蔻四分，香附六分，砂仁四分，白水煎服。

治气郁生痰，久留清道，以致食入即返：以和中安胃为主，用人参一钱，干姜八分，陈皮六分，木香六分，炙草六分，枣子煎服。

治痰火炽盛，遍身战掉，此火能燥物，而使气液不足之故：用当归八分，川芎六分，生地一钱，白芍一钱，黄芩八分，黄连六分，知母六分，竹沥三、姜汁一、童便二服。或痰盛加陈皮、贝母。

治痰结中焦，食不消化，嗳逆不止：陈皮八分，海粉钱半，枳实八分，白术八分，香附一钱，半夏八分，生姜煎服。

治痰火闭心恍惚，不时跳跃，如见鬼状：以清心为主，朱砂安神丸最好，次服滋阴宁神之剂。用当归八分，川芎六分，白芍八分，熟地一钱，人参六分，茯神一钱，白术六分，远志四分，枣仁六分，甘草四分，黄连四分，南星四分，龙眼肉煎服。

治昏忘因惊而得，则神出舍空而痰生：以行痰为主，治用天麻八分，郁金六分，南星八分，川芎八分，远志八分，黄连六分，花粉四分，甘草三分，生姜煎服。

治心火独盛，阳气有余，痰逆上冲：以降火为主，兼行痰，药用黄连一钱，黄芩钱半，大黄八分，石膏八分，枳实八分，竹茹四分，陈皮三分，白水煎服。

治劳役太过，致心虚跳动，以益气安神为主，治痰火药少用。用白术一钱，黄芪钱半，茯神八分，枣仁八分，人参六分，木香一钱，当归八分，甘草四分，龙眼肉煎服。

治相火燥肺，舌上赤裂，大渴引饮，谓之高消：治痰火药少用，用莲须一钱，花粉八分，黄芩六分，乌梅四分，赤苓八分，生地一钱，黄柏三分，桔梗六分，甘草四分，灯心煎服。

【再附秘传内伤痰火一十八症主方】［批］以下内伤痰火一十八症。赤茯一钱，橘红四分，贝母钱半，知母七分，黄芩五分，甘草四分。症如周身刺痛，禁用风药，乃血涩不足，加当归八分，桂皮二分。症如精神短少，语言乏力，懒倦嗜卧，加人参一钱，五味十粒。症如咳嗽声多痰少，乃火炎于肺，倍加知母、麦冬一钱，黄芩三分。症如阴虚火动，寒热盗汗，加当、芍、地各八分，黄柏四分。症如干咳无痰，夜分尤甚，乃肾水枯竭，虚火上炎，加桔梗八分，天麦冬各一钱，百部八分。症如咳则引动左胁，小腹疼痛，乃疲极伤肝，加白芍八分，川芎四分，当归八分，青皮四分，柴胡八分，胆草二分。症如劳神伤心，面时带阳，咳嗽有时，加五味子八粒，枣仁一钱，茯神一钱，远志六分，当归一钱，龙眼肉六枚。症如劳倦伤脾，怠倦嗜卧，四肢无力，语言轻低，此乃虚痰火也，加人参一钱，黄芪八分，当归一钱，炙草四分，减黄芩、知母。症如食积面黄，肚胀坚硬，胃口时痛，加山楂八分，麦芽八分，神曲六分，厚朴八分，砂仁三分。症如火来薄金，喉间常有腥气，时咳带红，加生地八分，山栀仁六分，丹皮八分，桔梗六分，薄荷八分。症如久患痰火，动则喘急，或左或右，眠一边不得，乃瘀血碍气，合四物汤再加人参四分，苏木二分，桃仁四分。症如咳引百骸，从脐下逆奔而上者，乃肾气久虚，气不归元，加故纸一钱，五味十粒。症如痰结胸膈，气不舒畅，咯之不上，咽之不下，加瓜蒌一钱，桔梗一钱，花粉八分，枳壳六分，栀子仁六分，海粉八分。症如饮食厚味，煎炒过多，牙龈出血肿痛，口舌糜烂，此乃胃热之甚，加石膏、黄连各八分，滑石一钱，丹皮六分，生地八分。症如忧思郁结，气滞不行，以致心腹饱闷，胸膈胀结，痰盛气粗，加栀子仁一钱，香附一钱，苍术六分，川芎六分，朴硝六分，木香二分，沉香二分。症如脚膝痿软，行步艰难，乃湿火下注，加黄柏、防己各六分，苡仁八分，苍术六分，木通四分，羌活三分。症如痰滞于上，火起于下，头目昏晕，招摇不定，加半夏八分，青陈皮各六分，黄连四分，入竹沥、姜汁、童便服。症如头旋眼黑，言乱肢冷，唾痰稠黏，加白术、半夏各一钱，白芥子、南星各八分，黄柏、泽泻各四分。

凡此痰火变症十三条，痰火内伤十八种，皆经验屡效之秘方。近今世人十病九痰火，而诸病无不生于痰火，故特为详列之以为沉疴者之一助云。

【痰火主方】

肾气丸 即六味地黄丸。方见火症

六君子汤 益气补脾和中。

人参 白术 陈皮 半夏 茯苓各一钱 甘草五分

姜三片，水煎温服。

导痰汤 治痰涎壅盛，胸膈留饮，痞塞不通。

半夏汤洗七次，钱半 天南星炮去皮 枳实去穰，麸炒 赤茯苓去皮 橘红各一钱 甘草炙，五分

水一大盏、姜十片煎，食后温服。

桃仁承气汤 能去污血而推荡邪热。此方原治伤寒外症已解，小腹急，大便黑，小便利，其人如狂，此蓄血之症也。

大黄三钱 桃仁十个 桂心 芒硝各一钱五分 甘草一钱

水煎温服，以血尽为度。

参苓白术丸

人参 茯苓 白扁豆去皮，姜汁拌炒 白术炒 莲肉去心皮 砂仁炒 薏苡仁炒 桔梗炒 山药 甘草炙，各二两

为末，蜜丸如梧子大，每服二三钱，用菖蒲汤下。

滋阴降火汤

熟地 当归 白芍 川芎 远志 陈皮 白术 知母 黄柏

水煎服。

清肺饮 治发热，咳嗽，痰喘。

人参 当归 白芍 熟地 茯苓 麦冬 五味子 陈皮

知母　黄柏　甘草

水煎服。

痰火十三变症捷方　加减药详本症。

朱砂安神丸　治心乱，烦热，怔忡，心神颠倒，兀兀欲吐，胸中气乱而热，有似懊侬之状。

朱砂一钱，研，水飞　黄连酒炒，一钱半　甘草炙，五分　生地黄　当归头各一钱

上为极细末，蒸饼为丸，如黄米大，每服十丸，津下。

又内伤痰火主方　详本症。

内伤痰火十八症　加减方详本症。

四物汤见中风

湿

《内经》曰：诸湿肿满，皆属脾土。又曰：湿胜则濡泄。盖谓地之湿气，感而害人皮肉筋脉，则为痿痹。《原病式》曰：诸痉强直、积饮、痞隔、中满，皆属于湿，有自外得者，有自内得者。东垣曰：因于湿，首如裹。盖首者，诸阳之会，位高气清，为湿气熏蒸而沉重，似有物以蒙之也。腑脏亦然，失而不治，则郁而为热，热伤其气，则气不能舒畅其筋，故大筋緛短而为拘挛。[批] 湿久则成热。湿伤其血，血不养筋，则筋不束骨，故小筋弛张而为痿弱矣。又云：或为黄疸，中气不清而逆害饮食，或为肿满，小水不利而四肢浮肿者焉。大概宜清热利水实脾之剂可也，又当审其方土之宜，从标本而施治。如东南地卑，其气多湿，凡受之病，必从外入，故体重脚气多自下起，治宜汗散，久则疏通渗泄可也；西北地高，其气大燥，其人多食生冷湿面，或饮酒食肉，露卧风霜，寒气拂郁，湿不能越，

以致胸腹疼胀，甚则水鼓痞满，或周身浮肿，按之不起，此皆自内而出者也，当以健脾胃、消肿胀、利小便为要。宜服葶苈木香散、五子五皮饮，审其元气虚实而通利之。用二陈汤加沉香、木香之剂，虚则可散，实则可利，用五皮饮加葶苈、车前之类，全在活法，不可一途而论也。脉经云：或涩，或细，或濡，或缓，是皆中湿，可得而断。

【愚再按】丹溪云：六气之中，湿热为病，十常八九。湿在上焦，宜发汗而解表，此疏泄其湿也；湿在中焦，宜宽中顺气，通畅脾胃，此渗泄其湿也；湿在下焦，宜利小便，不使水逆上行，此开导其湿也。故曰：治湿不利小便，非其治也。［批］治湿不外此三法。吾尝考之，茯苓淡渗而利小便，此行其湿也；泽泻甘咸以利水道，此散其湿也；防风辛温以散脾气，此胜其湿也；车前、滑石以行小水，此导其湿也；山栀、黄连以清邪热，此利其湿也；白术、苡仁以实脾土，此逐其湿也。凡治湿之药，能如此分则湿无不治之症矣。

【治法主意】湿之为症，吐泻、水肿、鼓①胀、脚气、自汗、盗汗、积饮、停痰、阴汗、阴痒、木疝、癞疝，皆属于湿，宜从上下而分利之。湿在上焦，宜从汗泄；湿在中焦，宜行燥湿；湿在下焦，宜利小便。设若湿化为热，当从热治，不可又言其湿也。

【湿主方】

葶苈木香散

葶苈子　茯苓　猪苓　白术　木香　泽泻　木通　甘草　栀　滑石

① 鼓：原作“膨”，据明本改。

原方为末，汤调。不若煎服妙。

五子五皮饮 五子能定喘急，五皮能消皮肤水肿。

紫苏子 萝卜子 葶苈子 香附子 车前子 陈皮 茯苓皮 大腹皮 桑白皮 姜皮

二陈汤见中风 加减药详本症。

五皮饮

大腹皮 桑白皮 茯苓皮 陈皮 姜皮

各等分，水煎服。

湿热

湿热之症，诸书载湿而不载热者有之，载热而不载湿者有之，未尝为此一症合而立方著论，今余特出之，非多为此臆说也。闻之丹溪曰：东南之人，湿热之症，十居八九，腰以下症，皆作湿热治之。东垣曰：为痰、为满、为体重疼痛、为浊、为淋、为带下赤白、为肿、为痈、为脓溃疮疡、为积、为聚、为痢下后重、为疸、为黄、为呕涌逆食，总皆湿热之所致也，［批］人身一有湿热，则百病丛生。用当分而治之。其分治之法，湿胜者当清其湿，热胜者当清其热。湿胜其热，不可以热治，使湿愈重；热胜其湿，不可以湿治，使热愈大也。如初谓其湿，当以清湿为要，使湿不得以成其热。或久湿化为热，亦不得再理其湿，使热反助其胜也。又如小便浑浊、大便溏泄，此湿胜其热也；疮疡脓溃、痢下赤白，此热胜其湿也。热胜其湿，下之自可；湿胜其热，利之便宜。盖治湿不利小便非其治也，治热不利大肠亦非其治也。设或痿唯湿热，气弱少荣，是则热伤其气，宜清热也。泄泻多湿，或本脾虚，又当实脾燥湿也。中暑吐泻，此湿化其热也，湿化其热，黄连香茹饮；中暍吐泻，此热化其湿也，热化其湿，芩连二陈汤。是虽治之不等，亦各从其类也。又闻用药之法，五苓散而利小便，湿胜热者用之；四苓散而利小便，热胜湿者用之。小陷胸而利大便，湿胜热者用之；三黄石膏汤而利大便，热胜湿者用之。伤暑而用黄连香茹饮，热欲化其湿也。泄泻而用益元散，湿欲化其热也。至若胃苓汤，为燥脾利湿之药；柴苓汤，为清热利湿之剂。其正不足者，分而利之也；其邪有余者，开而导之也。分而利之者，利小水也；开而导之者，导大肠也。苟能得其利之导之之用，则湿自无不去之湿，而热自无不清之热矣。

又有近世黄疸一症，如盦[①]曲相似，始生于湿，继而湿化为热，则竟不见其有湿，俱当与黄疸沙、白火丹等病，用荷包草、平地木草药利小便而治无不痊。此犹之痰火而用雪里青，痢疾而用黄连苗也，盖取其有鲜利之性，生寒之味，行之甚速，故其效反过于《本经》之用猪苓、泽泻、茵陈、木通、山栀之类。此利小便之一征也，然非治过者未之知也。而导大肠之功，亦于此可逆睹矣。

【愚再按】湿热者，因湿而生其热也，脾土之为病也。何也？脾属土而土尝[②]克水，湿者水之象也，郁于中宫，化而为热，故曰湿热。其症头眩体倦，四肢无力，中气不清，饮食不进，小便黄浊，大便溏泄，此腑脏因湿之所伤也。其脉濡而缓，甚者发热恶寒，自汗时出，其脉濡而数。治宜二陈汤加黄芩、枳壳。如一身尽痛者加羌活，腿足痛者加防己，脚气起者加独活，湿在上焦加防风，湿在中焦加香附、干葛，湿在下焦加泽

① 盦（yǎn 演）：覆盖东西使其变性。此喻黄疸由湿热蕴蒸而成。
② 尝：常。

泻、黄柏，因于寒者加紫苏，因于热者加黄连，因于风者加防风，因于火者加山栀，因于食者加山楂、神曲，因于气者加枳、桔，因于劳者加归、术，因于大便不利者亦加黄连与枳实。总之湿热之症，初宜发散，次当清利，要先当利小便征之，利小便而小便清者宜以湿治之，利小便而小便浊者宜以热治之也。

【治法主意】凡治热者不用燥湿之药，凡治湿者不用清热之药。

【湿热主方】

黄连香茹饮见中暑

芩连二陈汤见中风

五苓散见伤寒

四苓散见霍乱

小陷胸汤

三黄石膏汤俱见伤寒

益元散即天水散。见中暑

胃苓散　治四时湿热，为泻以分利之。

陈皮　厚朴　甘草　苍术　泽泻　猪苓　白术　茯苓桂少许

水煎服。若渴而脉数，小腹不痛闷者，去桂。

柴芩汤　治风温湿热，小便难，微热，腹满。

柴胡　黄芩炒　人参去芦　半夏制　甘草　茯苓

水煎服。

喘

丹溪曰：喘急者，气为火所郁而生痰在于肺胃也。又曰：非特痰火使然，有阴虚、有气虚、有水气、有食积等症。阴虚者，气从小腹起，而上逆于肺，则作喘也；气虚者，喘动气促不得息也；有火喘者，火炎上行，气粗大而喘盛也；有寒喘者，或因风寒闭肺无汗，气逆而生喘也；有食喘者，因饮食过多，脾胃不能运化，至生气急而喘塞也。戴氏曰：凡喘有声便是痰，痰壅气盛便是喘。大抵喘之为病，胃中有郁火，膈上有稠痰。河间曰：得食坠下稠痰而喘少止，稍久食已入胃，反助其痰，痰又升上，喘反大发。［批］华佗云：肺气盛为喘。王海藏云：肺气果盛，则清肃下行，岂复为喘？皆火烁真气，气衰而喘，所谓盛者非肺气也，肺中之火也。斯言高出前舌。俗不知此，而以胃虚治之，有用燥热之药，是则以火济火矣。丹溪曰：虚火可补，实火当泻，宜用二陈汤加参、连、白术、山楂、厚朴等药，先运其痰，次降其火，兼理脾气，此喘自定也。又有气虚喘促者，呼吸不利，短气不续，宜以养正和气，如二陈、参、麦、五味之属；有胃虚转盛，抬肩撷肚，喘而不休，宜以调中养胃，如二陈、参、麦、桑、杏之属。若内伤于七情，外感于六气，其症似伤风而喘作者，宜以发散驱风，如二陈汤加枳、桔、桑、杏，或参苏饮而用治。若久病气虚作喘者，用人参、阿胶、麦冬、五味，君而补之。若新病气实而作喘者，桑皮、葶苈、枳壳、黄芩，主而泻之。［批］前人医案，火入肺者，气虚用六君子汤、补中益气汤；火乘金者，阴虚，六味地黄丸；肺热者，二冬、二母、甘、桔、栀、芩；火实者，白虎加瓜蒌仁、枳壳、黄芩神效；肺痈者，保金化毒，苡仁、甘草节、桔梗、贝母、防风、金银花、橘红、门冬；肺胀，利水散邪，越婢加半夏汤；肾虚火不归经，导龙入海，八味丸；肾虚水邪泛滥，逐水下流，金匮肾气丸。《金匮》云：无寒热，短气不足以息者，虚也；脉来弦紧而有力者，实也。实则可治，虚不可为。症虚而脉实兼缓者可治，症实而脉虚兼数者不可为。或有脾之虚者先补其脾，肺之虚者先理其肺，使土实可以生金，不为胀助喘，金清可以生水，不为气助其急。否则土愈滞，气愈胀，则喘愈胜矣；金愈虚，而气愈急，则促愈加矣。气虚气促，喘必太盛，冷汗自出，四肢逆冷，呼吸不能顺利者，必死之兆也，司命者其熟记之。

【愚再按】气之壅盛而不接续者谓之喘，气之壅盛而不能均息者谓之气急。喘者有声，而气上冲喉，则连头动；气急者无声，呼吸动作而气动不平。气急当和其气，而气不自急；喘盛当平其气，而自定其喘。其中分虚、实、缓、急，可治、不可治，前已明言之矣。又言喘气虽急，而脉势和缓者犹可治；喘势不急，而脉势急促者必难治；喘气又急，而脉势虚促者即不治。散乱者不治，歇止者不治，头汗者不治，汗出如油者不治，谵狂者不治，痰盛者不治，痰不出而喉中作声者亦不治。

【治法主意】有汗而喘为虚，无汗而喘为实。实则可施，虚不可为。

【喘症主方】

二陈汤见中风

参苏饮见伤风

【附效方】

定喘汤　治有余痰火遇寒即发哮喘。

麻黄　桑皮蜜炙　杏仁　苏子　甘草　陈白果二十枚，炒　款冬花　黄芩　熟半夏

水煎服。

神授汤　治久喘气弱，食少不得卧。

用连皮胡桃肉二个　人参二钱

煎汤，食远徐服即定。

娄全善①定肺汤　治肺虚作喘，身汗如油。

麦冬二钱　人参三钱　五味子一钱

水煎服。

六君子汤见痰火

补中益气汤见中风

六味地黄丸见火症

越婢②加半夏汤

石膏二钱　麻黄一钱　甘草五分　半夏一钱

水钟半，枣姜煎服。先煮麻黄去上沫，后内③诸药。

八味地黄丸见火症

金匮肾气丸　治肺肾虚，腰重脚肿，小便不利，或肚腹肿胀，四肢浮肿，喘急痰盛，已成蛊证，其效如神。此证多因脾胃虚弱，治失其宜，元气复伤而变此证，非此药不能救。又薛新甫④曰：每见用克伐，伤损脾胃，泻喘肿胀，已不可救，往往用此转危为安，妙在桂附以补脾之母也。损菴公亦屡称其神奇，常加参术，活人殊众，后人毋得忽略。

白茯三两　附子五钱　川牛膝　官桂　泽泻　车前　山药　山茱萸　丹皮各一两　熟地四两

上为末，和地黄，蜜丸如桐子大。每服七、八、十丸，空心白汤下。

---

① 娄全善：即楼英，字全善，号全斋，明代萧山楼塔人，著有《医学纲目》等。

② 婢：原作“脾”，据《金匮要略》及医理改。

③ 内：通“纳”。《史记·秦始皇本纪》：“百姓内粟千石，拜爵一级。”

④ 薛新甫：薛己，字新甫，号立斋，曾为明代南京太医院院判。

卷之三

呕 哕 吐

考之经曰：寒伤于脾则上吐，因知呕吐者，脾病也。又曰：哕因胃病，因知哕者胃病也。胃病则不能纳，所以恶闻食气而哕也；脾病则不能运，所以食饮不化而呕吐也。吐者有物无声之谓，此属乎寒；哕者有声无物之谓，此属乎火；呕者有物有声之谓，亦属火与寒也。治疗之法，脾胃之病，不可外求，当从温治。盖脾尝喜温而恶寒，喜燥而恶湿，若偏于火论，而重用苦寒之味，多不效矣；若偏于寒论，而重用香燥之味，则又不可矣。惟宜中和之剂，用二陈为主，加以厚朴、苍术、香附、白术、炒黑干姜，使温中散寒暖胃，则脾以和矣。至于日久而哕者，少加姜炒黄连，此则从治之大法也。若或腹痛者加吴萸，脉脱者加以人参，乃能安脾健运，可不再吐。又有药入随吐者，临剂宜徐徐热服，不可通口，不可用骤。盖寒则不行，骤则难运，必致复出也。近见医家多以藿[1]香正气散为止吐之妙药，服反多吐，是则何也？盖此方兼有表药，表则升提其气，气升则吐必复作矣。［批］吐者不可提其气。又见医家因饮食之不化，多用消导之法，每以山楂、曲、蘖、枳实并行，殊不知中犯实实虚虚之患。盖呕吐者，脾之虚也，脾虚则当补，如反以消导之药伤之，是使脾虚而复加虚矣，岂不蹈虚虚之患乎？然则如之何而后可？曰必欲温散，则存中而且守，自无再吐之事矣。

---

① 藿：原作“霍”，据医理改。

或曰恶心之症，无声无物，心中兀兀，欲吐不吐，欲呕不呕，邪气攻心，如移上泛，此又何因而然也？曰邪正交争，乃作恶心，亦系脾胃邪伤之故，然此则惟以和胃为本，用二陈加白术、厚朴之剂，虚加人参，寒加干姜，火加炒连，当无有不愈者也。[批] 患恶心者以和胃为主。

【愚按】吐之为症，非特寒火为然，中因风者有之，因湿者有之，因暑热攻激者有之；又因气者有之，因血者有之，因气血攻击而作吐者亦有之；因痰者有之，因饮者有之，因痰饮停聚而作呕者亦有之。治之之法，不在治邪，而在治脾。盖脾属土而位居中央，腑脏感受之邪，莫不由之而有；四时之气，莫不由之而干。如脾胜则邪自去，脾健则土自安矣。专以温中为主，而行气兼之可也。

【治法主意】吐由寒而不清，宜以温中散寒为的，非二陈、姜、术不能治也。

【呕哕吐主方】

二陈汤见中风　加有药详本症。

【附效方】

加味理中汤　治胃虚受寒呕吐不止。

人参　白术　干姜炮，各一钱　甘草炙，五分　丁香十粒

生姜十片煎服。

丁香吴茱萸汤　治呕吐哕，冒寒所致。

吴茱萸　草豆蔻　人参　苍术各一钱　升麻七分　当归钱半　柴胡　半夏　茯苓　干姜　甘草各五分

水煎，食前热服。

吞酸吐酸

吞酸与吐酸不同，皆因湿热之所生，《素问》以为热，东垣

以为寒也。盖言热者，言其末也；言寒者，言其本也。何以知之？考之吞酸者，由湿热积聚于胃，停滞饮食，致胃不能传化，如谷肉[①]菜果在器，其气原湿，遇热蒸之，则易为酸也，由清气不能上升，浊气不能下降，清浊相干，致气逆于内，蕴蓄而成酸，欲吐复入，是为吞酸也。宜调胃气，清脾湿，用二陈加楂、附、苍、朴之类治之。吐酸者，谓吐出酸水如酸，平时津液随气上升，皆因湿流脾胃，郁积之久，湿中生热，故从火化，以成酸味，上逆于口而吐出也。法宜清胃中之湿热，兼以健脾理气，用二陈加苍、朴、术、附、姜汁、炒黄连治之，则无不愈矣。由是观之，湿热未成，当从寒也，非本而何；湿热已成，当从热也，非末而何？是则《素问》、东垣之论亦可见矣。［批］吞酸，俗谓之恶心，由火盛制金积于肺胃，乃寒见热症也。刘河间则治以发表，用防风、羌活、炒黄连、山栀、苍白术、陈皮、半夏，少加吴萸以为向导。吐酸挟痰居多，乃津液为火所灼，不化血而化痰，吐时痰与水并出。朱丹溪则治以二陈汤加栀子、姜炒黄连、苍白术，亦少加吴萸，以为向导。

【愚按】吞酸者，胃口酸水攻激于上，以致咽嗌之间，不及吐出而咽下，酸味刺心，有若吞酸之状也。吐酸者，吐出酸苦之水，皆由胃气不行，脾气不运，饮食痰涎津液俱化为水，郁而停久，以成酸也。治疗之法，吞酸者，湿热欲成，当从寒治；吐酸者，湿热已成，当从火治。［批］经曰：诸呕吐酸，皆属于热。故从火治。

【治法主意】木郁不能条达则吞吐多酸，宜当从治，少加降火，以顺其性也。

---

① 肉：原作“内”，据文义改。

【吞酸吐酸主方】

二陈汤见中风　加减药详本症。

嘈杂嗳气

《内经》曰：胃为水谷之海，无物不受。皆因纵性，过食酒、面、水果、生冷、烹饪难化等物，使清痰留饮，聚于中宫而化为嘈杂、嗳气也。丹溪曰：嘈杂者，亦属食积有热，痰因火动之谓；嗳气者，胃中有火，膈间有郁之谓。郁火不散，则浊气冲逆于上而为嗳；痰积其下，则火不行而为嘈杂。嘈杂之症，是饥不饥，似痛不痛，有若热辣不宁之状，或兼痞满恶心，渐至胃脘作痛。治宜开郁行气，清痰降火，如朴附二陈汤，加姜汁、山栀之类。痞闷加苍术，久不愈加当归、山药、茯苓、黄连、陈皮、甘草、生地、贝母，此养血健脾自可者。［批］此言治嘈杂。嗳气之症，清气下陷，浊气上泛，不得顺行之故也。又脾胃虚弱，不能健运，膈有郁火，胃有稠痰，积滞蕴蓄，冲逆于内，嗳发大声者也。治法亦宜开郁行气，而兼清痰降火，如二陈汤加朴、附、山楂、炒黄连之类自可者也。［批］此言治嗳气。

【愚按】嗳气嘈杂之症，切不可用白术。盖白术补脾之药也，嗳者气之不顺，嘈者火之不行。气有不顺，则当顺气；火有不行，则当降火。若既已不顺不行，而又用补气之药，则助气反盛，何由出也。虽然白术为脾家之圣药，舍嗳气、嘈杂而外，何症可以少之者哉？而惟是症，决不可用也。［批］此言不可用白术之理。

【治法主意】嗳气、嘈杂，此郁火也，宜当开郁降火，亦当从治。

【嘈杂嗳气主方】

朴附二陈汤 即二陈汤加厚朴、香附。

二陈汤见中风 加减药详本症。

脾 胃

人以脾胃为主，而治病以健脾为先。故经云：饮食入胃，游溢精气，上输于脾，脾气散精，上归于肺，通调水道，下输膀胱，水精四布，五经并行者也。至若脾胃一虚，则脏腑无所禀受，百脉无所交通，气血无所荣养，而诸病生焉。何以知为脾病？盖脾病则饮食不纳，口中无味，四肢困倦，心胸痞满，兀兀欲吐，见食而恶食。何以知为胃病？胃病则腹中作胀，大小便不利，或为呕吐，食饮不化，或为飧泄，完谷后出。又或伤饮伤食，亦伤于脾胃。故东垣有曰：脾伤因好饮也，胃伤因好食也。伤饮则水浸淫而土烂，脾不健矣；伤食则土阻塞而金衰，胃不和矣。《千金》云：伤饮，无形之气也，宜发汗利小便以导其湿；伤食，有形之物也，宜消导行吐下以泄其积。是以东垣立有“脾胃盛衰论”，以示天下后世，其立说也详矣。［批］张三锡①曰：胃司纳受，脾司运化，一纳一运，化生精血，然后滋荣脏腑。若饮食失节则胃病，忧思劳役则脾病，脾胃病则不能纳运而诸病生矣。宜分伤胃、伤脾而治。胃伤当养，养以参、术；脾伤当健，健以枳、术。胃养则进食，脾健则运行矣。又云：脾胃属土，补脾胃药须入养心药，盖火生土也。而吾又考之，胃中元气盛，则能食而不伤，过时而不饥；衰则有伤而不运，遇食而作疼；虚则不能食而作瘦，虽食而致泻；实则少食而肥，肥则充满而气实。

---

① 张三锡：字叔承，号嗣泉，盱江（今属江西）人，后居南京，世医出身，明代著名医家，著有《医学六要》等。

然丹溪曰：亦有善食而瘦者。善食而瘦者，胃中有伏火，易于消化也。叔和云多食亦肌虚，正此谓欤。若河间曰：脾喜燥而恶湿，胃喜温而恶寒。盖燥虽脾健，温虽胃和，若骤用辛温燥热之物，又致胃火益旺，脾阴愈伤，清纯中和之气，变为燥热燔燎之症，遂使胃脘干枯，脾脏渐绝者有矣。若用寒凉滑泄之药而救之，又致胃脘胀满，脾气不行。乾健坤净之德，化为天地不交之否，使其木逆作胀，吐泻、呕涌、肿满、格食之所由生矣。二者之间，诚当酌之，合宜中和可也。

【愚按】脾胃属土属湿，位居长夏，湿中生热也，湿热之病，当细分之。乃其湿化为热，或黄疸，或遗精白浊，或淋沥带下，或下痢赤白，惟当清热为要，不可又言其湿也；或水泻完谷不化，或呕吐饮食难入，是则治湿为要，不可兼言其热也。如此以治脾胃之湿热，自无不验。然而用药必本中和，庶脾可健也。盖土旺四季，寒热温凉，各随其时，万不可偏用辛热寒凉之剂。要法宜以二陈为主。如脾胃虚者，加参、术、姜、枣；脾胃火动者，加参、连、白芍；脾胃受寒者，加吴萸、干姜；脾胃受湿者，二陈配胃苓散；水道不利而兼寒湿者，二陈配五苓散，湿甚者加茵陈；湿热不清者，四苓散加芩、连、山栀；食积者，二陈加楂、朴、曲、蘖等剂。此治脾胃不易之法也。［批］若治脾罔效，必命门火衰，不能蒸腐熟水谷，用八味丸可获奇功。此薛新甫表而出之者也，与下用补中益气皆可并传千古。致洁古制枳术丸，亦得先补后消之妙，其药补多消少，然亦不可常服。惟丹溪以二陈汤为主，使人调理脾胃而加减用之，后人称为王道之法，诚旨哉其言也。至于人久病则宜补中益气；久病不食或食不消化，痰多，或过服克伐，致损脾胃，则又以六君子汤为最捷也。

【治法主意】脾喜燥而恶湿，胃喜温而恶寒，燥不可大热，温不可兼表，从乎中治。

【脾胃主方】

二陈汤见中风　加减药详本症。

胃苓散即胃苓汤。见湿热

五苓散见伤寒

四苓散见霍乱

枳术丸　治痞积，消食强胃。海藏云：本仲景枳术汤也，今易老改为丸，治老幼虚弱，饮食不化，或脏腑软弱者。

枳实麸炒，一两　白术二两

上为末，荷叶包饭烧，捣为丸，桐子大，每服五十丸，白术汤下。服白术者，本意不取其食速化，但久服令人胃气强实，不复伤也。若加橘皮，则名枳术橘丸。

补中益气汤见中风

六君子汤见痰火

八味丸　即六味地黄加附子、肉桂，乃兼补命门相火也。尺脉微弱，元阳虚者宜之。

【附效方】

参苓白术散　治脾胃虚弱，饮食不进，呕吐泻利。大病后扶助脾胃极妙。

人参　白术　白茯　山药　白扁豆去壳，姜炒，各一两五钱　甘草　桔梗开提清气　薏苡仁　莲肉各一两

上为细末，每服二钱，枣汤调下。加炒麦芽一两、砂仁三钱、山楂肉五钱为丸，更能获效。有痰加半夏八钱。

钱氏异功散　治脾胃虚弱，难任饮食。

人参　白茯苓　白术　甘草　橘红　木香

各等分，姜枣水煎服。

二神丹 治脾胃虚弱，全不进食，及泄泻不止。

破故纸炒，四两　肉豆蔻生，二两

上为末，用肥枣四十九枚，生姜四两切片，同煮烂，去姜取枣，剥去皮核，肉研为膏，入药末，和杵为丸，如桐子大。每服三四十丸，盐汤下。内加木香顺气，更有斡旋。

杨氏启脾丸 治脾胃不和，气不升降，中满痞塞，心腹膨胀，肠鸣泄泻，不思饮食。

白术　人参　青皮汤洗，去穰　陈皮汤洗，去白　神曲炒　麦糵炒　缩砂仁　干姜炮　厚朴去粗皮，剉，生姜汁制，各一两　甘草炙，两半

上为细末，炼蜜丸如弹子大，每服一丸，食前细嚼，用米饮送下。

资生丸 健脾开胃，消食止泻，调和脏腑，滋养荣卫。

白术米泔水浸，用山黄土拌蒸九次，晒九次，去土，切片，焙干，三两　人参去芦，人乳浸透，饭锅上蒸熟，三两　白茯苓去粗皮，水飞，去筋膜，人乳拌，饭锅上蒸，晒干，一两五钱　橘红　山楂肉蒸　神曲炒，各二两　川黄连姜汁炒　白豆蔻仁微炒　泽泻去毛，炒，各三钱半　桔梗米泔浸，炒　真藿香洗　甘草蜜炙，去皮，各五钱　白扁豆炒，去壳　莲肉去心，各一两　薏苡仁淘净，炒，三两　干山药炒　麦芽面炒　芡实净肉，炒，各一两五钱

末之，炼蜜丸，每丸二钱重，每服一丸，醉饱后二丸，细嚼，淡姜汤下。

加减香砂养胃汤 脾胃虚弱，外发浮肿，服之浮肿即消。

木香磨，三分，不见火　砂仁五分，打碎　厚朴姜汁炒，四分　陈皮一钱　茯苓五分　炒黑姜二分　草果三分　木瓜五分　麦芽一钱，

炒　神曲一钱，炒　半夏姜汁制，一钱　车前子八分　泽泻七分，炒

生姜二片，水一钟半，煎大半钟，热服，渣再煎。

伤饮伤食

丹溪曰：伤食必恶食，气口脉必紧盛，胸膈脉必痞塞。亦有头疼发热者，但身不疼为异尔。经曰：饮食自倍，肠胃乃伤。又云：饱食筋脉横解，饱食伤脾，气逆为呕。盖伤则运化者迟，消导者难，故中积宿滞也。至若留饮不行者，东垣曰：饮者水也，无形之气也。或醉后大饮，气逆伤脾，或形寒饮冷，过甚伤肺，此水病也。射于肺而为欬，逆于脾而为满，蓄于胃而为泄，流于肠而为积，溢于脉而为肿，非若食为有形之物也。若有宿食停滞不行而发热者，两寸关脉必沉滑有力，其症必恶食，必噫气吞酸，或恶闻食气，或欲吐不吐，或恶心呕逆，或短气痞闷，或胃口遇食作疼，手按肚腹作痛，此其候也，实则以运脾消导之剂与之。如停食而又感寒者，则人迎气口之脉俱大，外症头疼身热，拘急恶寒，中脘痞闷，或呕吐泄泻，宜以藿香正气散，或苍朴二陈汤加香附、紫苏之类与之。若因肉食所伤，加山楂、草果；若因米食所伤，加神曲、麦芽；［批］神曲、麦芽，助戊土以腐熟水谷，性善消化。然《良方》云神曲下胎，丹溪曰麦芽消肾，有宿滞者宜之，若无，恐消元气也。说见医案。吾恐世视为常药，故详及之。或生冷水果所伤，加厚朴、白术、草果、吴萸；或饮食所伤，加葛根、紫苏；或海鲜鱼蟹所伤，加吴萸、干姜之类。至若憎寒壮热者，此方中大加紫苏、葱白。或已发热无汗，必须先解其表，天寒十神汤，天暖人参败毒散。身疼胸闷，食多恶寒者，宜大温中散寒，如苍朴二陈汤加香附、干姜，中温脾健，食自行也，不必用发散药。如食在膈上，未入

于胃，可吐之；如不可吐，用上文之药；不可又用山楂、神曲之剂，此脾已受伤矣，难以再行消导。或胸腹胀满，不可就与下药，气寒则食不能运，反为结胸之症，惟用温药，待食已下，运化糟粕，外症自解，不必下也。至于胸肿结痛，热甚脉实当下者，大柴胡汤加厚朴下之。经又曰：挟食伤寒，不可先攻其里，且将发散，次宜消导，犹当究其所伤之物，分其寒热轻重而施治。如初得此症，上部有脉，下部无脉，其人当吐不吐者死，宜以瓜蒂散吐之。或轻则内消，砂仁、神曲是也；重则下之，柴胡、承气是也。又曰：寒则温之，半夏、干姜是也；积则破之，三棱、蓬术是也；热则寒之，黄连、枳实是也。或积聚而不行，或停饮而气逆，或饮冷而伤脾，或形寒而伤肺，病则水肿胀满，喘嗽痰涎，俱宜取汗利小便，使上下分消其湿，用五苓、二陈加苍、朴、枳壳之类。重则积蓄，为肿为满，三花①神佑之属，量其虚实而与之，须各从其类也。

【愚按】饮食所伤之症，当和中健脾，不可多与消导。盖愈消则愈损，欲脾之健，反不可得矣。古人施治，分上中下三等，在上者因而越之，中者消化之，在下者引而竭之，然亦未可为典要也。至当今方家，则以平胃散出入增减。夫地有高阜，则使平之，一平即止，如或遇平地必反成坎矣，不如用洁古所制枳术丸为胜，以此丸补中兼消也。然总不若以二陈汤为主，加白术、枳、朴、山楂、香附之类。如其虚者，以东垣调中益气、补中益气二方选用。真知其伤寒物也，加姜、桂；伤热物也，加黄连；伤肉食也，加山楂；伤米面也，加曲、糵；伤酒饮也，加葛花，或入取汗并利小便之药。盖元气完固之人，多食不伤，

① 花：原作“化”，据明本改。

过时不饥。若人先因元气不足致令饮食有伤，克伐一用，饮食虽消，脾必受害。夫脾胃原有化食之能，今不能化者，其所能者病也，只补助其能而饮食自化矣。［批］《治法汇》云：人有饥饱不食，胃气空虚为不足。若食而过饱，停滞中脘，乃不足兼有余。以受伤言，则宜补益；以停滞言，则宜消导，二者审缓急标本而治。有物滞而气伤，补益消导兼行者；有物暂滞而气不受伤，宜消导独行者；亦有既停滞不能自化，须补益助脾，使之溶化不消导者。皆当临时消息，不可固执一偏也。

【治法主意】伤食当健脾，实则消，虚则补；伤饮当实脾，或取汗，或利水。

【伤饮伤食主方】

藿香正气散见风寒

苍朴二陈汤见风寒

十神汤见伤风

大柴胡汤

承气汤

五苓散俱见伤寒

三花神佑丸　治一切气湿热沉积痰饮变生诸病，或风热燥郁、肢体麻痹、走注、疼痛、风痰、涎嗽、气壅滞不得宣通等症，人壮气实者可服。

甘遂　大戟　芫花伴湿炒，各五钱　黑丑二两，取头末　大黄一两　轻粉一两

上为细末，滴水丸，小豆大，每服加五丸，温水，百日三服，加至快利，利后须服至病根尽除为度。

平胃散　治中焦湿盛，呕吐痰水，胸膈痞滞，脾胃不和，饮食不甘。

厚朴炒　**陈皮**汤洗，去白，各三两　**茅山苍术**米泔浸一宿，去皮，晒干，五两　**甘草**一两　**生姜**汁，三两　**小枣**一百枚，去核

用水五升，煮干，捣作饼子，晒干为末，每服二钱，盐汤点服。久泻用乌梅、生姜汤调服。

枳术丸见脾胃

调中益气汤　即补中益气汤减当归、白术，加苍术五分、木香二分。

补中益气汤见中风

呃　逆

丹溪曰：呃逆者，有痰、有气、有火、有寒之谓也。戴氏又曰：因寒与胃火者极多，痰与气者兼而有之。[批] 岁金太过，欬逆金郁，亦发饩①逆。大率胃气不和，邪气欲行，不得舒畅，因而气寒痰食，并作胃口，至于脐下，直上冲喉，作声而不接续者死。宜以二陈汤，从乎热治。经又曰：诸经冲上，皆属于火也。宜以泻心汤从乎凉治。古方又言，哕以胃弱言之。又曰：胃中有热，膈上有寒，乃作呃也。以丁香、柿蒂、竹茹、陈皮治之，此清寒、清气、清痰、清热之药也。愚谓人之阴气，依附阳气之所养，胃土有伤，阴阳不和，被木侮之，阴为火乘，不得内守，木挟相火，故直冲清道，而为呃也。此为火症，宜用二陈汤加姜炒黄连、土炒白术等治。又以胃弱言之，胃弱者，阴弱也，脾之虚也。脾气有虚，健运不能，则气道泛上而为呃也。宜当健脾理气，以二陈汤加人参、白术、当归、炒黑干姜

① 饩（xì 细）：同“饩”。《玉篇·食部》：“饩，饱也。”《正字通·食部》：“饩，即饩之省。”

之剂，恶寒者加丁、沉。大抵治呃之症，看其便实脉有力者，当作火治；若便软而脉无力者，当作寒治；气口紧盛胸闷者，当作食治；下手脉沉郁者，当作气治。至于散乱而无力者不治，歇至者不治。

【愚按】《活人书》曰：哕逆之名，其说似是而非也。盖哕者，有声无物之谓，乃干呕也。今呃以声名之，与哕不同，其声犹相远也。欬逆着，其声连连不已，乃无痰之嗽而逆上也，又与呃者大不相同。古方言其欬逆，《活人书》辨其哕逆，不若因其呃而忒上，候以呃忒为名可也。此其呃之为症，因其气之不顺，冲上而复下也。［批］哕者，声大而远可闻。咳逆者，声短而近可闻。又哕者，出声也，出声尽，然后吸。呃者，入声也，气抑不出，逆气尽，然后呼也。古方言，胃中有热，膈上有寒，热不得行，寒不得散，气逆而成呃。此理甚明，故用丁香柿蒂汤以治之，丁香可以温中而散郁，柿蒂可以清热而理气，使其气清而寒自散，郁解则火自除，何有呃忒之症哉？大凡治呃之症，清气为主，香燥佐之，虽用寒药，不过所使而已。且胃气得热则行，得温则散，不可以火治之，重用苦寒，致令气滞而不散，热郁而不舒，以成天地不交之否。是呃不能致死，乃因呃用药之误而致死者，又不可不慎矣。故吾尝治呃以二陈汤为主，因于火者加姜炒黄连，其症呃声大响，乍发乍止，其脉数而有力。若数而无力，呃来连续不已者不治。因于寒者，本方加吴茱、干姜，其呃朝宽暮急，连续不已，其脉沉而且迟。若迟而有神者可治，迟而无力或散乱者不治。因于痰者，本方加竹茹、南星，其症呼吸不利，呃有痰声，其脉滑而有力。如无力而短数者不治。因于虚者，本方加人参、白术、炒黑干姜，其人气不接续，呃气转大。若脉虚而无力与虚而短数者不治，有痰者不治，饮食不入者不治。又有汗、吐、下后，元本空虚，误服凉药及生冷而作呃者，亦宜温补可也，如本方中加人参、白术、当归、炒黑干姜。若有痰者不治，气急自汗者不治，手足厥逆者不治。又有因于食而致呃者，脾胃不能健运，食阻气而不行，宜以温中消导可也，如本方中加厚朴、山楂、砂仁、木香。至若吐利后发呃者难治，伤寒、痢后、产后、久病虚损及汗下后致呃者皆难治，不可言其易也。［批］数条中，惟伤寒、痢疾二症，胃气虚衰甚微危重。

【治法主意】呃逆者，清气温中为要，虽用凉药，必须姜制，仍戒少用。

【呃逆主方】

二陈汤见中风

泻心汤见伤寒

丁香柿蒂汤

丁香　柿蒂　青皮　陈皮

各等分，为粗末，每服三钱，水一盏半，煎七分，去渣温服。

关格附格食格气

关格者，谓胸中觉有所碍，欲升不升，欲降不降，欲食不食，犹如气之横格也。其症皆因郁遏之气，蕴蓄不出，积久成痰，有难转输，反将酒色以陶情，或因忿怒加病，以致损于上者为格，损于下者为关。格则横格在上，中气满闷，喉中如粉絮梅核之状，咯之不出，咽之不下，每发欲绝；关则关闭于下，小腹急疾，或胀满填塞，欲便不便。二者皆为难治。［批］阳道不行，反闭于上，故令人吐逆，此由清气反行浊道也，其证气口之脉大四倍于人迎，故曰格。阴道不行，反闭于下，故不得小便，皆由浊气反行清道也，其证人迎之脉大四倍于气口，故曰关。必须在下之气，升而提之；在上之气，降而下之。不可于在下之症，尽用通利之药；在上之病，又用提吐之药。多提则多胜，多利则多闭。[批]《治法汇》谓，大法宜吐，以提其气之横格，不必在出痰也。此则曰不可用提吐之药，多提则多胜，是论实为有理。必须二陈去草为主，加以归、术、人参、沉香、木香、姜水炒黄连之属。丹溪曰此症多死。寒在上，热在下，寒在胸中，遏绝不出，有无入之理，故成格；热在下焦，填塞不通，有无出之理，故成关。又曰：格则吐逆不出，关则不得大小便。《难经》又曰：邪在六腑则阳脉不和，阳脉不和则气留之，气留之则阳脉盛矣；邪在五脏则阴脉不和，阴脉不和则血留之，血留之则阴脉盛矣。阴脉盛则阳气不得相营，故曰格；阳气大胜则阴气不得相营，故曰关。关格者，不得尽其命而死矣。

又有格食者，见食欲食，食不能下，此脾病也；格气者，食下即吐，气不能通，此肺病也。亦由中气闭塞，痰涎壅滞，聚而不散，如噎膈之状。治者当先豁其痰涎，并开其郁结，亦以如二陈汤加厚朴、山楂、香附为主，初发亦加沉香、木香，久病亦加炒连、人参，脾虚加白术，肺虚加麦冬，使气清则痰行，气开则格散。仍戒食肥厚之味，动气之物，为其生痰也。必日图歌笑之事，鼓乐之音，以开其脾。又必远色以处，弃身忘家，一切事务置之度外，此症或亦可不药而愈。若其酒色财气之不舍，药食厚味之妄行，虽用千金之费，难续一命如线也。

【愚按】关者，关则闭而不通也；格者，格则滞而不行也。盖气之不通，荣卫不能和顺，循环不能周流，关于下而闭于阑门也。气之不行，荣卫有所稽留，痰涎有所壅结，格于上而积于贲门也。［批］《治法汇》云：吐逆、二便俱秘，导气清利汤佳。二陈、藿香止呕，参、术益气，柏子仁润燥，木通、栀子、猪苓、泽泻利水道，牵牛、大黄、槟榔、朴、枳利谷道。此症初由噎食之所起，嗳气之所生，治当清气调中自可也。但人不以为事，视以为常，反作等闲之症，使日聚日长，结而不行，其门日壅日塞，闭而不开，去死之日，已无几矣，然后急于调治，不可得矣。吁！与其欲求治于已病之后，不若调治于未病之先也。

【治法主意】关格则宜清气调中，格食格气则宜清气豁痰，不可峻利，不可大补。

【关格主方】

二陈汤见中风　加减药详本症。

噎膈附反胃

《内经》曰：三阳结谓之膈。子和云：三阳者，大小肠膀胱之经也，结谓热结也。［批］此病少壮者多是痰火、七情，年高者必是血液干槁。此千古不易之确论也。小肠主液，热结则液燥而为癃闭；大肠主津，热结则津涸而不能善利；膀胱藏津液，热结则津液竭而不能流通；三阳并结，则前后闭塞而不行。下既不行，饮食无从消化，所以噎食不下，从下而复出也。即所谓坎中之阴不升，离中之阳不降，升降失宜，水火不交故也。经又曰：少阳所致，为呕涌逆，食不下。丹溪论噎膈反胃，则以血液枯稿①言之。所以咽喉窒塞，食不能下，或食下眼白口开，气不能顺，或食入胃口，当心而痛，须臾吐出，食出痛止，或

①　稿：通“槁”。《说苑·建本》：“弃其本者，荣华稿矣。”

气盛血虚，津液结𩍐①不能咽物，此皆上焦之噎膈，其稿在贲门也。若饮食可入，食下胀闷，恶心欲吐，良久复出，所出完谷不化，其稿在幽门，此中焦之噎膈也。至于朝食暮吐，暮食早吐，中气闭塞，肌肉减瘦，小便赤少，大便若羊粪者，其稿在阑门、大小肠之间，此下焦之噎膈也。或有老人虚人，元气不能荣运，食欲咽下，正气返上，膈塞难过，此为元本虚弱，不在其例。大抵噎气膈气，丹溪论之详矣。谓夫初起之病，其端甚微，或因心事不快，谋虑不决，而积气成痰者有之。或因郁怒难舒，气不能越，而膈塞闭结者有之。或因饮食不谨，外冒风寒，内伤七情者亦有之。或食膏梁②厚味，偏助阳气，积成膈热者有之。或因心情不乐，强以酒色，欲解其忧，而真气耗散，郁气反结者亦有之。或有饥饱不时，脾胃运纳失宜，而隔食不通者有之。或有性急多怒，君火上炎，以致津液不行，清浊相干者亦有之。或有嘈杂、痞闷、吞酸等症，变成此病者有之。若医者不求其本，混以辛香燥热之剂投之，暂时得快，迨后不节七情，气血并竭，浊液易于攒聚，或半月、一月，前症复作，死期必矣。或者延绵日久，自气成积，自积成痰，虽有涎沫，皆停聚水饮所化，或痰挟瘀血，遂成窠囊，为痞为满，为呕逆，死可待矣。

【愚按】噎膈反胃之症，肺金不得清化之令，肾水不滋津液之源，致使阴血有亏，肠胃失其传化而然也。治当泻南方之火，补北方之水，使水升火降，津液流通，而噎膈自可者也。故王太仆曰：食入即吐，是无水也。无水者，壮水之主。褚侍

---

① 𩍐（bào 暴）：起也。《字汇补》："𩍐，俗云𩍐起，是其义也。"

② 梁：通"粱"。《素问·通评虚实论》："肥贵人则高梁之疾也。"王冰注："梁，粱字也。"

中云：上病疗下，直须以六味地黄丸料大剂煎饮，久服可免十之三四。至于反胃之症，亦皆如此。其朝食暮吐者，又系命门火衰，不能蒸腐水谷，腹中胀满，不得不吐也。此王太仆云：食久反出，是无火也。无火者，益火之原，须用八味地黄丸补命门火以扶脾土之母，徐以附子理中汤以理中焦之寒，自通其闭矣。故经曰：噎膈多生于血干。血干者，无水以滋之也。反胃亦生于脾弱。脾弱者，无火以起之也。东垣曰：脾阴也，血亦阴也。阴主静，内外两静，则脏腑之火不起，而金水之脏有养，阴血自生，肠胃津液传化合宜，何噎之有？何反之有？故治者当知如此，不可妄投香辛助火劫胃也。

若夫治标之法，又须清气健脾，行痞塞以转泰，助阴抑阳，全化育以和中，宜用生津养血润燥之剂。如大肠热结，宜用黄连以清其热，枳壳以开其结；小肠热结，宜用山栀以清其热，青皮以开其结；膀胱热结，宜用黄芩以清其热，木通以开其结。设或三阳并结，宜以四物生血，四君补气，二陈祛痰，合而施治，或用前三经之药合一，清热以开其结也。如合用前三经之药，当少加升麻以提之，使清气可以上升，浊气可以下降，清浊既分，即所谓离中之阳降，坎中之阴升，升降合宜，水火既济者也。若以血液枯槁言之，咽喉窒塞，食不能下，再加玄参、花粉、当归、生地黄。若已食下气不能顺，宜加贝母、陈皮以清其气。若已食下气不能通，反加心痛吐出，宜用二陈、炒黄连、香附以行其气，使气通而痛止。或气盛血虚，津液结鞹，宜用贝母二陈加山栀、黄连、麦冬、知母之类。设或食入可下，良久复出，完谷不化，亦宜二陈汤加白术、香附、炒黑干姜之类。设若朝食暮吐，中气闭塞，肌肉减瘦，小便赤少，大便若羊粪焉，此因元气空虚，津液不能顺行，肠胃不能通和，宜以香砂二陈汤加炒黄连、山栀之类。若人事狼狈，津液燥竭，生脉散作汤服之。人事稍可，大小便不能通彻利解，补中益气汤加减用治。至若老人虚人，亦皆可用。此法若心事不乐，谋虑不决，而积气成痰者，宜二陈汤加胆星、黄连、山楂、青皮之类。或因饮食不谨，内外感伤，亦宜苍朴二陈汤加干葛、紫苏之类。或食膏粱厚味，积热成噎者，宜用贝母二陈汤加芩、连、山楂、曲、蘖之类。或有心事不乐，强以酒色是躭，元气虚郁成噎者，亦宜二陈汤加归、术、人参、山楂之类。或有饮食失宜，运纳不去而成噎膈者，宜以二陈加归、术、山楂、炒连之类。或有性急致怒，君火妄动，津液不行而成噎膈者，宜以贝母二陈加黄连、山栀之类。致若嘈杂、痞闷、吞酸而成噎膈者，亦宜二陈汤加姜炒连、栀、山楂、豆仁之类。此皆急则治其标之法也。总之噎膈之症，噎因中气不和而成噎也，膈因气郁不顺而成膈也，但当理气和中清热为要。或者元气亏虚，宜加归、术；郁结太甚，尤宜开结，不可偏于一治，以成危笃之患者。而其本源则以补肾之水火为主。如治少可，必须断妄想、绝厚味、戒房室、去劳碌，善能调养，此病未有不痊者也。凡见粪如羊屎有颗粒者，或口中白沫不时吐出者，或年高气血衰弱者，或脉空虚及兼歇至者，俱不可治。

【治法主意】噎膈当清气和中，补养水源；反胃当健脾养胃，火培命门。切勿施峻利之剂，有伤脾气者也。

【噎膈主方】

六味地黄汤丸

山药四两　山萸四两　泽泻二两　丹皮二两　白茯苓二两　熟地黄八两

上为末，炼蜜为丸，梧子大，空心盐汤下六十丸。水煎服亦可。

八味地黄汤丸　即六味加肉桂、附子各五钱。丸服同前。

附子理中汤

人参　附子炮　干姜炒　甘草炙　白术

各等分，水煎服。

四物汤

四君子汤

二陈汤俱见中风

贝母二陈汤　即二陈汤加贝母。

香砂二陈汤 即二陈汤加木香、砂仁。

生脉散见燥门

补中益气汤见中风

苍朴二陈汤见风寒

【附效方】

秘传膈噎仙方

白硼砂一钱五分　真青黛一钱　乌角沉香二钱

共为细末听用。再用：

白马尿一斤。如番胃①者，用黑驴尿　白萝卜一斤，取汁　鲜生姜半斤，取汁

共于铜锅内熬成膏。每服用膏三茶匙，加前末药七厘，以好白酒调送下。一日服三次，当日可以通关能食，诚神验。仙方也忌煎炒大荤、滞气生痰之物，并戒恼怒。

① 番胃：恶心呕吐。

恶寒发热

先恶寒发热，乃是寒症，此伤寒感寒，恶寒发热也，宜当解之，用麻黄、紫苏之属。如先发热而恶寒，名为火症，由乎先热而后寒也，宜当救里，用二陈汤加炒山栀、姜炒黄连之类。亦有久服热药而得之者，非伤寒表症而恶寒发热也，乃平常自觉洒淅寒热耳，宜当滋阴凉血自可，用四物汤加生脉散之剂。或有积热动火，致令发热而恶寒，宜用凉血之剂，佐以苦寒之药，如归、芍、芩、连之类。若元虚而阳不足者，亦能发热而恶寒也，河间谓火极似水，热胜而反觉自冷，实非寒也，真元虚也。也有用热药而少愈者，殊不知辛能发散郁遏之气，但暂可耳，不若用温补之剂为当，如二陈汤加参、术、归、姜之属。若寒不得热，是无火也。经曰热之而寒者取之阳，由乎真火之不足也。王注曰：取之阳，所以益心火之不足，而必使其制夫肾水之有余也。经曰益火之源以消阴翳是也。东垣用补中益气汤与八味地黄丸甚可。若恶热非热，明是虚症。又曰：阴虚则外热不常，阳在外为阴之卫，阴在内为阳之守。精神外驰，嗜欲无节，阴气耗散，阳无所附，遂致热散肌表之间，此恶热也，又非真热之症而欲寒解也，亦非伤寒发热而欲表散也。经曰寒之而热者取之阴，由乎真水之不足也。王注云：取之阴所以益肾水之不足，而必使其制夫心火之有余也。经又曰壮水之源以镇阳光是也。东垣用十全大补汤、六味地黄丸亦甚可。

【愚按】恶寒发热，因外感也；发热恶寒，因内伤也。乍发乍止，是火邪之有余，日以为常，乃元虚之不足。微热而恶寒，此阴虚也，大热而恶寒，此阳虚也。有汗之大热而恶寒，此表虚而里实也。无汗微热而恶寒，此表实而里虚也。有汗微热而恶寒，此表虚而里虚也。无汗大热而恶寒，此表实而里实也。无热无汗而昼夜恶寒者，名为痼冷，亦元虚之不足也。或有昼恶寒者，亦阳虚也。夜恶寒者，亦阴虚也。东垣又曰：内伤恶寒，得就温暖即解；外伤恶寒，虽近烈火不除。治法，外感者当发散，如麻黄、紫苏可用；内伤者当温中，如理中、四逆可行。又火者，二陈加炒栀；元虚者，四物加参、芪；阴虚者可补阴，如十全大补之属；阳虚者可壮阳，如姜、桂、附子之属。

【治法主意】恶寒发热是表症，发热恶寒是里症，当从其虚实而推之也。

【恶寒发热主方】

二陈汤见中风

八味地黄丸见噎膈

十全大补汤见中风

六味地黄丸见噎膈

麻黄汤

紫苏汤俱见伤风

理中汤见中风

四逆汤见伤寒

四物汤见中风

卷之四

惊悸恍惚附

惊者，默然遇惊，身心皆动而神不自宁也；悸者，偶尔存想，心有所惧，惚然而惕也。惊从外入，自外以惕内也；悸由内生，自内以惊外也。惊则心不自安，神不自守，梦寐不宁，起居不定，如呆如痴，饮食恶人。此当安神定志为要，治宜养心汤，或安神定志丸。若恍，则差类于是。但恍有疑而未定之象，由心有所惑也，亦由思多则是恍。治亦宜宁神定志之剂，如朱砂安神丸之属。悸则搐动心志，摇头撺气，或默或想，如畏如惧，默想不来，警然而惕。此当清痰理气为要，治宜芩连二陈汤，或牛黄苏合丸。若惚亦不远于是，但惚乃心无所主之谓，亦由心有所惧也。盖多虚，则生惚。治宜养心壮志之剂，亦养心汤、定志丸之类。又有心虚而痰郁，或耳闻大声，目击异物，心为物忤，如是之惊，乃痰因火动也。治宜归术二陈汤，加芩、连、枣仁。如心气太虚，神不自守，如物所攖①，忽然而惧惕，亦当作悸治之，乃心为痰所迷也，治宜枳桔二陈汤加归、术、参、麦。如心血少而发惊悸恍惚者，治宜猪心丸，此治之之活法也。

【愚按】心家之病，当从心治。若心有不宁，此邪自外生也；心有不安，此血自内虚也。夫志由心出，事由心定，故血虚者，则当养血以补心；邪胜者，当清气以豁痰。心气一足，

① 攖：扰乱、纠缠。

则神志自宁。否则，清补相反，罔见效矣。

【治法主意】治惊莫若安心，治悸莫若顺气，治恍莫若宁神，治惚莫若养血。

【惊悸主方】

养心汤　治痰多少睡，心神不足。

黄连　白茯苓　茯神　麦冬　当归　芍药　甘草　远志　陈皮　人参　柏子仁　半夏　五味子　川芎　肉桂

莲肉四个去心，煎服。

安神定志丸　治肥人痰迷心膈，惊悸怔忡。

远志一两　人参一两　白茯三两　菖蒲二两　琥珀　天花粉　郁金各一两　贝母　瓜蒌各五钱

上为末，姜汁、竹沥丸绿豆大，朱砂为衣，每服二钱。火盛者加黄连一两。

朱砂安神丸见痰火

芩连二陈汤

牛黄苏合丸俱见中风

定志丸　治气虚恍惚、健忘等症。

人参　白茯各三两　远志肉　菖蒲各二两

蜜丸桐子大，朱砂为衣，每服五十丸，食远白汤下。

归术二陈汤　即二陈加当归、白术。

枳桔二陈汤见中风

【附效方】

远志饮子　治心劳虚寒，梦寐惊悸。

远志　茯神　肉桂　人参　酸枣仁炒　黄芪　当归各一两　炙甘草半两

㕮咀，每服四钱，水盏半，枣一姜三，煎七分，日三服。

人参养荣汤 治脾胃俱虚，血气并损，变见诸症，勿论其病，勿论其脉，但用此汤，其病悉退。

白芍一钱五分 人参 陈皮 黄芪蜜炙 桂心 当归 白术 甘草各一钱 熟地 五味子炒，研 茯苓七分半 远志五分

姜枣煎服。

大聪明枕中方

龟甲 龙甲 远志 菖蒲

四味等分为末，酒服。

十味温胆汤 治心神不宁，时忽惊惕，郁滞烦闷，饮食无味。

半夏汤泡 枳实麸炒 陈皮去白，各二钱 白茯去皮，钱半 枣仁炒 远志去心，甘草汁煮 熟地酒洗，焙 五味子 人参去芦，各一钱 炙粉草半钱

水二钟、姜五片、枣一枚，煎一钟，不拘时服。

妙香散 治精神恍惚，虚烦少睡，夜多盗汗，常服补益气血，安镇心神。

山药姜汁炒 茯苓去皮 茯神去皮 远志肉炒 黄芪各一两 人参 桔梗去芦 炙甘草各半两 木香煨，二钱半 辰砂三钱，另研 麝香一钱，另研

上为细末，每服二钱，不拘时温酒调下。

秘旨安神丸 治心血虚而睡中惊悸，或受惊吓而作。

人参 半夏汤泡 酸枣仁炒 茯神各一钱 当归酒洗 橘红 赤芍药炒，各七分 五味子五粒，杵 甘草炙，三分

上为末，姜汁糊丸，芡实大，每服一丸，生姜汤下。

怔 忡

怔者，征也，如将征战者也。忡者，冲也，如忡冲未得疏

也。是皆心脾之症，多因事有不谐，思想无穷，因气盛血少，偶尔遇惊受气，致令气郁生痰，或痰因火动者也。又曰：怔则心胸之气，左右攻击，聚而不散，搐动中焦，致令心有所动，郁烦躁扰，懊侬不宁，坐卧难安，甚则恶心呕哕，有欲吐不吐之状。治当安心养血，清痰理气之剂，如二陈汤加归、术、人参、姜汁炒山栀。若久病则去半夏，用贝母。忡则气上冲心，若胃口所起者有之，若丹田所起者有之，皆因在下浊气，搐动中焦，致使心有不宁，气有不舒，烦乱躁扰，跳动无时，甚则呕哕恶心，所吐饮食，得汗少苏，遇气又发。治当二陈汤，加姜水炒黄连、归、术、人参之类，如火盛不吐者，去半夏，用生连、贝母。

【愚按】怔忡之症，痰因火动之谓也。虽从火治，不可专治其火，大用寒凉之药，使邪气反胜，正气反衰。亦不可专理痰气，过用香燥之剂，使火反动，则病必愈甚，惟当养其心。盖心属火，若心有所主，则火自不妄动，而怔忡之病除矣。治此症者，养血补心，为治之本，清痰理气，为治之末。虽间用苦寒之药，必须姜制，切勿纵其性而升之。若用清痰理气之剂，则又以补养为先，清理佐之。

【治法主意】怔者血之虚，忡者火之盛，养血降火，怔忡自定。

【怔忡主方】

二陈汤见中风　加减药详本症。

【附效方】

平补镇心丹　治心血不足怔忡，夜多异梦，如堕层崖。

白茯　五味子　车前子　茯神　肉桂　熟地酒蒸，各一两　山药　麦门冬　远志肉炙，各一两五钱　天门冬净，一两一钱五分

人参五钱　枣仁炒，二钱五分　龙齿二钱五分　朱砂五钱，为衣

炼蜜为丸，空心米饮下二十丸。

健　忘

健者，建也，如建立其事，随即遗忘也。此症皆因情志不乐，思想无穷，神不自守，心不自安，致使血气耗散，痰涎迷惑，遇事遗忘，名曰健忘也。又有老人而多忘者，此则老人气血衰弱，神思昏迷，志意颓败也。又有心气不能专主，脾气不能善思，随事可应，不能善记，谓之健忘。又有痴愚之人，痰迷心窍，遇事不记，或记而即忘，亦谓之健忘。如或聪明之人，非不能善记，或多记而后忘，此因心事多端，游心千里之外，心不专主，随记随忘也。大抵健忘之症，固非一端，而得病之由，皆本于心肾之不交也。心不下交于肾，则浊火乱其神明；肾不上交于心，则精气伏而不用。火居上则因而为痰，水居下则因而生燥，此健忘之所由起也。

【愚按】健忘之症，遇事而应答不周也，盖其心志有不定也，宜当补养心脾，治以天王补心丸之属。有问事不知首尾，作事忽略而不记者，此因痰迷心窍也，宜当清痰理气，治以牛黄清心丸之属。若老人虚人，而遇事多忘者，宜补养心血，治以养心汤、定志丸。若痴若愚，善遗善忘而不知事体者，宜开导其痰，治以芩连二陈汤。然而此症也，虽由于心肾之不交，而亦由于脾之失养。盖脾主思，心主应，多思则伤脾，多应则伤心，思应太过，则心脾不守。心不守而无所主，脾不守而无所纳，则健忘之症，自此而出，治者惟养心滋肾，而兼补脾，则无有不效者也。

【治法主意】补养心脾，则能多记；开达心孔，则不遗忘。

【健忘主方】

天王补心丹 宁心保神，益血固精，壮力强志，令人不忘。清三焦，化痰涎，祛烦热，除惊悸，疗咽干，养育心神。

熟地 白茯苓 柏子仁 丹参去芦 百部 石菖蒲 牛膝去芦，酒洗 杜仲 天门冬炮，去心 当归 酸枣仁炒玄参 远志甘草水泡，去心 五味子去梗 拣参①去芦 白茯神 桔梗 甘草

各等分，一方有麦门冬。朱砂飞净为衣，蜜丸弹子大，每服一丸，临睡龙汤②化下。

牛黄清心丸 治痰迷心窍。

白芍 麦冬去心 黄芩 当归 防风 白术各一两五钱 柴胡 桔梗 芎䓖 白茯 杏仁各一两二钱五分 神曲 蒲黄炒 人参各二两半 羚羊角 麝香 龙脑各一两 大豆黄卷炒 肉桂 阿胶炒，各一两七钱五分 白蔹 干姜各七钱五分 牛黄研，一两二钱 犀牛屑二两 雄黄飞，八钱 甘草炒，五钱 干山药七钱 金箔千二百片，内四百片为衣 大枣蒸烂，去皮核，研

上除杏仁、金箔、二角屑、牛黄、雄黄、龙脑、麝外，共末和匀，炼蜜与枣膏为丸，每两作十丸，金箔为衣，每服一丸，食后温水下。

养心汤

定志丸俱见惊悸

芩连二陈汤见中风

---

① 拣参：又称官拣参，即人参。

② 龙汤：一说为粪便汁，见唐·义净《南海寄归内法传·除其弊药条》："自有方处，鄙俗久行，病发即服大便小便，疾起便用猪粪猫粪，或堈盛瓮储，号曰龙汤，虽加美名，秽恶斯极。"此说显与本方义不符。据《摄生秘剖》卷一天王补心丹方后，应为龙眼肉煎汤。

【附效方】

琥珀养心丹 治心血虚惊悸，夜卧不安，或怔忡心跳者。

琥珀另研，二钱 龙齿煅，另研，一两 远志黑豆、甘草同煮，去骨 石菖蒲 茯神 柏子仁 人参 酸枣仁炒，各五钱 当归 生地各七钱 黄连三钱 朱砂另研，三钱 牛黄另研，一钱

上为细末，将牛黄、朱砂、琥珀、龙齿研极细，以猪心血丸如黍米大，金箔为衣，每服五十丸，灯心汤下。

酸枣仁汤 治心肾不交，精血虚耗，痰饮内蓄，怔忡恍惚，夜卧不安。

酸枣仁炒，一两半 远志 黄芪 莲肉去心 罗参 当归 白茯 茯神各一两 陈皮 粉草各半两

㕮咀，每服四钱，水一盏半，姜三枣一，煎七分，临卧服，日三服。

柏子养心丸

柏子仁拣净，微蒸，晒去壳 黑玄参酒洗，各二两 枸杞水洗净，晒干，三两 麦冬肉 茯神各一两 熟地酒浸 甘草去粗皮 当归酒洗 石菖蒲洗净，各五钱

上为末，蜜丸桐子大，每服五六十丸，白滚汤下。

汗

东垣曰：人之汗犹天地之雨也。阴滋其湿，则为露、雾、雨也。阴血内攻，则使汗出如雨也。故阴邪内入，非发汗不能疏泄其邪。但汗不可太过，多汗则亡阳，何也？盖汗由血化，血自气生，在内为血，发外为汗。又汗乃心之液，自汗之症，未有不由心肾俱虚而得者。［批］汗为心液，而肾主五液，故汗证未有不由心肾虚而得者。心虚则阳不能卫外而为固，肾虚则阴不能内

营而退藏。阴虚阳必辏①，发热而自汗；阳虚阴必乘，发厥而自汗。此阴阳虚实之所致也。治疗之法，阳虚阴必乘，宜用生脉散，敛而实之；阴虚阳必辏，宜用当归六黄汤，收而敛之。又有阳盛不能养心以自守，阴虚不能外护以自持，致令津液耗散，腠理不密，因静而内攻，故睡而汗出，醒则阳气自泄，而汗亦止，是盖谓之盗汗。非若自汗之症，所出不时，觉亦不止者。大率自汗由阳虚所致，盗汗因阴虚所乘。阳虚者，心气之不足，宜收以敛；阴虚者，肾气之不足，宜补而实。《举要》曰：自汗阳亏，盗汗阴虚，东垣有法，对症可施。

【愚按】汗症，非惟自汗、盗汗，亦有头汗者，谓头面多汗，或食汤饭酒面，使热蒸于上，则头面汗出，淋漓疏泄，故谓之头汗。此阴虚不能以附阳也，宜以当归六黄汤治之。又有心汗者，当心膻中聚而有汗，皆因多思有伤心脾，致令汗出心孔，宜以生脉散，或六味地黄丸敛之。又有阴汗者，谓至阴之处，或两腿挟中，行走动劳，汗出腥秽，宜以泽泻为末，盐汤下之。或有鼻汗者，凡遇食饮汤饭，则鼻上多汗，此肺虚乘热也，此宜益肺凉血，可用人参固本丸。又有腋汗者，两腋之下，遇动彻则有汗，此肝虚乘热也，宜以补肝养血，可用六味地黄丸。亦有手足有汗，遇天寒则汗多，此阳盛其阴也，此宜抑阳补肾，可用滋阴补肾丸。［批］饮食饱甚，汗出于胃；惊而夺精，汗出于心；持重远行，汗出于肾；疾走恐惧，汗出于肝；摇体劳苦，汗出于脾。

【治法主意】敛汗必须酸枣，无滋阴则汗不收，俱以四物为主，阳虚佐以参、麦，阴虚佐以参、芪。

---

① 辏：车辐聚于毂，引申为聚集。

【汗主方】

生脉散见燥症

当归六黄汤　治盗汗之圣药。

当归　生地黄　熟地黄　黄檗　黄芩　黄连各一钱　黄芪二钱

水二钟，煎一钟，临卧服。

六味地黄丸见火症

人参固本丸

天门　麦门　生地　熟地　人参

各等分，蜜丸桐子大，每服七八十丸，空心盐汤下。

滋阴补肾丸

黄柏　知母各二两　熟地三两　归身二两　牛膝　茯苓　泽泻各一两

上为末，蜜丸梧子大，每服六七十丸，白汤送下。

【附效方】

加味补中益气汤　治阳虚自汗。

人参　黄芪　当归身　白术　升麻　柴胡　橘红　甘草　麻黄根　浮小麦　白芍　桂枝　酸枣仁

虚极者加附子二片。枣二枚，水煎温服。

加味当归六黄汤　治盗汗。

本方加枣仁　牡蛎　明冬①各七分　五味子九粒

枣二枚，水煎温服。

加减黄芪建中汤

黄芪一钱　官桂　甘草　白芍各五分　人参　当归各一钱

① 明冬：陈本作“门冬”，天冬别名。

枣二枚，水煎温服。

虚　损

虚者，血气之虚也；损者，腑脏之损也。《内经》曰：肾肝之阴升，心肺之阳降，而为平和之气血也。如或斫丧[1]无度，负重劳伤，或梦遗精滑，或淋漓带浊，以致精血耗散，阳火燔腾，此为阴不升而阳不降，以成虚损之症，乃阴虚也。又有内伤之症，饮食不节，起居失时，奔驰劳碌，或伤筋动骨，或忧思郁结，以致心肺之阳失守，肾肝之阴不生，此为阳不升而阴不降，以成虚损之症，乃阳虚也。东垣曰：内伤发热，是谓负重奔驰，阳气自伤，不能升达，自伤阴分，而为内热，此阳虚也，其脉大而无力，以属脾肺之病；阴虚发热，是谓精元失守，阴血自虚，不能制火，使阳气升腾而为内热，此阳旺而阴虚也，其脉数而无力，以属心肾之症。［批］人之虚损不属于气，即属于血，五脏六腑莫能外焉。而独重脾肾者，盖水为万物之元，土为万物之母，二者安和，百病不生。故脾肺之病，理脾为主；心肾之症，补肾为先。此前哲有言曰：土旺而金生，勿拘拘于保肺；水壮而火熄，毋汲汲于清心也。若理脾补肾，法当兼行，而两者并衡，脾复较重，以脾土能上交于心，下交于肾故耳。吾尝辨之，阳虚多痼冷，阴虚多积热；阳虚则面无精彩而形体痿弱，阴虚则气急咳嗽而盗汗发热。此其阴阳不能和平也，水火不能既济也，荣卫不能流行也，百脉不能荣养也，腑脏不能灌溉也，表里不能卫护也，故得虚损否极之症。其症百节烦疼，腰瘦脚软；或胸闷短气，心烦不安；或耳鸣目眩，咳嗽寒热；或盗汗遗精，白浊飧泄；或

① 斫丧：摧残、伤害，特指因沉溺酒色以致伤害身体。

食少无味，不作肌肤；或睡中惊悸，午后发热；或怠倦无力，四肢不收；或虚火上攻，面赤喘急。有一症见，即当因其病而药之。若视其症之不大，自为起居可动，作为可施，饮食可进，不加调治。及病深人惫，始欲收救，不可得矣。吾尝见损于心者伤其荣，宜安心而养血；损于肺者伤其卫，宜益肺而养气；损于脾者多不食，宜和中而健脾；损于肝者多暴怒，宜开郁而行气；损于肾者多伤欲，宜补其精，坚其骨，而益其髓，此治之大法也。若《局方》用温热之剂以劫虚，虽脾得温而进食，亦能暂可，而不知质有厚薄，病有浅深，一或失手，将何救挽？此大热之药，决不可用以济阴虚者也。又谓丹溪剂用苦寒，以救阴火，亦不知苦寒虽除其热，而其元不能自生肾水，反被其所害。故经曰：阴虚火动亦发热，勿骤凉治。谓虚热勿以凉药为治也。又曰轻可降散，实则可泻，重者难疗，从治可施。然虽曰从治，而苦寒之剂，但可施于一时，实非调治之良法也。若夫调治之法，必须不寒不热，将和中之剂而为温补之药，以调养之，则阴可升而阳可降，精可生而神可足，使气血有以依附，脏腑有以和平矣。

【愚按】虚损一症，如虚者，气之虚也，血之虚也，阴之虚也，阳之虚也；损者，损于心则惊悸怔忡，损于肺则痰涎咳嗽，损于脾则饮食逆害，损于肝则吐衄筋挛，损于肾则骨痿少气。此虚损之所由也，治者当因是推之，各归其条而用治。且如气之虚者，必劳力，必失饥，必强涉于道路，以致元本空虚，此内伤元气之故也，当用补中益气汤治之。血之虚者，或吐衄，或崩漏，或大小便下血，以致血空虚损，此内伤阴血之故也，宜以四物加减用治。阴虚者，真阴之虚，或斫丧，或梦遗，以致真阴不守，精血耗散，而为不足之症，宜用十全大补汤主之。

阳虚者，真阳之虚也，若自汗，若痼冷，以致真阳不足，而为下陷之症，宜用生脉散、人参理中汤，或补中益气汤，当因其症而用之。大抵虚损之药，不可大热，不可大寒，不可大补，必须温养之剂，通和荣卫，发生真元，致使精神内守，血气内和，而复天赋之禀受。［批］东垣曰：甘温能除大热。又曰：血脱补气。又曰：独阴不长。春夏之温，可以发育；秋冬之寒，不能生长。此等至论，不可不知。否则，损于肺，皮聚而毛落；损于心，血脉虚少，不能荣于腑脏；损于脾，肌肉消瘦，食饮不为肌肤；损于肝，筋缓不能自收持；损于肾，骨痿不能起于床。凡若此者，皆虚损必死之症也。

【治法主意】阴虚补其阴，阳虚补其阳，补阳不可以伐阴，补阴不可以损阳。

【虚损主方】

朴附二陈汤

补中益气汤

四物汤

十全大补汤俱见中风

生脉散见燥症

人参理中汤见中风

内　伤

内伤者，有饮食所伤，有劳力所伤，有房劳所伤，皆言内伤之症也。［批］劳役过度，饮食不节，中气受伤，虚火炎上，亦作寒，头痛发热身痛，有类外感，先贤因命此名以别之，《内经》称为

“解㑊①”，今人往往误作外感施治，死亦不悔，悲哉，悲哉！若将东垣内外伤辨潜心玩味，临症自无惑矣。在治者，分别而推之。如饮食所伤之症，脾胃所伤也。盖脾主运化，伤则所运皆难，而中气胀闷，食饮不思，遇食则有所恶，或食下作疼，四肢倦怠，口多粗气，其脉右关紧盛，治以消导宽中为主，宜用二陈汤加厚朴、香附之剂。若面食所伤加麦蘖，米食所伤加神曲，生冷所伤加吴萸，鱼蟹所伤加干姜，形寒饮冷所伤加苍、朴、白术，酒食所伤加干葛、山楂。设或劳力所伤之症，此气血之所伤也。百节疼痛，腿足酸倦，无气以动，亦无气以言，此为内伤元气也，治宜补中益气汤。又有房劳所伤之症，精血之所伤也。伤精则脉数，伤血则脉虚，其症精神困倦，饮食无味，头晕腰瘦，小腹急疾，治以滋阴养血，添精补髓之剂，宜用四物汤加参、术、麦冬、五味、牛膝、枸杞之类。又有醉饱行房，为脾肾之内伤。伤脾则中脘作疼，伤肾则少腹急疾，小便不利，亦宜补中益气汤加山楂、厚朴。又有房劳之后，继以劳力，或劳力之后，加以行房，是则伤精伤气之症也。伤精则精神不守，伤气则四肢不收，治宜十全大补汤加酸枣仁、五味子。又有醉饱而劳力者，此劳伤脾气之症也。［批］若元气既虚，又复伤食，为不足中之有余，寸关必滑，当助脾消导，不可过用克伐。脾主运化，劳伤元气，则健运者难，而中气胀闷，气急咳嗽矣，宜当健脾为主，行气次之，治以二陈汤加白术、厚朴、山楂、当归之类。亦有劳伤元气，加以醉饱房劳者，此伤其真气。正气下陷，亏损脾土，运化不行，致令相火攻入，大小二便欲出不出，欲利不利，急坠作疼，无从上下，治宜升提之剂，如补中益气汤加

① 㑊（yì亦）：原作“跡”，据《素问·平人气象论》篇改。

黄柏之类。知者详之。

【愚按】内伤之证，不可枚举，各有症治之不同。［批］凡遇内伤外感兼病者，如内伤重外感轻，以补养为先；若外感重内伤轻，以发散为先。东垣虽载方书中，有内伤外感之辨，但不分劳伤、房劳、饮食所伤之论，皆以为内伤元气，一同施治，使后之学者，俱以补中益气汤为主。殊不知补中益气，在劳伤而元气下陷者可也，若使精血不足之症，而用升提之剂，则下元愈提愈亏，岂为善用良法者哉？又论内伤醉饱之症，此饮食不行，停聚中膈，善为消导可也。若用补中益气，内有参、芪等剂，恐得实实虚虚之患矣。［批］东垣用补中益气加减，其中亦兼汗下散表，而此言不可概用者，谓下焦阴虚火盛，与饮食停聚中膈者，不宜服也。在医者当以理而推之。

【治法主意】内伤精血宜大补，内伤元气宜温补，内伤饮食宜消导，不可善①行克伐者也。

【附聂久吾《奇效医述》论】

或问曰：内伤挟外感，与外感兼内伤，何所分别？曰：先有内伤而后感寒，谓之内伤挟外感；先有外感而又内伤，谓之外感兼内伤。此大同小异，其治法亦大略相同也。［批］内伤挟外感日久，烦闷郁热，法宜先清后补。然内伤不必皆房劳，或饮食伤脾胃，或劳倦伤神气，皆谓之内伤，但不若房劳为甚耳。或又问曰：内伤外感相并，俗谓之两感，言其内外两受病，非仲景伤寒阴阳两感之谓也。此病举世不能治，即治之全活者甚少，何者？欲攻外邪则愈损正气，而虚怯以死；欲补正气则反助外邪，而热燥以死。且自古名公方论，不惟仲景伤寒诸篇，无一

① 善：多、好。陈本作“纯”，义亦可。

言及内伤。即东垣内伤外感论，言之虽详，然其意恐人误认内伤发热为外感发热，因辩若何为内伤当补，若何为外感当发。至于内伤挟外感等症，并未论及，亦无治法。丹溪亦言之未详。古人未传，无怪乎时医之不能治此病也。今子分两截治之，先清其外邪，而后补其内虚，起死回生，识见超越千古矣。然此为日久而外邪入里者立法也，若内伤挟外感初起一二日，寒邪尚在表者，用何法治之？曰此当速发其汗，强壮者用羌活汤发之，怯弱者用加减参苏饮发之。一汗之后，即当用补虚，甚者用加减补中益气汤补之，虚未甚者，用生脉散补之。［批］妙在分轻重治之。此其收功，比外邪入里者尤速也。若发汗后不补，则虚阳外散，发热死矣。

【内伤主方】

二陈汤

四物汤

十全大补汤俱见中风　加减药详本症。

补中益气汤附东垣加减法

黄芪一钱　人参病甚者一钱　炙甘草五分或七分　白术　当归各七分　陈皮五分　升麻　柴胡二味酒炒，各三分，多汗蜜拌炒

用姜、枣煎。

东垣曰：脾胃一虚，肺气先绝，故用黄芪以实腠理，不令自汗出也。上气喘促，损其元气，用人参以补之。心火乘脾，用炙甘草之甘温以泻火热而补胃中元气。若脾胃急痛、腹中急迫者，宜多用之。此三味除湿热、烦热之圣药也。白术苦甘温，除胃中热、利腰脐间血。升麻、柴胡苦平，味之薄者，升胃中之清气，又引黄芪、甘草甘温之气上升，能补卫气之散解而实其表，又缓带脉之数急。用当归以和血脉，橘红以理胸中之气，

又能助阳气上升以散滞气，助诸甘辛为用。或少加黄柏以救肾水而泻阴中之伏火也。表热者，一二服，气和微汗而愈。

如咽干者加干葛。如心刺痛，乃血不足，加当归。如精神短少加人参、五味子。如头痛加蔓荆子，痛甚加川芎。顶痛脑痛加藁本、细辛。有痰加半夏、生姜。如咳嗽，夏加五味、麦门冬，秋冬加藕节、麻黄，春加佛耳草、款冬花。久咳，肺中伏火，去人参。如食不下，乃胸中有寒，或气涩滞，加青皮、木香、陈皮，寒月加益智、草豆蔻，夏月更加芩、连，秋加槟榔、砂仁。如心下痞闷，加芍药、黄连。如腹胀加枳实、木香、砂仁、厚朴。天寒加生姜、肉桂。如腹痛加白芍、甘草。有寒加桂心，夏加干葛、黄芩、芍药，冬加益智、草豆蔻、半夏。如胁痛，或缩急加柴胡、甘草。如脐下痛加熟地黄，不已乃是寒也，加肉桂。如大便闭塞加当归、大黄。如脚乏力或痛加黄柏、防己，无力而软加牛膝、杜仲。

三锡曰：此方加减法原为中气不足而有火者设。余尝治脾胃两虚，食不甘，且不化者，减当归，加麦糵、神曲、山楂，大获奇验。第①下焦阴虚火盛者不宜服。

若本方减当归、白术，加苍术五分、木香二分，即调中益气汤，治四肢倦怠，肢节疼痛，身体沉重，烦心不安，口失滋味，米谷不化，嗜卧无力，不思饮食，饱②满短气。

若本方去白术，加草豆蔻四分、黄柏三分、神曲三分，即升阳顺气汤，治饮食不调，劳役所伤，腹胁满闷，饥常如饱。

【附聂久吾先生内伤挟外感先清后补效方】

---

① 第：只是。《正字通》："第，但也。"

② 饱：原作"胞"，据文义改。

羌活汤 强壮者服此发散。

羌活 苏叶 白干葛各一钱 苍术 防风各六分 白芷 小川芎 去白陈皮各五分 生香附七分 甘草三分

生姜三片同煎，热服取汗。

加减参苏饮 弱者服此发散。

人参五分，虚甚者加至一钱 苏叶 干葛各一钱 去白陈皮 制半夏各五分 白茯苓六分 甘草三分 香附 白芷 小川芎各五分 防风五分

生姜三片同煎，热服取汗。

加减补中益气汤 虚甚者用此补。

人参二钱 黄芪蜜炙 当归身 麦冬各一钱五分 去白陈皮 炙甘草 柴胡各五分 白术去芦去皮，六分 北五味子大颗者研碎，九粒

生姜一片、好胶枣一枚，洗净同煎。

生脉散 未虚甚者用此补。

人参一钱五分 麦冬二钱 北五味五分，打碎

单水煎，不拘时服。觉精神虚弱，连服数剂亦可。觉有火，加酒炒黄柏三分。

消渴附强中

消渴之症有三，欲饮而无度者是也。盖水包天地，先贤之说异矣。然则人身之水，亦可以包涵五脏乎？夫天一之水，肾实主之。膀胱为津液之腑，所以宣行化令，而肾水上乘于肺，故识者以肺为津液之脏，通彻上下，随气升降，是以三焦脏腑，皆囿乎真水之中。《素问》以水之本在于肾，末在于肺者，此也。真水不竭，安有所谓渴哉？人惟淫欲恣情，酒色是躭，好

食炙煿辛辣动火之物，或多服升阳金石之剂，遂使水火不能既济，火挟热而上行，脏腑枯涸而燥炽，津液上竭而欲水，日夜好饮而难禁，以成三消者也。然三消者何？彼多饮水而少食，大小便甚常，或数而频少，烦躁舌赤，此为上消，乃心火炎于肺也。宜当泻心火补肾水，使肺得清化之令，则渴自止。若饮水多而小便赤黄，善饥不烦，但肌肉消瘦者，乃为中消，此邪热留于胃也。宜当清胃火而益肾水，则脾得健运之机，水得清化之令，自然不渴者矣。若小便淋如膏糊，欲饮不多，随即溺下，面黑体瘦，骨节酸疼，是为下消，此邪积于肾也。宜当清膀胱之湿热，益肾水之本源，使健运之令有常，生化之机不失，渴自无矣。［批］医巫闾子曰：治消之法，无分上中下，先治肾为急，惟六味、八味及加减八味，随症而服，降其心火、滋其肾水，则渴自止矣。白虎、承气非其治也。向山曰：故后有初起之说，不能食而渴者，末传必得中满，盖因多服泻火之药，内热未除，中寒复生，故成鼓胀也；能食而渴者，末传必发背疽，乃食甘肥，多膏粱之变。如肾消者，末传多生脑痈，由肾主骨，脑者髓之海，故其疮多不溃溃，亦赤水甚，则或紫或黑，此火极似水之象，惟峻补其阴者可救也。又有强中消渴，其死可立而待也，此虚阳之火妄动于下，虽泄而不休，致使肾脏枯竭，欲得茶水相救，殊不知愈饮而愈渴也。元气衰弱，水积不行，小腹胀满，小便疼而难出，有必死之理也。若夫治三消之法，当何以乎？宜以白术散养脾生津为主，或用五味、乌梅、参、麦、地黄、天花粉之类。上消者加山栀、黄芩，中消者加黄连、白术，下消者加黄柏、知母。切不可投大寒冷之药而使脾阴愈伤也，治宜谨之。

【愚按】河间曰：饮水多而小便多者，名曰消渴。饮食多而不甚渴，小便数而消瘦者，名曰消中。渴而饮水不绝，腿消瘦而小便有脂液者，名曰肾消。此三者，其燥热一也。《内经》曰二阳结谓之消，正此谓也。是故治此症者，补肾水阴寒之虚而泻心火阳热之极，除肠胃燥热之胜，济阴中津液之衰，使阴阳和而不结，腑脏和而不枯，气血利而不涩，水火济而不滞，此治之之大法也。如消渴初起，用人参白虎汤，久而生脉散。中消初发，调胃承气汤，久则参苓白术散。肾消初起，清心莲子饮，久而六味地黄丸。［批］如三消但能依方多服七味白术散、人参生脉散与八味地黄汤，大剂滋阴引火归原，则自无不效之理，且免中满疽痈后患。强中者，谓小便强硬不能软。皆因虚阳之气妄动下焦，不交自泄，或泄而又欲交搆①，动辄不已，痒麻难过，或精道妄来，如血如脂，肌肤日减，荣卫空虚，谓之强中。毙不久矣，虽用荠苨丸亦可回生，然亦未可尽恃也。如望治之，其初起时，可用归、芍、牛膝、枸杞子、五味、熟地、黄连、青皮之类。然须首绝房劳者可救，否则不治。

【治法主意】消渴虽是燥热，不可太用苦寒，致使脾气不行，结成中满。不可又与香燥助热，内结痰喘，生疽生痈。至要绝欲以生津，饮水多不禁。

【消渴主方】

白术散 治虚风多汗少气，不治将成消渴。

牡蛎煅，三钱 白术一两二钱半 防风二两半

为末，每服一钱，温水调下。

人参白虎汤见伤寒

生脉散见燥症

调胃承气汤见中风

① 交搆：指明阳交合、交接。同“交媾”，亦作“交姤”。

参苓白术散见脾胃

清心莲子饮

黄芪　石莲肉　白茯苓　人参　黄芩　甘草　地骨皮　麦门冬　车前子

发热加柴胡、薄荷。水煎服。

六味地黄丸见火症

荠苨丸　治消中，日夜尿八九升者。

猪肾一具　大豆一升　荠苨①　石膏各三两　人参　茯苓　知母　葛根　黄芩　磁石　甘草　瓜蒌仁各二两

上㕮咀，用水一斗五升，先煮猪肾、大豆，取一斗，去渣，下药煮取三升，分作三服，渴急饮之。下焦热者，夜服一剂，渴止勿服。

痨　瘵

痨者，劳也，劳损血气也；瘵者，败也，腑脏败坏也。［批］劳者伤也，因伤而成劳者也。劳病根因各自不同，酒伤肺，色伤肾，思虑上心，劳倦饮食伤脾，忿怒伤肝，此五者皆能致劳也。大约酒色成劳者多耳。经云：痨瘵阴虚。如阴虚当补其阴，今也不补其阴，而反斫丧其阴，是则阴常不足，阳常有余，任意所为，随性所出，而成痨瘵者多矣。吾尝嗟而叹之，人之生也，充禀天地至灵之气，宜保养真元，固守根本，则万病不生，四体康健。若致精元失守，疾病蜂起，如大厦将颠，有工不足为之计，有力不能以自持，坐视其倾覆耳，其何以乎？故曰：诸病莫难于劳症，言其真脏病也。丹溪曰：痨症者，因其年壮不知事体，

① 荠苨：桔梗科草本植物荠苨的根。味甘，性寒，功能润燥化痰、清热解毒。

气血充满，妄将酒色以嗜贪，日夜思想以无度，劳伤心肾，耗散真元，遂使相火妄动，燔烁中外，津液失守，咳嗽内促，肌肉消化，痰涎壅盛，由是体热自骨所出，精神虚败，泄泻不食，气急痰喘见焉，盗汗羸瘦生焉，谓之火盛金衰，血虚气旺之症。重则半年而毙，轻则一载而亡，况治者不究其源，不穷其本，或见火胜投之以大寒之剂，或见阴虚攻之以大热之药。殊不知大寒则愈虚其中，大热则愈竭其内，故世之医痨者，百无一痊者焉。此必施以温养之剂，斯能滋补真阴，虽或功效见迟，而实为治本之药。当用归、芎、知、贝、玄参、花粉、麦冬、枣仁之属，温而补之，使阴可升而火可降，血可生而气可和，方合经言温存调养也。又必审其症之可否，脉之虚实，如气虚加人参，泄泻加白术，咳嗽加阿胶，火胜加山栀，热胜加黄芩，心烦加生地，咯血加犀角，自汗加黄芪，相火动加盐酒炒黄柏，腰疼加杜仲，骨痛加牛膝，夜热加骨皮，昼热加丹皮，遗精加枸杞，阳虚加山萸，此施治之大法也。再审其脉之可否，如脉经曰：骨蒸劳热，脉数而虚，热而涩小，必殒其躯，如汗加嗽，非药可除。此为大损之症也，必要滋养得宜，绝房室、断妄想、戒暴怒、节饮食，［批］要紧，要紧！毋劳其筋骨，毋伤其气血，以培其根，益其虚，补其损，然后服药调治，必兼治骨之剂，合成丸剂而服之。如龟甲、鳖甲、五味、熟地、鹿茸、虎骨之类，自能少可也。不然，病之新而浅者，或有可生，久而困者，难为调理，及至传尸之地，又何得而瘥也耶，诚可惜乎！

【愚按】痨之一症，劳伤气血。盖气血不能周流，滞塞脉络，郁而成湿，遏而成热，湿热生虫，谓之痨虫，热汗内聚，谓之骨蒸，如汗如嗽，谓之劳嗽，热多痰盛，肌肉消瘦，痰盛则重，肉消则死，故曰劳。伤心肾而成痨者，色欲过度而成痨者，又有久疟不止而成痨者，吐血伤力而成痨者，久病咳嗽而成痨者，久病脾虚而成痨者，有因传染而成痨者，症虽不同，宜各调治。吾尝考之，五劳之症，郁怒太甚，不能发越，久而蓄积，谓之肝劳；焦思太过，耗散精血，神不能守，谓之心劳；忧愁劳倦，饮食失调，阴不能静，谓之脾劳；境遇悲苦，情不能乐，郁遏生虫，谓之肺劳；色欲无节，斫丧无穷，精血耗散，谓之肾劳。[批] 损于肝者缓其中，损于心者滋其荣，损于脾者适其寒温、调其饮食，损于肺者益其气，损于肾者益其精，此治损之法也。此所谓劳于五脏，即生五虫者也。何也？虫因气化，气聚则生，气热则长，气衰则胜，气去则出。所以治虫之药，不能刑于五脏，而五虫之症，不能效验于今古也。哀哉！

然而治劳之要，则不过阴虚、阳虚、阴阳两虚三者而已，在精察而酌处之，勿令误也。如阳虚而误用补阴之药，则吐逆、闷痞、渗泄之症生焉，其人解跡；如阴虚而误用补阳之药，则盗汗、嗽热、梦遗之症成焉，其人烦躁。今世之医者，凡见人有自汗、怠惰、嗜卧、食少，皆用补中益气、十全大补，固当矣。至于阴虚而怠惰、少食、癯①弱、盗汗，亦每用之，甚者明见，其吐血、发热、咳嗽，尤用之不置焉，是促其亡者也。盖阴既虚矣，而尤补阳，则阳愈亢，阴愈虚，诸病悉加矣。此吾已于前内伤言之。至若丹溪论阴阳虚之症，谓阴虚则热在午后、子前，阴虚则汗从寐时盗出，阴虚则气不降而涎痰上逆，连绵吐出不已，以阴虚者用四物汤，加知、柏主之。而世医遵用治痰，乃万无一效者何哉？夫阴既虚，火又上炎，而芎、归皆味辛，气大温，非滋虚降火之药。又川芎上窜，尤非虚炎短

① 癯（qú 瞿）：瘦。

乏者所宜；地黄泥膈，非胃弱食少痰多者所宜；知、柏苦辛大寒，虽曰滋阴，其实燥而损血，虽曰降火，其实苦先入心，久而增气，反能助火，至其败胃所不待言。用药如此，乌能奏功也。吾每用薏苡、百合、桑皮、地骨皮、牡丹皮、枇杷叶、五味、酸枣之属，佐以生地汁、藕汁、乳汁、童便，如咳嗽则多用桑皮、枇杷叶，有痰则增贝母，有血则多用薏苡、百合、阿胶，热甚则多用地骨皮，食少则用薏苡仁至七八钱。而麦冬常为之主，以保肺金而滋生化之源，无不应手而效也。又旧有葛可久《十药神书》方法治劳，渐次用药，大有神验。然亦要用之得当，其药非预制不能也。其方载在《古今医统》与张三锡《治法汇》。怀救人之心者，其当细细考验也欤。

【治法主意】凡治劳损，不可伐肾，然肾当补而勿泻。五劳之症，由肾所出，补肾而兼用骨药，所治自可。

【痨瘵主方】

补中益气汤

十全大补汤

四物汤俱见中风

薏苡百合麦冬汤详本症

咳　嗽

脉经曰：咳嗽所因，浮风紧寒，数热细实，房劳涩难，右关濡者，疲极肝衰，浮短肺伤，法当咳嗽。又曰：五脏之嗽，各视本位，浮紧虚寒，沉数实热，洪滑多痰，弦涩少血，形盛脉细，不足以息，沉小伏匿，皆是死脉，惟有浮大而嗽者生。[批] 经曰：五脏六腑皆令人欬，非独肺也。各以其时受病，非其时则传而与之，故肺之受邪乘秋，肝之受邪乘春，心之受邪乘夏，脾之受邪乘至阴，肾之受邪乘冬。肺欬之状，欬而喘息有音，甚则唾血。心欬之状，欬则心痛，喉中介介如梗，甚则咽肿喉痹。肝欬之状，欬则两胁下痛，甚则不可以转，转则两胠下满。脾欬之状，欬则右胠下痛阴阴引肩背，甚则不可以动，动则欬剧。肾欬之状，欬则腰背相引而痛，甚则欬涎。若脾欬不已则胃受之，胃欬之状，欬而呕，呕甚则虫出。肝欬不已则胆受之，胆欬之状，欬呕苦汁。肺欬不已则大肠受之，大肠欬状，欬而遗矢。心欬不已则小肠受之，小肠欬状，欬而失气，气与欬俱失。肾欬不已则膀胱受之，膀胱欬状，欬而遗溺。六腑久欬不已则三焦受之，三焦欬状，欬而腹满，不欲饮食。此皆聚于胃，关于肺，使人多涕唾而面浮肿气逆也。其言关于肺者，肺为脏腑之华盖，又为皮毛之合，故先受邪气也。其何以不言嗽，言欬而嗽在其中矣。外症内脉，参考均停，此辨咳嗽之脉法也。夫嗽者，谓有声，肺气伤而声不清，肺由火烁也。嗽者谓有痰，脾湿动而生痰，脾受湿侵也；咳嗽谓有声有痰，既有火烁，又有痰侵，脾肺俱病者也。或有谓因伤肺气而动湿热者，或有谓因火积热而伤肺金者，病虽不同，然其要皆主于肺而生于脾也。吾观伤风之症，鼻塞声重，咳嗽有痰，此肺气不利而得之也；虚损之症，热盛声哑，欬嗽无痰，此肺火盛而见之也。脾虚之症，嗽多稠痰，胸膈不利，大便溏泄，此脾湿动而痰壅也。又有热痰者，痰因火动，或好食炙煿、酒面、膏粱、油腻等物，蓄积于内，化为稠痰，故发而为胸满气急、痰喘不利，此脾火动而痰盛也。治疗之法，用二陈汤治痰，而嗽自止；枳壳利气，则痰自消；茯苓、甘草和中，则痰自运。设若有寒者加苏、麻，有火者加芩、连，有郁者加山楂、厚朴，有风者加荆、防，有食者加曲、蘖，脾虚者加白术，此用药之法也。戴氏又曰：风寒者宜温，鼻塞声重，恶寒是也；火者宜降，有声痰少，面赤是也；劳者宜补，盗汗出，肌肉脱，痰唾稠黏，寒热乍发是也。

又有肺胀者，动而喘嗽，胸满气急，卧不一床是也。痰嗽者，痰涎壅盛，动彻便有稠痰，因嗽而痰不已也。

为究其源，则不过内伤外感而已。风寒暑湿伤于外，则先中于皮毛，皮毛为肺之合，肺邪不解，他经亦病此，自肺而后传于诸脏也。劳欲情志伤于内，则脏气受伤，先由阴分而病及上焦，此自诸脏而后传于肺也。自表而入者病在阳，宜辛温以散邪，则肺清而欬嗽愈。自内而生者病在阴，宜甘以壮水，润以养金，则肺宁而欬嗽痊。然而治表者药不宜静，静则留连不解，变生他病，故忌寒凉收敛，如《五脏生成篇》所谓肺欲辛是也。治内者药不宜动，动则虚火不宁，燥养愈甚，故忌辛香燥热，如《宣明五气篇》所谓辛走气，气病无多食辛是也。然治表者虽宜动以散邪，若形病俱虚者，又当补中气而佐以和解。倘专于发散，恐肺气益弱，腠理益疏，邪乘虚入，病必增剧也。治里者虽宜静以养阴，若命门火衰，不能归元则参芪桂附，在所必用。否则气不化水，终无补于气也。其在老人、虚人，皆以温养脾肺为主，稍治标可也，若欲速愈，而亟攻其邪因而危困者多矣，可不谨诸？

【愚再按】五脏之病，何以咳嗽而独属之于肺经也？盖肺主气不利而致痰，虽痰火风寒湿热之所因，而实本于肺经之感受也。但肺为诸气之源，而又为脏腑之统领，故凡病自气而生，莫不由夫肺气不利之所致也。故治者必须清气为先，分导次之。且如脾湿动而生痰，谓之痰嗽，宜当清痰理气。火气盛而伤金，谓之火嗽，宜当降火清金。设或寒气闭肺而致嗽，宜当发汗而清寒。风气乘肺而致嗽，宜当驱风而清气。洁古云：秋伤于湿，冬生咳嗽，此湿伤肺金而然也，宜当清湿而敛肺。丹溪又曰：午上嗽者属肺火，午后嗽者属阴虚，五更嗽者属食积，见风嗽者属风寒，嗽而恶寒者属虚寒，嗽而有血者属内损，嗽而失气者属内伤。大率嗽之为病不一端，嗽之治法不一理，因其症而药之为得也。

【治法主意】咳主乎寒，欬主乎火，嗽主乎痰。治肺之病，清痰理气为要。而欲清其痰，又须以理气为先。

【咳嗽主方】

二陈汤见中风　加减药详本症。

【附效方】

加味三拗汤　治咳因于寒，误服凉药失声，用此发散。

杏仁拣去双仁者，不去皮尖，二钱半　麻黄二钱　生甘草五分　羌活　桔梗各八分　防风去芦，一钱　生姜三钱，切细

水煎带热服。

卷之五

眩　晕

脉经曰：头眩旋晕，火积其痰，或本气虚，治痰为先。丹溪曰：眩晕者，痰动于气也。经又曰诸风掉眩，乃肝木。又谓眩晕动摇，痛而脉弦，盖见热甚则生风，气胜则生痰，木胜则生火，皆因金衰不能以平之也。［批］眩晕俱属痰火，但分虚实多少而治。刘宗厚①曰：眩晕上实下虚所致。所谓下虚者，血与气也；所谓上实者，痰火泛上也。急则治痰火，缓则补元气。其症发于仓卒之间，首如物蒙，心如物扰，招摇不定，眼目昏花，如立舟船之上，起则欲倒，恶心冲心，呕逆奔上，得吐少苏，此真眩晕也，宜以二陈汤加厚朴、香附、白术、炒黑干姜之类。又有体虚之人，外为四气所感，内因七情所伤，郁结成痰，令人一时眩晕者有之。但目暗口噤，头痛项强，手足厥冷为验，亦宜前方加当归，有火者加姜汁、炒山栀，有热者加酒炒黄芩。又有因于风者，则脉浮、自汗、恶风、项强不仁；因于寒者，则脉紧、无汗、恶寒、筋挛掣动；因于暑者，则脉虚、烦热、有汗，躁闷不宁；因于湿者，则脉濡、吐逆、恶心、胸满、腹胀。此六气外感而眩晕也，亦宜前方用治，如风加防风，寒加紫苏，湿加苍术，暑加黄连。至于七情内伤，郁结中焦而为痰饮，随气上攻，令人头眩，此气虚生痰而眩晕也，亦宜本方去干姜，

① 刘宗厚：刘纯，字宗厚，元明间吴陵（今属江苏）人。刘完素九世孙，其父刘叔渊受医于朱震亨，著有《医经小学》《伤寒治例》《杂病治例》等。

加生姜、山楂。［批］《正传》①云：人肥白而作眩晕者，治宜清痰降火为先，而兼补气之药；人黑瘦而作眩晕者，治宜滋阴降火为要，而带抑肝之剂。丹溪曰：眩晕者，中风之渐也。如肥白人气虚挟痰，四君二陈倍蜜炙黄芪，少加荆穗、川芎以清利头目，或加蔓荆子。亦有醉饱房劳，损伤精血，肾家不能纳气归元，使诸气逆奔而上，此气虚而眩晕也。［批］《治法汇》曰：淫欲过度，肾虚不能纳气归元，使诸气奔上，宜益气补肾汤。吐衄奔漏②，肝家不能调摄荣血，使诸血错经妄行，此血虚而眩晕也，亦宜本方去半夏、厚朴，气虚者加人参、麦冬，血虚加当归、童便。又有早起而眩晕者，须臾自定，日以为常，乃为之晨晕，此阳虚之不足也，宜以补阳，其晕自止。日晡而眩晕者，亦为之昏晕，得卧少可，此阴虚之不足也，宜以益阴，则晕自定。［批］如体瘦阴虚兼痰火盛，二陈四物加片芩、薄荷，入竹沥、姜汁、童便。益阴，本方中加归、芍；壮阳，本方中加参、芪。又有眉骨痛者，即眼眶眉棱骨痛也，此症皆因血虚生风之谓，在妇人多有之。妇人经行将尽，不能安养，反以针指劳目，致令眉骨酸疼者有焉，治宜养血益阴，用四物汤，加酒炒黄芩之类。若男子眉骨痛，皆因多怒，怒蓄不得发越，致伤肝木，木能生风，令人头目昏眩，眼合难开，致生眉骨酸疼，宜以贝母二陈汤加归、芍、生地、连翘、玄参、天花粉、酒炒黄芩之类。经又云：治眩晕法，犹当审谛，先理痰气，次随症治，虚当补之，实可泻之，外感者发散之，痰饮者消导之，全在活法，不可执一。虽因风者，不可用风药过多，恐助火邪，反动其痰，使眩晕之太甚，致成不易治之症。

① 正传：指《医学正传》，明代虞抟著。

② 奔漏：指崩漏。

【愚按】眩晕有虚有实，实则清之，用二陈等治。虚则如用二陈，恐伤正气，宜深加审谛。且如阴虚不足而眩晕者，劳力过伤而眩晕者，产后去血过多而眩晕者，精血竭尽而眩晕者，是所晕皆同，而所得则各异，必以四物为主，加减用治。［批］又有大病初起，元气未复，起则眩倒，宜补中益气，倍参芪，加天麻，有痰加二陈，有火加炒黄柏。如阴虚者，本方加参、术、炒黑山栀；劳伤者，补中益气加酒炒黄芩、玄参；产后者，四物汤去芎、地，加童便、益母；精血虚者，四物加枸杞、牛膝、酒炒黄柏。又有火晕者，目暗生花，起则欲倒，冷汗自出，亦宜四物加参、芪、童便、五味。设有用二陈之症，宜在初病呕逆恶心时，或无此不可。苟能二陈施之于先，四物调治于后，则万举万全者也。

【治法主意】头眩旋晕，有痰者多，血虚与热，分经治可。又谓非火不能至其晕，非痰不能至其吐，吐泄其气易治，晕不得吐者，气不得泄涉耳。

【眩晕主方】

二陈汤见中风　加减药详本症。

贝母二陈汤见噎膈

四物汤

补中益气汤俱见中风

头痛附头风

经曰：头风头痛，有痰者多，血虚与热，分经治可。又曰：风生于春，气行肝俞，病在于颈项，令人头痛，久而不愈，亦成头风。此大概也。［批］头病有风、有寒、有火、有痰、有湿热、有气虚、有血虚、有食郁、有脚气，而此篇独未及血虚、食郁、脚气。凡食郁头痛，右关寸脉滑而实，症兼呕吐饱闷恶心，或寒热如疟，治须清导，从伤食之。娄全善曰：病在胃而头痛者，必下之方愈也。血虚头痛者，左脉大而无力，或濡细而数，自鱼尾上攻于头，宜四物倍川芎，加酒芩治之。脚气亦头痛，其脉细而缓，或濡，肢节痛，大便秘，兼吐逆，脚膝软弱，此则当从脚气治。若夫体认治之之法，诸阳皆会于头面，惟足太阳膀胱之脉，起于目①锐眦，上额交颠，令人头痛，则曰巅顶痛，非藁本不能治；入络于脑，还出下项，则曰脑尽扯痛，非黄芩、山栀不能止。足少阳胆经之脉，亦起于目锐眦，上抵头角额尖，令人头跳动，或若针刺，名曰头角痛、两额痛，非酒洗龙胆草不能除。又有外感风邪，风从上受之，名曰头风，非防风、白芷不能出，半边痛者，亦曰偏头风，必眼鼻半边气有不利，非细辛、羌活不能疗。又有风寒克于头，令人鼻塞声重，自汗恶风，此为伤风之头痛也，治宜解表驱风，与之芎芷香苏散，疏邪自愈。又有邪从外入，客于经络，令人振寒头痛，寒热往来，治宜十神汤，汗之则愈，此为伤寒之头痛也。或头痛耳鸣，九窍不利，肠胃之所生，此则内虚之故，治宜补中益气汤，补之则愈，乃为气虚之头痛也。又有心烦头痛，病出于耳，其络在于手足少阳二经，其症自耳前后痛连耳内，痛甚则心烦，治宜黄连、山栀之属，泻之则愈，此为火热之头痛也。亦有浮游之火，上攻头目，或连齿鼻不定而作痛者，此为风热之头痛也，治宜玄参、天花粉、连翘之属。又有湿热头痛者，头重不能移，自汗不能止，头如火，痰如涌，治宜稀涎散，吐之则愈，此为痰厥之头痛也。［批］湿热头痛多见于酒客，二陈、二术、酒芩、独活、防风之类，又或以瓜蒂散纳鼻

① 目：原作“脉”，据陈本改。

中吐之。又有寒湿头痛，首如裹，面如蒙，恶风恶寒，拘急不仁，斯因雾露之所中，山岚之所冒，治宜苍朴二陈，加紫苏汗之亦愈，此为寒湿之头痛也。又有头皮痛者，枕不能安，手不能按，亦由浮游之火上行，当以轻扬散火之药散之，如芩、连、山栀、天花粉、玄参、连翘之属。又有脑后痛者，有似扯痛跳动，举发无时，此痰与火也，宜与清痰降火自可，如芩、连、花粉、贝母、酒洗大黄之属，元虚者去大黄，加菊花叶七片，再加前所云。偏头痛者，发则半边痛，然痛于左者属气，此气胜生风也，宜以驱风顺气为先，如防风通圣散之类；痛于右者属痰，此风胜生痰也，治宜清痰降火为要，如贝母二陈加芩、栀、甘菊之属。有真头疼者，其痛引脑巅，至泥丸宫，面青手指青至节者死。又曰：旦发夕死，夕发旦死，甚不可治。有厥逆头痛者，其症四肢厥冷，面青呕吐，皆因大寒犯脑，伏留不去，故令头痛也，宜以大温中之药与之，或灸巅顶泥丸宫。亦有头痛连齿亦痛者，必治阳明经火，如升麻、石膏之属。［批］头痛连齿亦痛，《治法汇》以清胃散对小柴胡去半夏、人参，加薄荷、石膏。大抵高巅之上，惟火可到，故用味之薄者，为阴中之阳，取轻扬而亲上也，如玄参、花粉、连翘、芩、栀之类。不可偏于风治，而专用风药；偏于火治，而一于寒药。寒胜之剂非惟不可上行，亦且伤于肠胃，气滞不行，其痛尤甚。偏于风治，如用风药，则香燥动火而反生痰，症亦变重也，必须轻扬降火之剂治之，少兼风药，乃无害也，此法最当。设或虽有三阴三阳之异，俱以二陈为主，随其脉症而用治。如太阳头痛，则恶风脉浮紧，加以川芎、羌活、麻黄之类；少阳头痛则脉弦，其症往来寒热，加以柴胡、黄芩之类；阳明头痛，自汗发热，恶寒，脉浮缓，加以葛根、白芷，脉实大者加升麻、石膏、酒洗大黄之类；太阴头痛，有痰体重，或腹痛痰癖，其脉沉缓，加以厚朴、苍术、半夏、黄芩之类；少阴头痛则经不流行，而足寒逆冷，其脉沉细，加以麻黄、四逆之类；惟厥阴经不至头脑，后项扯痛，或痰吐涎沫，其脉浮紧，加以山栀、芩、连、青皮之属。又有血虚头痛加川芎、当归，气虚头痛加人参、黄芪，气血俱虚，调血养气之剂，如八物汤可也，少加甘菊、黄芩之类。［批］气血俱虚，非大补讵①能挽回，如补中益气、十全大补俱可用也。又有白术半夏汤，治痰厥头痛之药也；羌活附子汤，治厥阴头痛之药也；天麻防风丸，治伤风头痛之药也。又头风之症，亦与头痛无异，但有新旧去留之分。浅而近者名曰头痛，深而远者名曰头风。头痛卒然而至，易于解散；头风作止不常，愈后触感复发也。治疗之法，大概以清痰为主，而佐以补泻之药可也。

【愚按】头痛之药甚多，分治之例不一，且如诸风头痛，非防风、白芷不能除；诸寒头痛，非麻黄、细辛不能疗；诸火头痛，非黄芩、山栀不能驱；诸湿头痛，非羌活、苍术不能去；诸痰头痛，非半夏、南星不能散；诸气头痛，非葱白、紫苏不能清。此治痛之要药也。又曰：头为诸阳之首，位高气清，必用轻清之剂，随其性而达之。殆见川芎治头痛，因其性而升上；连翘治头痛，因其辛散而微浮；玄参治头痛，因气肃清而不浊；藁本治头痛，因其气胜而上升；蔓荆子治头痛，非风热莫能疗；石膏治头痛，非胃火不可加；薄荷治头痛，非惊痫不可攻；荆芥治头痛，非血风不可用；升麻治头痛，非阳邪下陷不可行；天麻治头痛，非风热上行不可治；当归治头痛，非阴虚之症不

① 讵（jù 巨）：岂，怎。

可陈。又有头风之论，宜乎凉治可也，不可专泥风药，使风入于脑，再不可拔；亦不可大与坠火之剂，使风从眼出，有害于目，俗云医得头风瞎了眼，此之谓也。

【治法主意】初宜发散，久从火治，不可专攻风药，而变为头风。

【头痛主方】

芎芷香苏散见风寒

补中益气汤

稀涎散俱见中风

苍朴二陈汤见风寒

防风通圣散见伤风

贝母二陈汤见噎膈

二陈汤见中风　加减药详本症。

八物汤即四君、四物合

羌活附子汤　治冬月大寒犯脑，令人脑齿连痛，名曰脑风，为害甚速，非此莫救。

麻黄　黑附子炮，各三分　羌活　苍术　防风　黄芪各五分　甘草三分　升麻　白僵蚕炒，各五分　黄蘖　白芷各五分

咳嗽加佛耳草。水煎服。

天麻防风丸　治风湿麻痹，肢节走痛注痛，中风偏枯，或内外风热壅滞昏眩。

防风　天麻　川芎　羌活　白芷　草乌头　白附子　荆芥　当归　甘草炙，各五钱　白滑石二两

上为末，蜜丸酒下。

四物汤见中风

白术半夏汤①

清胃散 治因服补胃热药，致上下牙疼痛不可忍，牵引头脑满面发热大痛。

生地三分，酒洗 升麻一钱 牡丹皮半钱 当归身三分 拣黄连三分，如连不好更加二分，夏倍之

上五味同为细末，水煎之一半，去渣，候冷细呷之。

小柴胡汤见伤寒

十全大补汤见中风

【附效方】

搐鼻散 左痛吹右，右痛吹左，或左痛竟吹左，右痛竟吹右，各人之窍有不同耳。先含温水一口，后方吹药。

细辛 川芎 石膏 皂角末各五分 雄黄 焰硝②各七分

上共为细末，吹之。

心痛今胃脘痛

经曰：心痛脾疼，阴寒之设。丹溪曰：心痛有九种，不可尽述。夫所谓心痛者，亦非真心痛之症，即胃脘痛者是也。盖脾喜温而恶寒，然阴寒相搏，则聚而作痛者矣，故曰心脾痛。若心者，一身之主，诸经听命于心，若心有所病，诸经即无所主，可乎哉？心不可痛，而人谓之心痛者，盖由寒、由火、由食、由气、由郁，故其症生焉。发之于脾，冲及于心，有似心痛者也，故名之曰心痛，而实非真心之痛也。［批］亦有因死血、

① 白术半夏汤：原书方缺。查《杨氏家藏方》卷八载有同名方，由白术、丁香、赤茯苓、半夏、肉桂、陈皮组成，主治胃虚停饮，痰逆恶心，中满胁痛，头目昏晕，肢节倦怠，不思饮食等。可参。

② 焰硝：即硝石，易燃，可用以引火。

因虫积而痛者，死血脉涩而滑，或芤，口中作血腥气，日轻夜重，治宜用韭汁、炒山栀煎汤入越鞠内，韭汁开蓄血，栀子能清胃脘之血也。虫积脉乍大乍小，其痛时作时止，头有冷汗，四肢厥逆，面白斑，用二陈加楝根、使君子肉煎汤，或用追积丸，当从虫治。如吐虫，脉细小，责之胃寒，宜理中汤加花椒佳。若真心痛者，指甲青黑，手足逆冷，六脉空脱，或疾速而散乱，旦发夕死，夕发旦死，无药可疗者也。今之痛者，有因热而作痛，此乃胃火，手足温暖，面带阳色，呕吐酸水，或口渴欲饮，饮入即吐是也，宜以二陈汤加厚朴、炒干姜、炒山栀、香附之类。又有一种，饮食不节，失饥伤饱，积聚中脘而作痛者，亦名心脾痛。其症遇食作疼，胸膈饱闷，惟不吐为异耳。治宜和中健脾，兼用消导之剂，如二陈汤加厚朴、香附、山楂、神曲，少加黄连等剂。有一种气上复食，食与气搏，心脾郁结，其症胸胁满闷，中脘作疼，有如嘈杂攻激，嗳气吞酸。治宜和中理气，兼用消导之剂，如二陈汤加厚朴、香附、山楂、枳实，少加姜炒黄连。有一种口食冷物，冷聚脾胃，吐利并作，手足逆冷，亦似真心痛者，治宜理中汤，或四逆汤，此即胃脘作痛也。有一种因怒而不得发越，胸膈气塞，冲激心脾而作痛者，其症呕逆恶心，吐不能出，其疼手不可按，其人坐卧不定，奔走叫呼，宜以枳桔二陈汤，加厚朴、山楂、炒黑山栀之类，此即气痛之症也。丹溪曰：心痛之病，须分新久，若知身受寒气，口受寒物而得之者，于初发之时，即当温散，或只用二陈汤加术、朴、干姜、香附，甚则加吴萸，使寒散而痛止者；若久而痛者，去吴萸，加姜炒黄连。［批］新痛之时，当用温散。久病则成热，热则成郁。若用温散，则助火添病矣。又或真心痛者，手足青不至节，或冷未及厥，此病未深，犹有可救，必藉附子理中汤，加桂心、良姜，挽回生气可也。［批］丹溪曰：草豆蔻一味，性温散滞，利膈上痰。若果因寒而痛，用之如鼓应桴。如因热郁而痛，理不可用。但以凉药兼之，如芩连栀子之类，其效尤捷。此寒厥心痛，东垣草豆蔻丸多大获奇验也。

【愚按】痛者手不可按，按之而痛甚者，此则气之实也，实当破气先之；手按之而少可者，此则气之虚也，虚当补气兼之。若初痛者，宜温宜散；久痛者，宜补宜和。或痛而得吐得利者，易治；痛而挥霍变乱者，难治。

【治法主意】心痛脾疼，阴寒之设，未尝有真心痛也。真心痛者，旦发夕死。

【心痛主方】

二陈汤见中风　加减药详本症。

理中汤见中风

四逆汤见伤寒

枳桔二陈汤即二陈加枳桔　加减药详本症。

附子理中汤见伤寒

【附效方】

追积丸①

草豆蔻丸

豆蔻　橘红　吴茰　人参　姜蚕　黄芪　益智仁各八钱　生甘草二钱，炙二钱　归尾　青皮各五钱　泽泻　半夏　桃仁　麦芽　神曲　姜黄　柴胡

上除桃仁另研，余为末，蒸饼丸，梧子大，白汤下。

---

① 追积丸：原书方缺。查《中医方剂大辞典》无“追积丸”方，按书中此方治虫，可参考《良朋汇集》卷二之“追虫利积丸”，《鲁府禁方》卷二、《串雅补》卷二、《古今医鉴》卷十三、《回春》卷四之“追虫取积丸”。

腹痛附小腹痛及腹中窄狭

丹溪曰：腹中之痛不一，有小腹少腹之分。[批] 中脘痛属太阴脾，当脐属少阴肾，小腹属厥阴肝。经曰：寒气入于经络，则稽迟不行，其痛呕逆恶心。客于脉外，则血泣不得注于大经，令人洒淅①恶寒。客于脉中，则气不行，手足厥冷，而脉脱也，故卒然痛死不知人。寒气入于胃口，其症中脘作痛，得呕少止。寒气客于心脾，其症痛连心下，冲及胃口而呕逆难出。寒气客于肾肝，则胁肋与小腹相引而痛，或腹痛引阴股，而卒然痛死不知人，气复反则生。设或痛而呕者，寒伤脾也；痛而利者，寒伤胃也；痛而不得大小便者，病亦名曰疝，此寒伤肾与膀胱也。俱宜苍朴二陈汤，加干姜、吴萸、香附、白术，温中散寒为至要也。《内经》又曰：绵绵而作痛者，寒也；时作时止者，火也；痛有常处不走移者，瘀血也；痛甚欲大便者，食也；利而痛止者，积也；痛而身重不能转移者，湿也；痛而昏塞不知人者，痰也；痛而欲食，得食少可者，虫也。此数者同一腹痛，治宜详之。大法必用温中为主，皆以二陈汤加香附、干姜、厚朴、白术。[批] 治痛必兼温散，以郁结不行，阻气不运故也。因于热者，加姜汁、炒黄连；因于死血者，加桃仁、红花；食积者，加山楂、神曲；湿痰者，加厚朴、苍术；虫痛者，加槟榔、黄连。设若自脐以下而腹作痛者，名曰小腹痛，此由阴寒之气，侵于至阴之地，而作痛也。其痛最甚，喜热手按之，或面青白色，脉来沉迟者是也。宜以温中散寒为主，如二陈汤加姜、萸、厚朴、苍术、白术、香附之类。又有少腹兼连阴器而作痛者，

① 淅：原作“浙”，据文义改。

此厥阴气之不清，或因忿怒郁结，不得发泄，假以饮酒为乐，而继以房劳，有伤真气，下陷于至阴之分，元气虚弱，不能归复于本经，致使少腹作痛者也。法宜升提正气，而兼用温中之药，如二陈加吴萸、干姜、升麻、柴胡、归、术之类。又有一种，饮食不进而腹中窄狭者，此症何所属也？皆因元本素弱，肠胃空虚，不能健运，有致膈蓄稠痰，胃纳邪气，以致饮食不进，水谷不化，出纳之官有阻，健运之司失职。治宜健脾温中之剂，如二陈汤加苍术、厚朴、干姜、香附之类。又有思虑伤肾，饮酒伤脾，房劳太过，腹中窄狭者，遇饮食咽嗌不下，闭塞不开。大法宜以补养脾胃，而兼清气宽中之剂，如二陈汤加归、术、苍、朴、沉香、木香可也。［批］又有腹不痛而肠鸣，或脐下有块耕动，下气多乃已，已则复鸣，此属脾胃虚于中气不足也，宜以理中汤为君，佐以芩、连、枳实，再吞厚朴红豆蔻丸，其鸣自止，其气耕自平。如胃寒肠鸣泄泻，则用升阳除湿汤加益智、半夏、姜、枣妙。丹溪曰：腹中窄狭，须用苍术。若肥白人自觉腹中窄狭，乃是湿痰流注脏腑，气不能升，痰不能降，必须行痰理气，用二陈加苍、朴、枳、桔、香附之类治之。如瘦人亦觉腹中窄狭，乃是湿气与火，熏蒸腑脏，宜二陈加枳壳、黄连、黄柏、苍术之剂治之。吾又考之，丹溪曰用苍术以宽中顺气为主，而不兼清理补养之药。假使和中健脾，而去窄狭之症，偏于香燥之剂，恐有不可。吾见以燥药而治窄狭者，初用少效，以其清气上升而窄狭暂开，久则窄狭之气愈通而愈结矣，愈燥而愈盛矣。治此症者，苍术、香附固虽可用，而亦不可骤用，必须审察病机，如果气实者，苍术、香附用之必效，气虚者二陈佐以参、术，血虚者二陈佐以归、术，挟火者二陈佐以炒栀，湿痰者二陈佐以炒连，此又主治之大法，而用当无有不验者也。

【愚按】心痛、心脾痛、中脘痛、胃口痛、食仓痛、当脐痛、小腹痛、少腹痛，此八者，各有所由，而治之亦各别。［批］腹心卒然互痛，欲吐不吐，欲泻不泻，乃饮食填塞所致，属于霍乱，急以盐汤探吐，得吐乃止。且如心痛者，手指厥冷，甲青至节，旦发夕死，决不可救。心脾痛者，阴寒之设，宜以温中散寒，治用二陈汤加干姜、白术。中脘痛者，脾经有寒，宜以理中汤。胃口痛者，食伤胃口，遇食作疼，宜以二陈汤加香附、厚朴、白术、山楂。食仓痛者，在中脘左右作痛，此形寒饮冷，邪积于中，俱宜温中散寒，兼之消导，如苍朴二陈，加香附、厚朴、干姜、山楂。当脐痛者，因食阴寒之物，食不消化，致脐作痛，宜以姜萸二陈汤，加香附、厚朴。小腹、少腹痛者，乃厥阴之分，因房劳而乘寒也，宜以当归四逆，或二陈汤加苍、朴、干姜、吴萸、香附、山楂之类。或者少腹连阴器作胀、作疼，小水不利者，此因房劳太过，忍精不泄，下陷元气，宜以补中益气，少加通泄可也。［批］当脐而痛，绵绵不已，脉弦伏无力，狭阴症也，理中汤加肉桂八分、附子三分冷服愈。如小腹痛引阴，睾丸肿硬，暴痛不可忍，即是疝，宜从疝治。

【治法主意】腹痛归于阴经，非温中散寒不能除，宜用干姜、理中之属。挟痰火者宜炒栀、炒连。

【腹痛主方】

苍朴二陈汤见风寒　加减详本症。

二陈汤　加减详本症。

理中汤俱见中风

当归四逆汤

当归尾七分　附子炮　官桂　茴香炒　柴胡各五分　芍药四分　玄胡索　川楝子　茯苓各三分　泽泻二分

水二钟，煎一钟，空心服。

补中益气汤见中风

胁　痛

脉经曰：胁痛多气，或肝火盛，或有死血，或痰流注，由其气郁生痰，气郁动火之谓也。《内经》曰：肝者，将军之官，谋虑出焉。又曰：恚怒气逆，逆则伤肝，其候在于胁也。此盖见怒气太甚，谋虑不决，心中不快，以致气郁于肝，而生痰动火，攻击于胁而作痛也。痛则不得屈伸，或咳嗽有痰，相引胁肋而痛，其脉沉紧而滑，左右动彻不定者。[批] 肝苦急，急食辛以散之。故抚芎、苍术、小柴胡汤古方，为胁痛必用之剂。宜清气化痰之剂，兼以平肝，用二陈汤加黄连、胆草、青皮、[批] 青皮乃肝胆二经药，然须醋制。柴胡、山楂之类。至若丹溪所云死血者，其说似是而非。盖肝虽藏纳其血，而肝病则不藏不纳矣，何由血瘀血积而两胁作痛焉？若因跌扑损伤，瘀积而不行者或有矣，必因其伤处而作痛者也，如青、红、紫、黑色见，肿起坚硬一处，作痛而不流利者，是其候也。治法须用行血破血之药，如二陈汤加干姜、大黄、乌药、红花、丹皮、白芷等类，与前方清气豁痰，大不相同。凡遇此者当深究之。

【愚按】胁痛之症，当分左右而治之。左胁痛者，气与火也；右胁痛者，痰与食也。气痛则在左，胁肋相吸而痛；火痛则时作时止，而痛发无常；痰痛则胸胁作痛，而咳嗽不利；食痛则逆害饮食，而中气不清。治法俱宜二陈汤，气加枳、桔，火加栀、连，痰加星、半，[批] 两胁走痛，因于痰者，控涎丹佳，以痰在胁下，非白芥子不能除也。食加楂、曲，此治胁痛之大法也。

【治法主意】左胁疼者肝火也，右胁疼者脾火也，肝火多气，脾火多痰。

【胁痛主方】

二陈汤见中风　加减药详本症。

腰　痛

脉经曰：腰痛之脉皆沉而弦，兼浮者风，兼紧者寒，濡细则湿，实则闪肭。指下既明，治斯不惑，诚哉斯言也。丹溪曰：有肾虚，有瘀血，有湿热、湿痰，有气虚、血虚，有闪肭、挫气等症焉。［批］治腰痛甚者，不可用补气药及寒凉药，初必加温散和血快气，后必加补肾药，四物、牛膝之类，各加制附子少许为引下向①导是妙。夫痛之不已，乏力而腰酸者，肾虚也；日轻夜重，不能动摇者，瘀血也；遇卧不能转身，遇行重痛无力者，湿也；四肢怠惰，足寒逆冷，洒淅拘急者，寒也；自汗发热，腰脚沉重者，湿热也；举身不能俯仰，动摇不能转彻②者，闪肭也；劳役奔驰，内伤元气，动摇不能转彻，有若脱节者，气虚也；房劳太过，精竭髓伤，身动不能转移，酸痛而连脊重者，血虚也；有形作痛，皮肉青白者，痰也；无形作痛，发热恶寒者，外感也。大抵腰痛之症，因于劳损而肾虚者甚多，因于湿热痰积而伤肾者亦有，因于外感闪肭瘀血等症者虽有不多，在治者临症之时，为详审之。盖肾虚而受邪，则邪胜而阴愈消，不能荣养于腰，故作痛也，宜以保养绝欲，使精实而髓满，血流而气通，自无腰疼之患。［批］肾虚脉大，或两尺洪盛，疼之不已，

---

① 向：原作“响”，据陈本改。

② 彻：动。《管子·内业·弟子职》：“俯仰磬折，拼毋有彻。”尹知章注：“彻，动也。”

宜滋肾四物加黄柏、杜仲、五味之类，吞补肾丸，或青蛾丸、大补阴丸、萆薢丸。设若肾伤而不治，气虚而不补，久之精竭水枯，腰脚沉重而成骨痿者有矣。故内伤治腰之法，当以补肾为先，而清痰次之，理气次之，行血清热又次之。至于负重伤损，瘀血蓄而不行，闪肭折挫，血气凝滞，著而成病者，法当破血调气。除此之外，理宜滋阴固肾为主剂，用四物汤，加杜仲、牛膝、枸杞、续断、五味等类。

【愚按】腰痛之症，用药不出乎前方，大率肾家之病，必以四物为主，如疼者肾之虚，可加牛膝、枸杞；气不能俛仰，可加续断、杜仲。若夫肾败者，加石斛、萆薢；瘀血者，加桃仁、红花；［批］《元戎》① 加味四物汤治瘀血腰痛，本方加桃泥、酒洗红花、肉桂少许，或加苏木，如系湿痰必肢节亦痛，而腰更甚，脉沉濡而滑，宜二陈加南星、二术、二活、秦艽、防风之剂。重痛者，加苍术、厚朴；内寒者，加肉桂、干姜；湿热者，加黄芩、黄连；闪肭者，加无名异②、猴姜③；湿痰者，加陈皮、半夏；外感者，加紫苏、麻黄。或有气虚而腰疼者，加参、芪；血虚而腰疼者，加牛膝、地黄；髓虚而腰疼者，加虎骨、五味；精竭而腰疼者，加苁蓉、地羊④肾；著而腰痛者，加胡桃、故纸；气郁而腰痛者，加香附、茴香。又有风湿者，加防风、防己；寒湿者，加苍术、干姜；气实者，加青皮、乌药；骨弱者，加

---

① 元戎：即《医垒元戎》，元·王好古撰。

② 无名异：为氧化物类矿物软锰矿的矿石。味咸、甘，性平，能活血止血，消肿定痛，用于跌打损伤，痈疽肿毒，创伤出血等症。

③ 猴姜：骨碎补之别名，性温，味苦，功能补肾强骨，续伤止痛。

④ 地羊：一为鼢鼠，性寒味咸，功能清热解毒、活血散瘀；一为狗的别称，狗肉性温味咸，功善补脾暖胃、补肾壮阳、填精益髓，尤以狗鞭温肾壮阳力宏。结合文中医理，此处当以后者为是。

龟甲、地黄；房劳者，加人参、故纸；劳力加补中益气等汤。此皆对症加减之法也，在医治者，从乎活法，不可执一焉。

【治法主意】腰痛湿热，或本肾虚，或兼闪肭。

【腰痛主方】

四物汤

补中益气汤俱见中风

【附效方】

补肾丸

黄柏　龟板　杜仲　牛膝　陈皮各二两　干姜五钱　少加五味子

上为末，姜打糊丸，温酒或白汤下。

青蛾丸　治肾虚腰痛，常服壮筋补虚。

杜仲一斤，酥炒　生姜十一两，炒　破故纸一斤，炒

上为末，用胡桃一百二十个，汤浸去皮，研膏，加蜜些少，丸如桐子大，每服五十丸，淡盐汤下。

大补阴丸　水郁者，腰股痛，足下热。

黄柏一味，炒褐色，丸服。

萆薢丸　治肾损，骨痿不能起于床，腰背腿皆痛。

萆薢　杜仲炒，去丝　苁蓉　菟丝子酒浸

上等分，为细末，猪腰子捣烂，丸桐子大，每服五十丸至七十丸，空心温酒下。

加味四物汤详本症上

牙　痛

经曰：牙痛龈宣，寒热亦别。丹溪曰：牙疼出血，肠胃有热。又曰：有风有痰，有火有虚，有虫有疳。东垣曰：齿者，

肾之标，骨之余，而与牙之为病，各有异也。［批］《治法汇》云：齿痛悉属胃火。热极生风则龈肿痛，风热郁久亦或生虫，暮年齿动疏豁属肾衰，其或相火上炎，亦令人痛。《经络》曰：当唇上下单立者为之牙，两腮内藏双立者为之齿，此属乎阳明大肠金也。故曰上滞而属土，下动而属金，金性轻浮有能动，土性厚重不能移。然金反复在下动者何也？盖土生金而金居在下，故上唇动而下唇不动也。然治牙痛者，当知手足阳明二经之为病。如恶寒饮而喜热饮，则属足①阳明胃；如恶热饮而喜寒饮，则属手②阳明大肠。然多由于肾中水弱火盛，膏粱积热，酿毒于中，毒随经血，入于齿中则痛，痛则龂脱而齿浮，何以言之？阳明，金也，齿属肾水也，阳明之支入齿间，此乃母气荣卫其子也。母气荣卫其子则相火不得上炎，一切齿患俱可免矣。故阳明实则齿坚牢，阳明虚则齿浮动，所以齿痛，乃阳明经有风火湿热之邪乘虚而入，聚而为液为涎，与齿牙间之气血相击而痛也。

然当以轻重分之，有动摇痛者，有齿袒作痛者，有齿龂为虫所蚀，血出为痛者，有齿龂肿起因火为痛者，有脾胃中有风邪，但觉风而作痛者，有为虫所蚀，其齿缺少而色黑，为虫牙痛者，有痛而秽臭不可近者，此皆阳明积热之症，因火、因痰、因风而作也。盖口为齿之户，齿为骨之标，肾为骨之荣，肾衰则牙豁，精固则齿坚，液满则齿白，疳䘌③则齿蛀，大肠虚则齿露，大肠壅则齿浮，胃火盛则齿肿，脾热胜则齿疼，肾水枯则齿枯，肾精虚则齿落，阳明积热则齿烂，挟风则龂肿，挟热则腮肿，挟痰则肿痛，而口不能开，疳䘌则龂脱血出而为痔。

① 足：原作“手”，据陈本改。
② 手：原作“足”，据陈本改。
③ 䘌（nì逆）：虫食病。

施治之法，大抵齿龈宣露而动摇者，肾元虚也，宜滋阴补肾为要；憎寒恶热而口秽臭者，胃气热也，宜清胃泻火为先。清胃则以调胃承气汤，去硝，加黄连、白芷、丹皮，引经以驱肠胃湿热；补肾以六味地黄加减而用之，此求源治本之良法也。

【愚按】牙疼诸症，何为实本于手足阳明二经也？盖因火、因风、因热、因痰、因气而作者，皆由阳明聚热之所生也。何也？气郁则生痰，痰生热，热生风，风胜又化于火也。所以二经之病，一气之感，但有轻重之分，虚实之异尔。吾家秘授之法，尝以归、芍、芩、连为君，连翘为臣，玄参、天花粉为佐，枳壳为使。水一钟，煎半钟，食后服，再与加减立法，效验如神。或者胃火盛加[①]石膏，大肠实加大黄，气郁加山栀，有痰加贝母，有风加防风，臭烂加黄连，宣露加地黄，龂痒加白芷，肿胀血出加金银花，手阳明经多加芩、栀，足阳明症多加硝、黄，因酒者加干葛，因虫者加槟榔，动摇作痛者加归、术，水竭齿枯者加知母、地黄。厥疾未有不瘳者，又传一方，食盐烧存性一钱，川椒去目七分，露蜂房烧存性五分，合为细末，掩擦痛处，或以笔管着实痛处，咬定，使沥出涎水自可。又一方，血虚牙疼，四物汤加升麻五钱，黄芩二钱，白芷一钱，水煎服。但不可多用风药，亦不可过用补剂。痰胜者以醋漱去痰涎，泄其风热；虫蚀者，专治其疳，热去则虫必没。然不可谓其为病小不致损身丧命而不治，尝见牙龂肿烂、寒热往来者死，牙龂虫蚀而为牙疳者死，牙龂肿烂而烂及穿腮者死，牙龂肿烂不能饮食者死。此皆牙之病也。

【治法主意】牙痛者，手足阳明二经，火动宜当治火为先，

① 加：原作“如”，据明本改。

不可擅用风药，反动其火。元虚则惟补肾。

【牙痛主方】

调胃承气汤见中风

六味地黄汤见噎膈

秘授归芍汤详本症

四物汤见中风

擦痛方详本症

【附验方】

按经分治牙疼验方

当归身　防风　荆芥各八分　升麻　青皮各五分　生地　丹皮各一钱　连翘六分　软石膏煅，一钱

牙疼满口者用此药为主。上门牙属心，加黄连、麦冬各六分。下门牙属肾，加黄柏、知母各六分。上两边属胃，加川芎、白芷各五分。下两边属脾，加白芍、白术各五分。上左腮牙属胆，加羌活、龙胆草各五分。下左腮牙属肝，加柴胡、栀子仁各五分。上右腮牙属大肠，加大黄、槐角、枳壳各六分。下右腮牙属肺，加桔梗、黄芩各六分。

以上加减俱净水煎服。如酒多牙疼加葛根、石膏各一钱，煅。如齿连脑疼者加川芎、细辛各五分。如风热所感者加薄荷叶六分。若牙齿肉肿痛，用真白玄明粉搽在患处，有口涎吐去再搽即愈。

治虫牙疼验方　用丝线数根，取花椒加川乌少许，煎浓汁，浆在线上，候线干，又浆，又晒，如此数十次。再以竹作弓，以此线为弦，取其直而不弯也。后法取新鲜蟾酥涂弓弦上三四次，晒极干，剪断，用乌金纸包收入，麝香少许包内。遇牙疼，取一节插患处立愈。

治牙床害烂不能食方

雄鼠骨煮熟，去肉取骨连齿，用三钱　榆皮去粗皮，用第二层，三钱　熟地三钱　没石子[①]一钱，雄者佳　细辛少许　青盐少许

上共为细末，将丝绵扯成条，用抿子刷水湿之，将末药掺上，再用丝绵扯上盖之，晒干，剪成条，临卧时贴在牙床上，次早取下，数夜即愈。

治牙疽极妙方

冰片二分　雄黄三钱　血竭三钱　珍珠一钱　牛黄二分　朱砂二钱　象牙末二钱　乳香三钱　没药三钱　孩儿茶三钱　胆矾五钱　银砂[②]二钱　铜绿一钱　明矾五钱　铅粉一钱

共十五味，研为细末，以鸡毛敷唇齿根上，先用荆芥汤嗽[③]口净，后敷之，日敷数次即愈。

疝痛附木肾、阴痿、强中

《内经》曰：疝本肝经，与肾绝无相干，但为病不同，不可执一而施治也。［批］经曰：肝脉大急弦为疝症也。此症皆由房劳内损，正气下陷，不得上升，沉溺于肾肝之分，积成湿热之气者有之。或遇忧怒所感，郁而不发，反将房劳触动，结为阴疝者有之。或因寒邪外束，发热恶寒，而为寒疝者有之。或有湿热下陷，阴囊红肿，而湿痛者有之。［批］阴囊及睾丸热则纵，寒

---

① 没石子：又称“没食子”，为没食子蜂科昆虫没食子蜂的幼虫。始载《海药本草》：“主肠虚冷痢，益血生精，和气安神，治阴毒痿，烧灰用。”

② 银砂：查《中华本草》《中华药海》等均未收录。唐·李贺《上云乐》诗曰：“天江碎碎银沙路，嬴女机中断烟素。”银沙指银白色的沙粒、沙滩。唐·韦庄《夜雪泛舟游南溪》诗云：“两岸严风吹玉树，一滩明月晒银砂。”此银砂喻白雪。以上均不符方中之义。考本方义，疑为银屑，待考。

③ 嗽：同“漱”。《集韵·宥韵》：“漱，《说文》‘盪口也’，或从口。”

则痛，湿则肿。大要湿热被外寒所郁，气不得通，故痛也。是皆疝之为病也，又有偏坠、木疝、狐疝、㿉疝、弦气等症。丹溪曰：疝气者，即小便睾丸作痛者是也，甚则小腹急疾，小便频，并升于上者为呕、为吐，坠于下者为肿、为胀，入于腹者急疾不利，散于外者阴汗搔痒。治宜行气燥湿，如燥阴散治之可也。又有睾丸偏坠重者，宜分左右施治。偏于右者，因房劳伤肾，［批］凡疝不断房事与厚味酒面不可治。或继以劳力，致使真气下陷，不能上升；偏于左者，因怒气伤肝，外寒侵束而成此症。大法俱以行气温中，如前方中加荔核、柴胡。如有热，小便赤涩，阴囊红肿，前方加山栀，去燥热药。又有弦气者，起于小腹，状如弓弦，攻入于腹，上冲心脾而作痛，此厥阴之为病也。其症呕吐酸水，或黑或绿，治宜温中顺气，如二陈汤加吴萸、山楂、厚朴、干姜之类。又有阴囊肿坠，如升如斗者，名曰㿉疝。其症有寒、有湿、有湿热之所发，治各不同。［批］许学士云：大抵此病因虚而得。邪之所凑，其气必虚；留而不去，其病则实。必先涤去所蓄之邪热，然后补之。若因于寒者，则囊冷如水，睾丸木大，不知痛痒，而重坠者也。因于湿者，则囊湿如水，阴子寒疼，虽近烈火不热者也。因于湿热者，则囊热皮宽，红肿燥痒，痒甚则皮褪者也。治法寒者当温中，湿者当利小便，湿热者当清理下焦，俱用燥阴散为主，寒加吴萸、大茴①，湿加泽泻、木通，湿热者加小茴、山栀、黄柏。又有气疝者，因而忿怒气郁，坐卧湿地，房劳太过而得者，其状上连肾区，下及阴底，坠胀不时，宜开郁行气为主，如二陈汤加楂、朴、青皮、乌药等剂。又有狐疝者，状若狐行，其左右腿毛际之近，

① 大茴：即八角茴香。

发则攻入少腹毛际之中，行立不能，胀痛不已，止则存于囊底，完然不见，上下有声，按之少可。治宜理气温经，如二陈汤加香附、厚朴、青皮、青木香、苍术、干姜等类，有囊热者去干姜，加山栀仁。又有寒疝者，因地湿侵淫，或受风凉雨水，或涉烟雾瘴气，使邪气入于囊内，其积寒过多，阴囊冰冷，硬结如石；又有积湿过多，阴汗如水，冷不可热；又有阴茎不举，睾丸作痛，或痒而出水，浸淫湿烂。俱宜温中散寒，药用燥阴散加吴萸、苍、朴之类。［批］予家有一治疝痛神效方，痛甚致气上冲，如有筑塞心下欲死，手足冷者，硫黄不拘多少，火中溶化，即投水中去毒，研细，炒黄，荔枝核、橘核、陈皮三味为末，各等分，饭丸梧子大，每服四五丸，酒下，其痛立止，用散亦可，甚者不过六丸，不可多也。又有筋疝者，多因房劳太过，及用邪术，以致阴茎肿胀，或溃或痛，或里急筋缩，或挺纵不收，或白物如精，或痛痒不已。治宜滋阴降火之剂，如四物加炒柏、知母、青皮、黄连、胆草之类。脉经曰：疝脉弦急，积聚在里，牢急者生，弱急者死，沉迟浮涩，疝瘕寒痛，痛甚则伏，或细或动，此疝脉之形症也。又有木疝者，睾丸结硬，不知痛痒，阴囊皮厚，不知胀大，重坠难当，是谓木疝。又有木肾者，阴茎不垂，欲动不乐，常如麻木，痛痒难分，若便溺之时，胀闭不顺，此为木肾。治之之法，木肾当宜和，木疝当宜温。和则补养脾胃，充和元气，其肾不木矣；温则健脾温中，通调水道，其疝自可矣。又有阴茎软弱不起而为阴痿者，亦由房劳太过，致损真元之气，二五之精，不能妙合充凝，所以元气不能固持，肾气不能发动，以致阴痿而然也。治宜补肾壮阳为主，如十全大补汤、虎潜丸等治可也。亦有阴茎挺纵不收而为强中之症者，此为多服升阳之药，遂使阳旺而阴衰，火胜而水涸，相火无所制，使强中不得收，虽或多泄，而泄则可软。殊不知愈泄而愈伤正气，邪火愈旺也，即经所谓一水不胜二火者然也。治当助阴以抑阳，使水升火降为妙，用四物汤去川芎，加枸杞、牛膝、杜仲、黄柏、枣仁之类。肾肝下部，悉具于此，业医者宜详玩之。

附方燥阴散

苍术盐酒炒　青皮　乌药　山楂　吴萸盐酒炒　小茴盐酒炒　橘核　青木香

等分为细末，每服二钱，空心盐酒调下。

【愚按】疝本于肾，而治在于肝者，何也？盖肾之二子名曰睾丸，寄肾所生，属于肝而不属于肾也。又谓囊在肾底，属于肝亦不属于肾也。若论梦遗、精滑，此肾病也；便溺赤白，此膀胱之病也；尿管疼闭，此小肠之病也。凡遇阴子之病，当从乎肝治；阴茎之病，亦从乎肝治；阴囊之病，当从乎脾治；精道有病，当从乎肾治。此治法所当知者也。

【治法主意】疝由气与湿也，劳与欲也，气与湿则当清，劳与欲则当补。

【疝主方】

燥阴散详本症

二陈汤

十全大补汤俱见中风

虎潜丸

龟板　黄檗各四两　知母　熟地黄各二钱　牛膝三两半　芍药一两半　锁阳　龙骨酥炙　当归各一两　陈皮七钱半　干姜五钱

上为细末，酒糊为丸，加附子更妙。

【附效方】

小肾奇方　此方能治大肾冷如冰，坚如石，大如斗。虽患一二十年，服此丸四两，肾子小如童稺①，药按君臣佐使共十七味，平无他奇，真希异之方也，当珍重之。

沉香　木香各一钱　公丁香　母丁香各二钱五分　川楝子去皮，取肉　破故纸炒香，各五钱　龙骨煅　大茴香　小茴香　官桂各三钱　胡芦巴二钱　陈皮　白茯苓各三钱　人参二钱　荔枝核三钱

共为细末，将黑铅三两镕化，投硫黄三两，俟化，入童便少许，如此九次，为末。前药用多少，入制硫黄多少，要相等。以醋糊为丸，如桐子大，每服七粒，或九粒，淡盐汤下。

五子内消丸　治气木水坠，累治屡验。

香附子　橘核　汉防己　花椒子　玄胡索　山楂子　黄柏　山栀子　防风　川楝子七制以上，各二两　茅山苍术三两二钱　小茴香一两四钱　沉香五钱　人参一两　白茯苓三两

上为末，炼蜜丸如桐子大，每服三钱，空心用淡盐汤下。外用茅术二两、炒艾一两、椒三钱、小茴香三钱，煎汤，将衣盖熏，俟汤稍温，洗胞内，淋得毛孔冷水冷气尽化汗而出，不可间断。如止熏洗不服药，或服药不熏洗，皆难见效。效者兼之，其功如神。

治肾奇方

川楝子肉一斤分作四分，一分用巴戟一两，麦麸同炒，戟麸不用；一分用斑苗②四十九个、麸一合同炒，苗麸不用；一分用巴豆四十九粒、麸一合同炒，豆麸不用；一分用茴香一合、盐一两同炒，茴盐不用，外加木香、故纸各一两。

---

① 稺：幼、稚。《说文·禾部》：“稺，幼禾也。”段玉裁注：“引申为凡幼之称，今字作稚。”

② 斑苗：宋·王缪《是斋百一选方》卷十五川楝子丸下作“斑蝥”，当是。

共为细末，酒糊为丸如桐子大 ，空心盐汤送下五十丸，忌羊鹅菠芥辛辣之物。

吊肾丹 专治双肾肿疼及坠，神效。

大黄　小茴香　黑牵牛去头末　破故纸去皮　牛蒡子去壳

上各等分，为末，每服二钱五分，空心热酒调服，不可洗手，恐解药力。至巳时，行下黄痰涎水脓血。此方效验，近者一服，远者三服，忌生冷鸭粉面白酒之物。

脚　气

子和云：脚气者，湿热之气并于足也。东垣曰：南方卑湿，雾露所聚之道，腠理疏密，阳气不得外固，因而步履之不节，起居之不时，外邪袭虚，病起于足。［批］《内经》曰：伤于湿者，下先受之。其症恶寒发热，有似伤寒之状，但头不移，口多渴为异耳。若足红肿不能履，小便短少不能利，甚则恶心呕哕，是其候也。若北方高燥，其症本无，而北地亦有者何也？盖北方之人，邪多自内而得，过食生冷酒面，露卧湿地，或涉水履冰，或远行劳碌，以致寒热交作，腿足红肿。自汗多出，当从湿治；无汗热肿，当从热治。初宜发散，次则清热导湿。又有饮食寒凉不节，饥饱不时，致使元气不能施行，脾气不能四布，下流肝肾，湿聚于足，而成脚气者，当以健脾为主，利湿次之。［批］饮食湿热之气先入于胃，下输于脾，脾统湿热，直行于足，以脾主四肢也，故肿为湿，痛为火。又有房事不节，久恋太过，劳伤腿足，以致阳虚阴乏，遂成脚气，当以滋阴为要，温补兼之，并不可用利湿之药。然而四者之论，皆因清气下陷，不能上行，攻击于足，而成此症，法当升提补养为主。或因于外感而佐以发表之药，如槟苏散之剂；或因于湿而佐以利水之药，如四苓、五苓之属；或因于热而佐以清凉之药，如黄柏、黄芩、木通之类；或因于湿热而佐以清热导湿之药，如健步丸之属；或因于虚而佐以补养之药，如当归拈痛之类；或因于脾虚而佐以健脾之药，如拈痛汤加苡仁、木通；或因于气虚而血不足者，拈痛汤加牛膝、木瓜；或因于血虚而气不足者，当归拈痛汤加牛膝、熟地。此治之之大法也。脉经曰：脚气之脉，其状曰四，浮弦为风，濡弱湿气，迟涩阴寒，洪数热郁，风汗湿温，热下寒熨。

【愚按】脚气之症，无越于湿，治湿之症，不可汗伤，汗伤则湿愈盛也；亦不可大补，用补亦湿愈盛也；［批］不可用补气药。亦不可淋洗，淋洗亦湿愈盛也。初宜发散，发散不过人参败毒散之剂；次利小便，利便不过四苓、益元之类，故曰治湿不利小便非其治也；久而当用黄连、黄芩清利之药。

【治法主意】脚气红肿，湿热之症也，宜乎清热利湿，不可作疮毒治之。或用敷药，则湿不散而成疮；或用敛药，则热不清而成毒。

【脚气主方】

槟苏散 治脚气遇热肿痛冲心，坐卧不得。

槟榔 紫苏叶 桑白皮 赤茯去皮 木通去皮，各一钱 甘草炙 紫菀 前胡去芦 百合 杏仁去皮尖，各七分半

痛加木香，肿加大腹皮，发热加大黄、黄芩。姜五片、水二钟，煎不拘时温服。

四苓散见霍乱

五苓散见伤寒

健步丸 治膝中无力，屈伸不便，腿脚沉重，行步艰难。

羌活 柴胡 活石炒 甘草炙 栝蒌根酒洗 肉桂各五钱 防风 泽泻各三钱 防己酒洗，一两 川乌炮 苦参酒浸，各三钱

上为细末，汤煮，面糊丸，桐子大，每七十丸，煎愈风汤下即荆芥汤。

当归拈痛丸 治湿热为病，肢节腰膝疼痛，胸膈不利。

白术八分 人参 升麻 苦参酒炒 葛根 苍术各一钱 知母 泽泻 黄芩 猪苓 当归各八分 生地酒洗 茵陈酒炒 炙甘草 羌活各一钱 防风八分

水煎，食远服。

人参败毒散见伤寒

益气散见霍乱

卷之六

秘　结

秘者，秘塞不通，非结燥也；结者，燥结不行，非秘塞也。又曰：秘则大便不利，腹中不宽，饮食无味，小便黄赤，口多粗气，欲便而便不来，欲行而行不流利，登圊闭塞，欲去后而后不能尽之状。其症多因湿热所生，法宜清热导湿，用黄连、枳实、黄芩、山楂、柴胡、厚朴、杏仁、瓜蒌子之类。设若结者，结则结于肠胃，脾气不能运行，肠胃得热就结，若结聚而不散，则有湿中生热，湿热重并，皆成于燥结者也。其症胸满实痛，口燥舌胎，欲饮水而不既，身恶热而长吁，宜以承气汤下之，元虚者去大黄加黄连、黄芩之类。［批］实者方宜承气，故虚者急去大黄也。吾尝考之，五味之秀者养五脏，诸物之浊者归大肠。大肠者，司出而不纳也，今则停蓄蕴结，不能疏导，由乎邪入于里，则胃有燥粪，三焦蕴热，则精液中干，此大肠结热而然也，宜为清热润燥。虚人脏冷而血脉少，老人肠寒而气道涩，此大肠结冷而然也，宜为温中行气。又有肠胃因风而燥结者，宜为驱风凉血。又有气不下降而谷道壅塞者，亦宜消导行气，万不可擅用硝、黄、巴豆、牵牛等剂而通利之。《金匮》有云：北方黑色，入通于肾，开窍于二阴，如大便难行，取足少阴治之。何也？盖肾主五液，精液润则大便如常，若饥饱劳力，损伤胃气，及食辛热味厚之物而助火，邪伏于血中，耗散真阴，津液亏少，因有大便结燥之症。宜当滋阴养血，佐以行气之药，不可擅用通利之药，有损元气，致使愈通而愈结。经曰脏得血而能液是也。若吐泻之后，肠胃空虚，服热药多而热结者，或风症后，肠胃干结，由乎风药过多结而为风秘者，二者俱不宜承气下之，当用补养之剂，佐以和血之药。丹溪曰：养血则便自安是也。亦有肺受风邪，传入大肠，而为风秘之症者，宜以麻仁丸治之。或有年老气弱而精液不足者，大便欲行而不行，宜以补中益气汤加黄连、麦冬、桃仁与之。［批］年高虚人，大便秘者，脉浮在气，古方杏仁陈皮主之；脉沉在血，古方桃仁陈皮主之。其俱用陈皮者，以手太阴与手太阳为表里也。设或产后去血过多，内亡津液而为结燥者，宜以四物汤加桃仁、红花行之。如或大便秘，小便数，而为脾约之症者，此因脾血耗散，肺受火邪，无所调摄，致令大肠结燥，宜以养血和中，治用脾约丸主之。［批］丹溪曰：脾约丸止宜热甚而气实者与壮盛酒客辈。若能饮食，大便实秘者，麻仁丸主之，不能饮食，小便清冷为虚秘、气秘者，厚朴汤主之。此皆治秘结之大法也，医者当记之。

【愚按】肾恶燥，急食辛以润之，此治结也，若桃仁承气之类；如少阴不得大便，以辛润之，乃治秘也，如麻仁丸之属。太阴不得大便，以苦泻之，小承气之剂。阳明不得大便，以咸软之，大承气之药。又曰：阳结者散之，非大黄、芒硝不能除，阴结润之，非杏仁、郁李仁不能效。如久病腹中有热，大便不行而燥结者，不可大下，以润肠丸与之。［批］凡吞麻仁丸与润肠丸，俱宜煎当归润燥汤或四顺清凉饮送下之。如风症用风药太过，大便秘而不来者，逾下逾秘，用消风顺气丸服之。如老人风秘，大便润而不行，脏中积冷而气道涩者，宜半硫丸与之。大率此症俱宜滋阴养血，使阳火不行燥热之令，肠金自化清纯之气，津液入胃，脾土运行，肠金自和，不为秘结矣，慎勿过用峻利之剂，有害残喘，以取戕贼之祸。

【治法主意】秘不可通，通不可利，结不可下，下不可妄投，如脉实大或沉而有力方下。

【秘结主方】

承气汤见中风

麻仁丸

厚朴去皮，姜汁炒　芍药炒　枳实麸炒，各四两　大黄蒸饼，八两　麻仁别研，三两　杏仁去皮尖，炒，三两

上为末，蜜丸梧子大，每服三钱，温水下。

补中益气汤

四物汤俱见中风

脾约丸见伤寒

厚朴汤

厚朴制　陈皮　甘草各一钱五分　白术二钱　半夏曲　枳实麸炒，各一钱

上㕮咀，水一盏半、姜三片、枣二枚，煎至八分，食前温服。

桃仁承气汤见痰火

小承气汤即大承气去芒硝

润肠丸见燥症

消风顺气丸　治风秘。

大黄五钱，半生半熟　麻仁　山药　山萸　郁李仁　菟丝子　牛膝各二两　枳壳　独活各一两　槟榔　车前各二两　防风一两五钱

上为细末，蜜丸梧子大，每服二十丸，茶酒米饮任下。

半硫丸　治年高冷秘、虚秘及痃癖冷气。

半夏汤泡七次　硫黄明净者，研极细，用柳木槌子杀过

上以生姜自然汁同熬，入干姜，蒸饼，末搅匀，入臼内杵数百下，如桐子大，每服十五丸至二十丸，无灰酒或姜汤任下，妇人醋汤下。

小便不利附白带白浊

肾生水，膀胱为之府。水潴于膀胱而泄于小肠，实相通也。然小肠独应于心者，何哉？盖阴不可以无阳，水不可以无火，水火既济，上下相交，则荣卫流行，水窦开阖，故不失其司尔。惟夫心肾不济，阴阳不调，使内外关格而水道涩，传送失度而水道滑。热则不通，冷则不禁。其热甚者，小便闭而绝无；其热微者，小便难而仅有。肾与膀胱俱虚，客热乘之，则水不能制火，火挟热而行涩焉，是以数起而有余沥。肾与膀胱俱冷，内气不充，故胞中自滑，所出多而色白焉，是以遇夜阴盛愈多矣。治之之法，便涩而难痛者，当调适其气而兼治火邪，用归、芍、茯苓、泽泻、升麻、甘草、青皮、山栀、木通、黄芩、黄连之属。其冷则不禁者，用盐炒益智、炙甘草为末，升麻灯心汤调服。白带白浊久而不愈者，补中益气汤加肉桂、青皮焉。

【愚按】小便不利者，小水不能令利也。盖小腹急疾，小便急痛，来而不多，去而频数，或尿管作疼，或便门作闭，或溺有余沥，或溺后作疼，有浊无浊，若似淋沥癃闭之状。［批］似淋非淋。俱自膀胱所出，行止作痛，有不能通泰之理。故致阴茎便门或胀或痛，或急滞而不能令利也，与淋闭大不相同，［批］此中分辨，不痛者为浑浊，痛则为淋矣。治宜清湿热行肝气，泄小肠利膀胱，用升麻、柴胡、黄连、黄柏、青皮、木通、山栀、灯草之类。

【治法主意】古方虚寒而用五苓散，虚热而用四苓散，意在此矣。

【小便不利主方】

补中益气汤见中风

五苓散见伤寒

四苓散见霍乱

淋沥附癃闭

经曰：热结成淋，气滞不通。或曰：诸淋所发，皆肾虚而膀胱有热也。水火不交，心肾不济，遂使阴阳乖舛，清浊相干，蓄于下焦，故膀胱里急，膏血砂石从小便出焉。于是有欲出不出，淋沥不断之状，甚则窒塞其间，则令人闷绝矣。大凡小肠有气则小便胀，小肠有血则小便涩，小肠有热则小便痛。痛者为血淋，不痛者为尿血，败精结者为膏淋，热结成沙为沙淋，甚则为石。小便溺常有余沥者为气，因而房劳劳力所发者为劳。当探本揆原，各从其类。用剂之法，须与流行滞气，疏利小便，清解邪热，调平心火。苟得心清则小便自利，心平则血不妄行，切不可用补气之药，气得补而愈胀，血得补而愈涩，热得补而愈胜，水窦不行，加之谷道闭遏，未见其有能生者也。丹溪曰：淋症虽有五，皆属于热。原其为病之由，素恣膏粱品物，忿怒为常，郁结成痰，或房劳无度以竭其精，使清阳之气下陷于阴经，以致下焦胀急，重坠难行。或上圊小便欲出不出，欲来不来，将欲行之，痛不可忍。初为热淋血淋，久则煎熬水液，稠浊如膏，或如沙石之所来矣，先贤以滴水之器譬之，上窍闭则下窍不利，此理甚悉。故诸家急用散热利水之剂者多，而用开郁行气、滋阴养血者甚少。且如散热利水，但可治热淋、血淋而已，其膏淋、沙石淋必须开郁行气、养血滋阴方可，所以古方用郁金、琥珀以开郁，青皮、木通以行气，当归、牛膝养其血，黄柏、生地以滋阴。吾尝法之，多能应手而获效也。东垣又曰：须分在气在血治之，渴与不渴辨之。或渴而小便不利，此热在上焦气分，宜茯苓、黄芩、泽泻、琥珀、灯心、通草、瞿麦、萹蓄淡渗之类，以降肺金之火，以清膀胱之源。不渴而小便利者，此热在下焦血分，宜知母黄柏滋肾丸之类，以补肾水之源方妙。脉经曰：便血则芤，数则色黄，实脉癃闭热在膀胱。故癃闭之症，宜清热利小便，如四苓散加升麻、黄连、山栀、木通之类。

【愚按】不通为癃，不约为遗，滴沥涩者为淋，急满而不通者为闭。盖癃闭遗沥之症，是皆气血之不顺也，自当清气为要。此症多由郁怒不发，反将欲事以陶其情，或有心惊气闭，强动阴精，阳邪下陷，致令气血结而不散，荣卫闭而不行，陷入阴中，下不①能上，郁于肾肝，欲出不出，初则为癃，久则为淋，宜以散血化气之剂治之可也。［批］初则为癃闭，久则为热淋、血淋，再久为膏为沙为石，细看来，百病皆由于多欲。吾尝用小儿胎发烧灰，琥珀为末，灯草汤调服，最妙。

【治法主意】淋则宜通，闭则宜提，遗则宜补，癃则宜开，俱兼清凉可也。

【淋沥主方】

知母黄柏滋肾丸　治肾火起于涌泉之下。

黄柏十两，酒浸　知母六两，酒浸　肉桂五钱

炼蜜为丸。

---

① 下不：原作“不下”，据明本乙正。

四苓散见霍乱

【附效方】

治血淋沙石淋胀痛方

牛膝一味，用一两，水二钟，煎一钟，温服。

治血淋求死不得效方

用藕汁调发灰二钱服之，三日血止痛除。

治热淋方

六一散一两　海金沙五钱

为末，每服五钱，用瞿麦、萹蓄煎汤下。

琥珀珍珠散　治小便浑浊淋涩。

琥珀　珍珠　郁金　王不留行　当归　滑石　海金沙　石韦　甘草节各等分　朱砂减半

为细末，每服二钱，空心淡竹叶灯心汤送下。

小便不禁附咳嗽遗尿

何以谓小便之不禁也？盖禁者，止也，来而频数不能约制其宜，犹无禁止者也，故曰小便不禁。吾见年老体虚之人，夜多便溺，下元虚冷，不能约束故也。又有好色斫丧之人，肾气空虚，不能调摄归元，亦有不禁者也。又有女人下关无闭，遇寒则便数，遇咳嗽则小便适来，亦为不禁者也。王节斋[1]曰：小便不禁或频数，古方多以为寒而用温药，殊不知属寒者多脏腑之虚寒也，属热亦有腑脏之虚热也。[批]虽有寒热之殊，总归于虚而已。盖膀胱火邪妄动，水不得宁，在命门之发也，故不能

① 王节斋：王纶，字汝言，号节斋，曾为明代礼部郎中、右副都御史等。因父病留心医药，常于公余兼为民疗疾，编有《本草集要》《明医杂著》《医学问答》等。

禁。河间曰：血虚老人，夜多便溺，膀胱血少，阳火偏盛者也。法宜补膀胱之阴虚，助肾水之不足，而佐以收涩之药，如山萸、五味、归、芍、益智、炒柏、熟地之属，不可不用温补之药也。经又曰：病家属热，亦宜制火，因水不足，故致火动而小便多也。小便既多，水愈虚矣，故宜补血。补血制火，治之本也；收之涩之，治之末也。不若戴氏有曰：小便不禁，出而觉，赤者有热，治其火也，白者气虚，益其气也。赤而有热者，用归、芍、益智、炒黄柏、生地之类；白而虚者，八味地黄丸加五味、山萸之属。妇人咳嗽而溺出者，宜生脉散加归、术、青、柴、黄芩。

【愚按】小便不禁，肾之虚也。盖肾虚则与膀胱不能约束其宜，致令小便数而不禁也。设若老人夜多便溺，其寿必长，少壮夜多遗尿，其力反盛，妇人便溺甚多，反能有子，三者之间，非其异也，皆一理也。老人多溺，下元寒也，寒则水之易聚，故多溺也，溺虽多而真水胜，然必有寿。少壮遗尿，下元热也，热则动其火，故梦遗也，遗虽失而阳热盛，然必有力。至于妇人欲心不逐，肾火妄动，得便溺而少舒其气，所以不能约束也，欲火既动，岂能无子？［批］奇论！治之之法，老者宜温，少者宜清，妇人当降火以滋阴，此治之之大法也。

【治法主意】小便不禁，当固肾以益气，然后补中可也。

【小便不禁主方】

八味地黄丸见火症

生脉散见燥症

泄　泻

脉经曰：泄泻多湿、热、食、气虚，此四症例。又曰：泄者如水之奔泄，行去而有声，随气之来也；泻者如水之倾泻，来而流利，无声自行也。又谓泄则属气，从病轻；泻则曰血，从病重。泄则脾干于胃，泻则胃伤于肠。乃《内经》曰：暴注下迫，皆属于火。［批］暴注下迫，皆属于热；澄澈清冷，皆属于寒。火热之症，必以暴至；水寒之症，必以渐成。故曰暴泄非阴、久泄非阳也。然岂可一例推也乎？况泄有五焉，溏、鹜、飧、濡、滑是也。溏者便尚稠，此湿胜其热也，治宜燥而实之；鹜如鸭粪溏焉，此寒胜其热也，治宜温而导之；飧则水谷不化，此胃寒而脾不运也，宜治温而健之；濡则粪清若水，此湿胜其寒也，治宜温而利之；滑则大便不禁，此脾虚而气脱也，治宜温补而升提之。此治五泄之良法也。而泻又有六焉，脾、胃、肠、瘕、洞、食积是也。脾泻者，胀而呕吐，是寒湿损于脾也，宜当温而健之；胃泻者，其色黄，饮食不化，此胃有虚寒也，宜当温而补之；肠泻者，泻则疼，或腹痛肠鸣，痛一阵而泻一阵者也，此由脾气不利，阴寒留滞，宜当升提其气，又兼温养之；瘕泻者不便，后肿窘痛，虚坐而里急，此因寒热蕴积，二便不利，气滞有动于火也，宜以理气之剂，兼清凉之；洞泻者不禁，随屁而流出也，此因口伤生冷，腹受阴寒，宜以燥热之剂，兼温补之。此治诸泻之成法也。［批］有曰胃泄宜承气汤，脾泄宜建中汤、理中汤，鹜泄宜附子理中汤，濡泻、洞泻宜胃苓汤、升阳除湿汤，肠泄、瘕泄宜承气汤、干姜附子汤。又有五更溏泄，久而不愈，是肾虚失闭藏之职也，宜五味子散。间尝考之，凡泻心腹不痛者是湿；饮食入胃不能停，完谷不化者是气虚；欲泻不泻，或食去作疼，此食积，治宜燥湿补脾，分利消导，行痰去积为要，兼看时令、寒热、新久施治，用二陈汤加白术为主。［批］泻又有寒积、酒积，寒积宜理中汤，酒积宜葛花解酲汤。如食积者加楂、曲；因于热者加炒连；因于寒者加干姜；因于湿者加茵陈、山栀；小便短涩不通者加车前、木通；胸腹胀满者加山楂、厚朴；后重者加槟榔；腹痛者加木香；血虚者加归、芎；气虚弱者加参、芪；气虚下陷者加升、柴；口渴引饮不多者加萸、朴；大渴饮甚者加参、麦；飧泄者加苍、朴；瘕泄者加芩、连、花粉，以其热症可用也；洞泻者加吴萸、白术；鹜泄者加吴萸、厚朴；濡泄者加干姜、吴萸；滑泄者加干姜、白术。此治泄泻之大法也。

【愚按】泄泻之症，必须健脾燥湿。盖脾喜燥而恶湿，喜温而恶寒，宜用平胃、二陈为主，佐以和中之药，如苍、朴、香附、干姜，断不可少。至如寒则加白术，痛则加吴萸，风则加防风，寒则加干姜，火则加炒连，气则加木香，如或气欲和之加香附，血欲养之加归、芎，食欲导之加山楂，虚欲补之加参、术，滑欲禁之加肉果，重欲下之加槟榔，下欲上之加升麻。此又治脾之要略也，临症者其审诸。

【治法主意】脾喜燥而恶湿，喜温而恶寒，吐泻脾病，当从脾①治。

【泄泻主方】

二陈汤见中风　加减详本症。

平胃散见伤饮伤食

梦遗精滑附便浊

经曰：梦遗精滑，湿热之乘。盖精犹水也，静则安位，热则流通。热而不流，则滞浊之气蕴蓄而不能发越，留聚膀胱以

---

① 脾：原脱，据明本补。

成湿热之症。故胞中浑浊之物，自上而下，出于小便，乃曰便浊。又有心事妄动，湿热之气蒸于精道，有动相火，君相交感，变化莫测，为物所有，夜见于梦而精道行焉，故曰梦遗。又有不因梦交，心事不动，其精不时流出，阴茎或痒或疼，门口结闭作痛，此亦温热不清，有动君相，无所伏制，水挟热而行适焉，故曰遗精。又有思想不遂，交搆失常，相火妄动，无时不然，精道之气，因思而动，因物所感，其精不待动作而来，故曰精滑。[批] 五脏六腑皆有精，肾则受而藏之。以不梦而自遗者，心肾之伤居多；梦而后遗者，相火之强为害也。世之治者，不究经旨，多作肾虚，用补肾涩精之药，故多不效。不知此由湿热以乘之也，故古人治此，各有从心、从肝、从肾之不同，而惟恣欲太过，精滑不禁，兼怯弱等症者，方宜补肾，余则不敢用补肾药也。总之，肾虽藏精，其原出于脾胃。中宫湿热，内郁所输，皆浊气邪心扰动，水不安静，故遗滑也，宜升清降浊，遗滑自止。若夫劳心太过，亦令梦遗，乃神妄越，火动所致，宜补心安神，自无不治者也。

【愚按】梦遗精滑之症，有用心过度，心不摄肾而致者；有因色欲不遂，精气失位，输精而出者；有色欲太过，滑泄不禁而得者；有年壮气盛而无色欲，精气满而溢者；有将欲交搆，不待输转精道，来而不禁者；有因小便出而精亦出者；有茎中痛痒，常欲行而不禁者。总由湿热相火之为患也，但不可一途而论。丹溪曰：梦遗者，由心火旺而肾水衰，治宜宁心益肾，使水胜火息可也，用归、芍、生地、麦冬、枣仁、山萸、黄柏、知母与远志丸之类。遗精者，由淫欲太过，思想无穷，遂致心不摄肾，阳虚不能维持，使精气失位而出。其症令人肢体倦怠，饮食减少。治宜益阴壮阳可也，必用破故纸、菟丝子、当归、芍药、牛膝、熟地、枸杞、萆薢、五味、杜仲与固阳丸之属。其精滑者，亦由淫欲太过，不能滋养精元，肾本空虚，不能调摄正气，则精无所统，故而妄流。治宜固阳益阴，用十全大补汤与人参固本丸与之可也。又有便浊者，与前三症大不相同。经曰：便浊本热，有痰或虚，白浊属卫，赤浊属荣。然则小便浑浊而出，此由湿热之邪，渗入膀胱。《原病式》曰：血虚而热者，则为赤浊；气虚而热者，则为白浊，要终无寒热之分。河间又曰：如夏月天气炎热，则水流浑浊；冬月天气严寒，则水澈清冷。由是推之，湿热之症明矣。然又辨之，盖精者，血之所化，浊去太多，精化不及，赤未变白，故成赤浊，此虚之甚也。所以年少天癸未至，强力行房，所泄半精半血，壮年施泄无度，亦多精血杂出。若夫白浊，心动于欲，肾伤于色，或强忍房事，或多服淫方，致精流溢，乃有白浊。总宜清心益脾补肾，而去膀胱之热，用补中益气汤加黄柏、黄芩，或四物汤倍加黄柏、山栀、车前等剂。此治便浊之大法也。脉经曰：遗精白浊，当验于尺，结芤动紧，二症之的。更有精脱之症，乃纵欲之人或久旷者与女交合，泄而不止，谓之走阳。其女须抱定，勿使阴茎出户，急呵热气于口中，以指捻住尾间即救矣。若女人惊而脱去者，十有九死，亟灌以大剂独参汤亦有活者。

【治法主意】初宜先导其热，次则补养心肾，久则升提下陷，兼治热也。

【梦遗精滑主方】

远志丸

远志去心，姜汁淹　酸枣仁炒　黄芪　石菖蒲各五钱　茯神去皮木　茯苓　人参　龙齿各一两　麦门冬　五味子各二钱半

炼蜜为丸，桐子大，朱砂为衣，每服七十丸，食后临卧熟

水下。

十全大补汤见中风

人参固本丸见汗症

补中益气汤

四物汤俱见中风

独参汤人参一味，浓煎服

黄疸沙　赤白火丹

时之所生，黄疸沙也，赤白火丹也，是皆湿热之症。东南之地，天多阴雨，地多水湿，夜多雾露，日多湿蒸。所生之物，过伤于湿；所食之水，泛滥而土气胜；所居之室，潮湿热蒸。又遇元虚之人，房事过多，脾胃不健，中气不清，滞结中焦，不能运湿，复挟火热，则郁而生黄，有如盦曲相似，致使热透皮肤而为疸沙也。其症面目肢体俱黄，小便红赤，或便溺沾衣，有如栀、柏之汁，胸腹胀闷，嗳气不顺，四肢倦怠，大便虽去而不流利。治宜平地木、仙人对坐草，或石茵陈，或荷包草，捣烂，以生白酒和汁饮之，自可。[批] 草药要知。如胸膈不利，加生香附；如小便不通，加车前草；如痰喘者，加雪里青。如用古方，则宜茵陈五苓散以渗湿解热。此治之无不验者也。然其症黄如橘黄而明者生，黄如熏黄而黑暗者死。[批] 一曰黄如橘而明者，热多，脉必数，解热为主；黄如薰①黄而暗，湿多，脉必沉缓，渗湿为主。又舌上无胎者生，舌胎而黄焦黑者死。至于火丹一症，其名丹者，谓如丹毒之见也。患者头面白肿，胸腹胀闷，腿足浮肿，小水不利，气急生痰，其肿发白斑如铜钱之大，

① 薰：同“熏”。《文选·谢惠连·雪赋》：“燎薰炉兮炳明烛。”

圈圈圆圆，有若苍斑之见。间有赤者，此湿伤血分，久变为热也。治者宜清热凉肌之剂，如荷包草捣烂，肿处擦之，随手可消，生酒和服，中气自清。不知者有见肿症作脾虚治之，或见濡脉作元虚治之，此治一差，谬即千里，非惟肿胀尤甚，亦且中气郁闷而不进饮食，生痰作喘焉。其治既错，后欲救之，不可得矣。

【愚按】此症疸虽有五，均属湿热伤脾所致，当分虚实，俱宜清热渗湿为主，以四苓散或五苓散加茵陈，按症治之。或以地浆水服之亦可，粪清服之亦可，皆能约制湿热，清利脾土，切不可用香燥助热等药也。［批］大法宜利小便、除湿热。如自汗、泄利、小便清白，为虚。身目黄、大便自利，宜补，久则宜固脾胃，参、术倍加，庶可收功。

【治法主意】此症湿化为热，有热而无湿也，所以利于草药、粪清、地浆之类。口渴者，服地浆水妙。

【黄疸主方】

茵陈五苓散　渗湿解热，并治伤寒汗太早，发为黄疸。用生料五苓散一两，入茵陈半两。久病宜固脾胃，倍白术；气虚脉弱加参；欲便小水，可加半夏、车前子、木通、柴胡。

五苓本方：白术八分　茯苓一钱一分　肉桂三分　猪苓　泽泻各一钱

四苓散

茯苓去皮　白术　猪苓　泽泻各等分

水湿伤脾，色见于外而阴黄，加炮姜、茵陈；如脉沉，身冷，从阴治，加附子。

【附效方】脾胃为湿热所伤，气血渐弱，服此收功

参术健脾散　治发黄日久，脾胃虚弱。

人参　白术各一钱五分　白茯　陈皮　白芍　当归酒洗，各一钱　炙甘草七分

枣煎，食前服。色疸加黄芪。

鼓胀附中满、蛊胀、水肿、黄肿、面肿、足肿、肢肿、阴肿、囊肿、水肿、眼胞肿、儿肿

丹溪曰：心肺阳也，居上；肾肝阴也，居下；脾者中州，亦阴也，居中属土。饮食入胃，游溢精气，上输于脾，脾气散精于肺，通调水道，下输膀胱，水精四布，五经并行，则无胀满之患。若七情内伤，六淫外侵，饮食不节，房劳致虚，脾土之阴受伤，转输之官失职，胃虽受谷，不能运化。［批］凡胀满皆属脾虚，以大补脾气为主，而佐以消化。然王道无近功，必渐次取效。于是清浊相干，隧道壅塞，气化浊液，郁遏生热，热留而久，气化成湿，湿热相生，遂成胀满。此由肾肝之阴不升，心肺之阳不降，因成此天地不交之否也。故《内经》有云：诸湿肿满，皆属于脾。而其本在肾，其末在肺。以肺主气化，肾主五液，脾主转输，故肿胀不外此三经以受症也。但阴阳虚实不可不辨，大抵阳症必热，热者多实；阴症必寒，寒者多虚。［批］凡胀朝急暮宽属气虚，胀暮急朝宽属血虚。先胀于内而后肿于外者为实，先肿于外而后胀于里者为虚。小便黄赤、大便秘结为实，小便清白、大便溏泄为虚。脉滑数有力为实，脉弦浮微细为虚。色红气粗为实，色悴声短为虚。凡诸实症阳邪急速，其至必暴，每成于数日之间；若是虚症，日积月累，其来有渐，必成于经月之后。然治实颇易，理虚恒难。虚人气胀者，脾虚不能运气也；虚人水肿者，土虚不能制水也。水虽制于脾，实则统于肾。肾本水藏，元阳寓焉。命门火衰，不能自制阴寒，

不能温养脾土，则阴不从阳，液化为水，故水肿之症多属火衰。若以为湿热，一味制火，虽能保肺，而实害土。故养金制木，滋水制火，此惟属热者宜之，若阳虚者则不可也。是以下则胀已之法，此于实者可行，如或虚者，则遗害不小，何也？利药一行，虽得一时之快，而真气受伤，则去死不远也。［批］常见用商陆、牵牛行水，一泻即消，三日后复起而死者比比。良由病家不明医求速效，夭人天年，悲哉，悲哉！当于实者直清阳明，若涉虚者，必温补脾肾，渐次康复为主。［批］丹溪治腹胀，每用大剂参术，佐以陈皮、白茯、苍术、厚朴。或曰腹已胀矣，反用参术，何也？曰：乃《内经》塞因塞用之法。正气虚则浊气滞，今扶助正气，使之健运，邪无所留而胀消矣。真千古至理。其有不大实亦不大虚者，先以清利见功，继以补中调摄。盖脾胃壮，则可略与疏导，要亦不可峻与利药。若为和中导湿，止宜洁净府，以行小便，庶免实实虚虚之患也。善治者其神明之。

【愚按】鼓胀者，如鼓之形，外坚中空，击之有声，按之有形，皮肉之急胀，脾肺之大病也。宜当实脾理气为要，治宜二陈汤去甘草，加厚朴、山楂、白术、香附之类。初起者加紫苏、大腹皮，久病者加沉香、当归。设若中满之症，中气满闷，当胸之下，胃口之上，一掌之横，按之坚石，有形作痛，此名中满者也。由其忿怒太甚，不能发越，郁结中州，痰涎停住，乃成满也。久而不食，以致气虚，曰气虚中满。宜当塞因塞用，治以二陈汤去甘草，加参、术、厚朴、山楂之类。至若蛊胀之症，所受山岚障气，或虫蛇蛊毒之物，遂使大腹作胀，肚见青红之纹，皆由山岚蛊毒之气，因感入腹，聚而不散，结为腹满之症。治当利其肠胃，去其恶积，则蛊自除而胀可平，如承气汤加黄连、甘草、雄黄、槟榔之类。设或水肿者，脾虚不能健运，水溢于皮肤，按之多冷，重按多凹，病久所按之处青红陷下，肌肉如腐，或有肿甚，皮肉出水，起泡湿烂，宜用实脾利水之剂，如二陈加厚朴、苡仁、白术、泽泻之类，或实脾饮、疏凿饮子，饮导水茯苓汤与禹余粮丸。［批］水胀亦宜如前丹溪说治之。黄肿者，皮肉色黄，四肢怠惰，头眩体倦，懒于作为，小便短而少，大便溏而频，食虽善进，不能生力。宜当健脾为主，治用二陈汤加参、术、黄连、厚朴、香附之类。面肿者，面目浮肿，此气虚也。盖阳聚于面，所以耐寒。今也浮肿，皆因阳之不聚，气之不行，停滞上焦，壅塞而为肿也。治当清理上焦之气，使肃清而不浊，利耳目之窍，使周行而不滞，如枳桔二陈汤加玄参、天花粉、连翘之类。［批］又有一身之中，惟面与双脚浮肿。早则面甚，晚则脚甚。其面肿属风，脚肿属湿，乃风湿所致。若脾虚者，当实其脾，白术、茯苓、苡仁、山药。湿肿者，当清其湿，苍术、厚朴、泽泻、茵陈。有风者，兼驱其风，防风、防己。有寒者，可清其寒，羌活、独活，消风凉膈散亦治。足肿者，谓腿足作肿也，有湿热太甚而作肿者，其色红肿，当清湿热，如当归拈痛汤亦可。有脾虚不足而作肿者，其色白肿，当养脾气，如参苓白术散加牛膝、苡仁。有脾虚气留而不行者，肿久必有水出，破之难痊，宜当实脾为要，如参苓白术散加升麻、泽泻。有病久而作肿者，其肿下连足趺。然皮肿可治，肉肿难除，宜当养正健脾，如补中益气汤加牛膝、续断。有久卧而作肿者，此气之不行也；久立而作肿者，此气之不顺也。气不行者自当行气，如二陈汤加苍白二术、厚朴、香附。气不顺者，自当顺气，如二陈汤加当归、续断、香附、乌药。［批］亦有不服水土而肿者，宜胃苓汤加五皮饮。肢肿者，四肢作肿也。盖四肢者，脾之脉络也。脾有所郁，则气血不调，以致四肢作肿。其滞于血者则痛肿难移，其滞于气者则俛仰不便。行血宜芎归汤加丹皮、白芷、秦艽、续断，行气宜二陈汤加厚朴、山楂、白术、黄芩。便肿者，男子小便作肿，妇人阴门作肿也，皆由肝气之不和，肾气之不泄。宜为泻肝补肾，治以黄连、青皮、当归、芍药、山楂、柴胡、乌药、香附之类。囊肿者，阴囊之作肿也，此因脾湿聚生肿。宜为利水实脾燥湿，如苍术、厚朴、吴萸、茴香、青皮、乌药、山楂、青木香之类。子肿者，阴子大而生肿，亦肝气之不和也，宜当清气伐肝，如囊肿之药可用。但红肿，去吴萸加山栀；肿而冷湿，去山栀用吴萸，偏坠亦然。或用椒囊，以艾叶、川椒焙燥，作囊袋之，收其阴湿自可。眼胞上下肿者，此因脾气空虚，心事不宁，怒不能越，饮食不进，朝夕致卧，故致眼胞作肿也。治宜清气健脾之剂，如二陈汤加归、术、青皮、黄连之类。儿肿者，妇人孕子之时，身面手足作肿，此脾虚成孕也。宜以安胎健脾，其肿自消，如四物加炒白术、阿胶、人参、香附、黄芩之类。大抵肿之为症，皆属于脾，由脾不能行气，则气滞而作肿矣，不可专理其气而用导泄之药也。凡遇肿胀之症，须断盐味，庶不助邪。凡肿胀先起于腹后散四肢者可治，先起于四肢后归于腹者死。腹胀身热者死，腹胀寒热似疟者死，阴囊及茎肿腐者死，泻后腹胀而有青筋者死，大便滑泄水肿不消者死。若夫唇黑或肿，肝伤；缺盆平，心伤；脐突，脾伤；足心平，肾伤；背平，肺伤。五伤者，死。

【治法主意】肿当利水而实脾，胀宜清气以开郁。

【鼓胀主方】

二陈汤

承气汤俱见中风　加减俱详本症。

实脾饮 治阴水发肿，用此先实脾土。

厚朴去皮，姜制 白术 木瓜 大腹子 附子炮 木香不见火 草果仁 白茯苓去皮 干姜炮，各一两 甘草炙，半两

上㕮咀，每服四钱，水一大盏，姜五片，枣一枚，煎七分，不拘时温服。

疏凿饮 治水气通身浮肿，喘呼气急，烦躁多渴，大小便不利，服热药不得者。

泽泻 商陆 赤小豆炒 羌活去芦 大腹皮 椒目 木通 秦艽去芦 茯苓皮 槟榔各等分

上㕮咀，每服四钱，水一大盏，姜五片，煎七分，不拘时温服。

导水茯苓汤 治水肿头面手足遍身肿如烂瓜之状，手按而塌陷，手起随手而高突，喘满倚息不能转侧，不得着床而睡，饮食不下，小便秘涩，溺出如割而绝少，虽有而如黑豆汁者服。喘嗽气逆，诸药不效，用此即愈。

赤茯苓 麦门冬去心 泽泻 白术各三两 桑白皮 紫苏 槟榔 木瓜各一两 大腹皮 陈皮 砂仁 木香各七钱半

上㕮咀，每服半两，水二盏，灯草二十五根，煎至八分，去渣空心服。

余粮丸

禹余粮火烧醋淬七次 乌贼鱼骨 釜底墨 伏龙肝各二钱半 生附子一枚，去皮脐

上件为末，丸服。

枳桔二陈汤见中风

当归拈痛汤见脚气

参苓白术散见脾胃

补中益气汤见中风

芎归汤

川芎　当归

二味等分，水煎，不时温服。

四物汤见中风

六郁附五郁

丹溪曰：气血冲和，百病不生，一有拂郁，诸病生焉。戴氏曰：郁者，气结聚而不散，郁于中而不行也。所以当升不得升，当降不得降，当变化不得变化，此为传送失常，六郁之病见矣。夫所谓六郁者，气血湿热痰食也。［批］七情拂郁，结而不畅，始因于气，随痰血食湿热而变生诸症，故宜以理气为先，丹溪以香附、抚芎为主治，理可见矣。吾见此症之发，气郁则胸胁作痛，中膈满闷，郁滞不清，脉来沉涩。湿郁则周身重痛，或关节不利，遇阴寒夜气，其痛尤甚，其脉沉濡而数。痰郁者，痰涎不利，气急喘促，食饮不思，右手脉来必沉滑。热郁者，瞀闷不清，烦躁引饮，小便赤涩，其脉沉而数。血郁者，胸胁作痛，四肢无力，能食便红，其脉芤而数。食郁者，见食必恶，嗳气吞酸，饥不欲食，虽食而胀闷不安，气口脉必紧盛。［批］又脉经云：郁脉多沉伏，郁在上则见于寸，郁在中则见于关，郁在下则见于尺。凡治此者，总当以顺气为先，消导次之，宜用二陈汤加香附、抚芎为主。如气郁加木香、枳、桔、知，湿郁加苍、朴、木通，痰郁加厚朴、枳实、瓜蒌子，热郁加山栀、黄连，血郁加桃仁、红花，食郁加楂、朴、曲、蘖等剂。古方多用越鞠丸以治郁，意在兹乎。［批］治病不出乎气血痰三者，故用药之要，气虚用四君子，血虚用四物汤，痰用二陈汤。越鞠丸用苍术、香附、抚芎、神曲、栀子，乃兼三者而治之者，然须加减合宜，始能效用也。

【愚按】郁者，郁而不能通畅之谓也。盖气血湿热痰食之所郁，非若五脏五行之所郁也。古方六郁者，当散而行之，故用越鞠丸加减用治。若夫五郁者，当开而导之，亦用汗吐下利之法。故木郁达之谓之吐，令其条达也；火郁发之谓之汗，令其疏散也；土郁夺之谓之下，令无壅碍也；金郁泄之谓渗泄，解表利小便也；水郁折之谓疏通，抑其冲逆也。故治木郁宜以瓜蒂散、盐汤探吐，火郁则宜升阳散火汤，土郁则宜三承气汤、备急丸，金郁则宜麻黄葛根汤、小柴胡、四苓散，水郁则宜大补滋肾丸。此治五郁之法，全在此矣。六郁之法，当从上文所治可乎。

【治法主意】六郁当以清痰理气为主，五郁当行表里开导之法。

【六郁主方】

二陈汤见中风

越鞠丸　总解诸郁，要在加减合宜。

苍术　香附　抚芎　神曲　栀子炒

各等分，水为丸，绿豆大。每服六七十丸，食远白汤下。

瓜蒂散见中风

升阳散火汤　治食冷物，郁遏阳气于脾胃之中，火郁则发之义也。

升麻　葛根　羌活　独活　人参　白芍　柴胡　防风　生甘草炙，一□[1]半

① □：此处缺文。按升阳散火汤出李东垣《内外伤辨惑论》，原书剂量为炙甘草三钱、生甘草二钱。

水二盏，姜葱煎八分服。

三一承气汤

大黄　芒硝　厚朴　枳实五分　甘草一钱

姜三片，水煎服。

备急丸　治土郁并心腹诸卒暴痛，因饮食自倍，冷热不调。

大黄　巴豆　干姜

各等分，为末，炼蜜捣丸如绿豆大，每服一二丸，以利为度。

麻黄葛根汤　治食郁喘满脉浮。

麻黄五分　葛根一钱　赤芍一钱　淡豆豉半勺

水煎服。

小柴胡汤见伤寒

四苓散见霍乱

大补滋肾丸

黄柏三两，酒浸　知母二两，酒浸　肉桂一钱五分

炼蜜为丸服。

卷之七

痹附麻木不仁

脉经曰：风寒湿气合而为痹，浮涩而紧，三脉乃备。《内经》曰：寒气胜为痛痹，风气胜为麻①痹，湿气胜为着痹。河间曰：痹者，留着不去，则四肢麻木拘挛是也。又曰：腰项不能俛仰，手足不能屈伸，动彻不能转移，此痹之为病也。大率痹由气血虚弱，荣卫不能和通，致令三气乘于腠理之间，殆见风乘则气纵而不收，所以为麻痹；寒乘则血滞而不行，所以为痛痹；湿胜则血濡而不和，所以为着痹；三气并乘，使血滞气而不通，所以为周痹；久风入中，肌肉不仁，所以为顽痹者也。［批］筋骨脉肉皮五者，受邪则痹而不仁。盖为风寒湿三气所伤也，可与痛风、痿、厥、肾着门参看。故治法亦与痛风同。有余则发散攻邪，不足则补养气血。治当驱风必用防风、防己，清寒必用羌活、独活，理湿必用苍术、厚朴，养正必用牛膝、当归之类，使经络豁然流通，而气血荣行腠理，则痹自疏而身体健矣。或者初起之剂升阳除湿汤，调理之剂当归拈痛汤，久而元气不足补中益气汤。又有遍体懵然②无所知识，不疼不痒而麻木者，此属气虚、湿痰、死血之为病也。经又曰：手麻气虚，手木湿痰或死血，病其足亦然。又曰：遍体麻木者，多因湿痰为病，非死血也。如死血者，或有一处不疼不痛不痒不肿，但经紫黑色而

---

① 麻：按《素问·痹论》应作“行”。

② 懵（měng 猛）然：不明貌。

麻木者，是其候也。宜行血破血治之，如红花、牛膝、桃仁、归须、白芷、川芎、丹皮之类。如湿痰者，或走注有核，肿起有形，但色白而已。治宜清湿降痰，用二陈汤加苍术、枳实、黄连、厚朴之类。或气虚者，必用补气而行气，用四君子汤加厚朴、香附之剂。血虚者，宜养血而生血，如四物汤加生地、红花、枸杞、香附等剂。［批］《治法汇》曰：按湿热痰火郁死血于经络，四肢麻痹，或痛或痒，轻而新者可以缓治，久而重者必加川芎、附子，驱逐瘀湿，壮气引经，断不可少。大便阻滞必用大黄，昧者畏其药峻，多致狐疑。不知邪毒流满经络，非乌附岂能散结；燥热结滞肠胃，非大黄岂能润燥。要在合宜耳。如此调治，则气血和平，自无麻木之患也。又有所谓不仁者，谓肌肤麻痹，或周身不知痛痒，如绳扎缚初解之状，皆因正气空虚而邪气乘之，血气不能和平，邪正互与相克，致使肌肉不和，而为麻痹不仁者也。或有痰涎不利，或有风湿相抟，荣卫行涩，经络疏散，皮肤少荣，以致遍体不仁，而有似麻痹者也。轻则不知痛痒，甚则不知人事。治宜驱风理气而兼养血清湿。用二陈汤加归、术、天麻、防风、防已、芩、连之属。如不效者，去芩、连加薄桂。［批］若周身掣痛麻木兼作，治宜先汗散，而后☐。

【愚按】痹、痓、痿及痛风之症也。夫痹者，气之痹也，周身不能转移而动彻沉重者也。痓者，气之滞也，手足不能屈伸，肢体如僵仆也。痿者，气之软弱也，肢体沉重而痿弱难行者也。又有痛风者，浑身作痛，举动不能，移转痛辄欲死者也。四者之间，依稀相似，皆因风寒湿之为病，临症当明辨之。且如风胜则强直不收，当驱其风；寒胜则绵绵作痛，当温其经；湿胜则重坠难移，当清其湿。［批］风脉浮，寒脉紧，湿脉涩。此施治之大要。宜用当归拈痛汤，量其风寒湿之轻重而取法用治也。

【治法主意】治痿莫先于清热，治痹莫贵于行气。

【痹主方】

升阳除湿汤 治湿痰火食郁为痹。

升麻 柴胡 防风 神曲 猪苓 泽泻各五分 苍术一钱 陈皮 炙甘草 麦芽各三分

水煎，食后温服。

当归拈痛汤见脚气

补中益气汤

二陈汤

四君子汤

四物汤俱见中风 加减药详本症。

痿

经曰：肺热叶焦，五脏因而受之，发为痿痹，本乎肺。又曰：痿为湿热，气弱少荣，本乎脾。盖痿者，手足痿弱，难以运动者也，症见在脾。而治痿之法，丹溪独取阳明一经，何也？盖阳明者，胃与大肠之经也，而五脏六腑之海，主润宗筋者也，阳明虚则宗筋纵而痿成矣。故肺金体燥，居上而主气，畏火者也。脾土惟湿，居中而主四肢，畏木者也。或失所养，则土金之本易亏，而木火之邪易入。是以肺热叶焦，然其故固由土弱不能生金，金亏不能生水，而其由则本于阴血之不足，而阳气之沸腾也。若阴血既足，而能灌溉四肢，自阴阳和而气血顺，使指得血而能摄，足得血而能步，又安有痿弱之形也哉？又或因于痰，或因于湿，或因痰食之不清，滞于经络，郁而成热，以致血液干涸，不能荣养于百骸，使筋缓不能自持。然究其源又实归于脾土之空虚也。治疗之法，当依丹溪所云泻南方之火，使肺得清化之令，而欲东方之不实，何脾伤之有？补北方之水，使心无炎烁之气，而欲西方之不虚，何肺热之有？故阳明实则宗筋润，能束骨而利机关矣。湿热清则气血和，能行经络而通畅百脉矣。治以四物汤加牛膝、枸杞、盐炒知母、黄芩、黄柏之类，使本固血足，而痿自可也。［批］凡痿症遇六脉有力，饮食如常者，此实热内蒸，心阳独亢也，症名脉痿，宜用承气汤六七行，再用大承气汤十余行，更用黄连、黄芩各一斤①，酒蒸大黄八两蜜丸，以人参汤下之。要断不可作风治而用风药，为害匪轻，医者宜深味之。

【愚按】痿之一症，全在湿热，由乎酒色太过，气血空虚，反加劳碌，筋骨有损，由是湿热乘之。热伤于气，在气不能舒畅其筋，故大筋緛②短而为拘挛。湿伤其血，则血不养筋而筋不束骨，故小筋弛短而为痿弱。治宜黄芩、黄连、当归、生地、独活、牛膝、秦艽、续断之类。［批］又其脉大而无力，此荣卫交虚，以十全大补加秦艽、熟附各一钱朝服之，夕则服八味丸加牛膝、杜仲、远志、萆薢、虎骨、龟板、黄柏，温酒送七钱，此已效之良方也。切不可偏于风药而作风治，亦不可偏于补药而作虚论。此症宜利小便而除其湿热，宜用清凉而通利其气血，则思过半矣。虽有肺痿痰唾稠黏，前方中可加贝母、鼠黏、连翘、天、麦之类。若肾气空虚，腰脊不举，髓竭力乏，行立不能，而为骨痿之症者，前方宜加五味、枸杞、山萸、熟地、虎骨、败龟之类。

【治法主意】风痿者，半身不遂，痰唾稠黏。湿痿者，痛重难移，面目黄色。热痿者，四肢不收，出言懒怯。

---

① 斤：原作“片”，据医理改。

② 緛：原作“繻”，据文义改。

【痿主方】

四物汤

承气汤

大承气汤俱见中风

芩连大黄丸见本症上

十全大补汤见中风

八味丸见火症　加减详本症上。

厥

丹溪曰：厥者逆也，手足因其气血不行而逆冷也。［批］世以卒然昏冒、不省人事为厥，方书以手足逆冷为厥，不可不辨。其症不一，有阳厥，有阴厥，有气厥，有痰厥。阳厥者，由其热生于内，元气不足，不能通泄，则发厥而逆冷，宜以十全大补汤。又有醉饱入房，气结于脾，阴气虚弱，阳气不充，致使阴在外，阳在内，令人四肢不荣，手足厥逆，有似阴症所发。但面目红赤，大小便秘结，其脉伏而数者是也，宜以补中益气汤。设若阴厥者，因其纵欲太过，阳亏于内，精损于外，不能荣养，邪气偶入，致被克伐，腑脏生寒而发厥也。其症始得之，身冷脉沉，四肢厥逆，屈足倦卧，唇口青黑，或自利不渴，小便清白，是其候也，治宜理中汤、四逆汤之类。［批］伤寒中阴阳二厥，《六书》① 中辨之详矣。设若痰厥者，乃寒痰壅塞，口吐涎沫，咽中有声或气喘促，其脉滑而有力，宜用二陈汤加竹沥、姜汁，或导痰汤、瓜蒂散之类。气厥者，与中风相似，但中风脉浮，惯多痰涎，气厥身冷并无痰涎，脉必沉细。或有气滞而不来者，

① 六书：指明代陶华《伤寒六书》。

盖因怒气郁闷滞塞而发厥也，宜用苏合香丸，先擦其齿，后用淡姜汤化下，俟醒再用二陈加厚朴、香附、枳桔之剂，气虚者加参、术，冷甚者加炒墨干姜。大抵此症，多因元本空虚，郁结所致。故子和云：治厥之症，当以降痰益气，温中健脾，未有不愈者也。又曰：视厥之症，手冷过肘、足冷过膝者死，手指甲青黑者死。

【愚按】厥之一症，分阳阴气痰。仲景云：阳厥脉滑而沉不见，时一弦也；阴厥脉沉而细微，多伏也。阳厥则自汗身冷，阴厥则自利唇青。阳厥则渴而心烦，阴厥则倦而静卧。阳厥则承气汤可施，阴厥则理中汤可用。阴阳虽一厥之间，认误则立死可见。若夫气厥者，因惊因气而来，则手足寂然冰冷，心气不相接续，口出冷气，卒然而仆者也，宜前方苏合、二陈审用。血厥者，因吐衄过多，上竭下厥，先致足冷有如水洗，冷过腰膝，入腹即死，此血竭而作厥也，皆由阳气妄行于上，阴血无所依附，气血相离，不居本位之故。必须急用大蒜捣烂，罨于涌泉，或以热手频擦脚心，次用二陈汤加参、术、当归、炒黑干姜之类。然此药劫剂，不可多服，但欲其阳复血止耳。痰厥者，痰气妄行于上，咳嗽连续不已，气急喘盛，坐不得卧，以致上盛下虚而作厥也。宜以二陈汤加厚朴、白术、黄芩、山楂，降下痰气，使复归于脾之脉络，则足可温，不致厥矣。又有尸厥者，因于元本空虚，及入庙堂塚墓，偶中不正之气，卒然手足冰冷，肌肤粟起，头面青黑，精神不守，错言妄语，牙关紧急，不知人事，卒然而痰。此尸厥也，宜以苏合香丸灌之，嗣①用二陈汤加苍术、香附、当归、厚朴之类。又有蛔厥者，

① 嗣：接着、随后。

胃中虚冷，蛔不能养，妄行于上，致使手足冰冷，甚则冷汗如毬[①]，凝于额上，六脉皆伏，人事不知，有似阴症，若长一尺则贯心而死。法先用花椒浓汤探之，得汤而苏醒者是也；次用乌梅丸，盖蛔闻酸则静，见苦则安；后宜安蛔暖胃，如二陈汤加吴萸、干姜、白术、黄连、乌梅、使君子之类。

【治法主意】厥多痰气虚热所乘。

【厥主方】

十全大补汤

补中益气汤

理中汤俱见中风

四逆汤见伤寒

二陈汤见中风　加减药详本症。

导痰汤　治痰阻短气，能开导痰气故也。

白茯苓　陈皮　甘草　南星　枳壳各□钱　半夏二钱

加姜三片，水煎服。

瓜蒂散

苏合香丸俱见中风

乌梅丸　治蛔厥。

乌梅　细辛　附子　人参　黄柏　桂枝各一两一钱　干姜一两半　黄连四两　川椒　当归各五钱

上为末，苦酒浸乌梅一宿，去核捣成膏，少加蜜和丸，如桐子大，食前服十丸。

---

① 毬（qiú 球）：为古代游戏用品，以皮为之，中实以毛，足踢或杖击为戏。后泛指球形的物体。《说文新附》："毬，鞠丸也。"

痉

经曰：诸痉强直，皆属于湿。又曰：诸暴强直，皆属于风。《原病式》曰：筋胫强直，是属血虚生风之谓也。夫肝木属风，故主筋，若曰诸暴强直而属风，理必然也。其所谓诸痉强直而属于湿者何欤？盖痉之初起，肢体重痛难以转移，此属湿也，久而湿伤其血，则血不养筋，筋不束骨，致令筋急直强而痛不可移，故属乎风。乃知太阳湿胜则兼风化，正所谓亢则害，承乃制也。是知痉为病者，湿为本而风为标耳。仲景云：凡治伤寒之病，身热足寒，颈项强直，自汗面赤，口噤反张者，痉也。痉则当分刚柔治之。如太阳病，其脉弦长，见症发热恶寒而无汗，胫急胸满口噤，手足挛痛，甚则抽搐，角弓反张之状，此为刚痉。刚痉则以散表为主，加减小续命汤、九味羌活汤、麻黄葛根汤。其脉弦细迟涩，见症微热汗出不恶寒，手足软弱，亦或张前反后，此为柔痉。柔痉则以实表为主，小续命去麻黄加葛根。又曰：风气胜则为刚，以风性刚急故也；湿气胜则为柔，以湿性柔和然也。原其所自，非惟风湿相侵，亦且去血过多，筋无所荣而邪得以入之耳。尝见产后、金疮，或跌仆①伤损，或痈疽脓溃，或发汗过多，一切去血之症，皆能成痉。又有湿热虚损，自汗痛风，亦能为痉，此又虚为本而风为标耳。或有绝无风邪之人，而患筋脉挛急，为角弓反张之候者，此血虚无以养筋故也。又有老人虚人，血气衰少，夜遇阴寒而脚腿筋抽胫急者，亦风乘血室故也。［批］凡四肢拘挛掣痛，上下相引，皆筋病。体肥白责之湿痰伤筋，黑瘦人责之血液枯涸，宜分两

① 仆：原作“蹼”，据文义改。

途。老年不能行走掣痛，名筋枯不治。丹溪云：凡遇痉症，宜补虚养血，少兼降火，切不可作风治而用药兼风，恐反燥其血室而致不救之患。经曰：治风先治血，血实风自灭，此理究之自可明矣。宜用当归、芍药，以姜制之，人参、南星，以竹沥制之，加秦艽、续断以养其筋，独活、牛膝以行其血。此治痉神验之良法也。

【愚按】肝主筋，筋之动彻皆由肝血之所养也。今也筋不动而缩，有为反张之症，强直之见，此因血不养筋，而筋不束骨之故尔。惟夫血气内虚，外为风寒湿热之所袭，则筋急拘挛，而痉病见焉。故曰：以风散气，有汗而不恶寒者为柔痉；寒泣其血，无汗而恶寒者为刚痉。原其所因，皆由血少，筋无所营，邪得以袭之也。

【治法主意】治风当治血，血实风自灭。

【痉主方】

小续命汤

九味羌活汤

麻黄葛根汤已见中风、伤风，加减药详本症

癫　狂

《举要》曰：癫狂阳炽。《难经》曰：重阴者癫，重阳者狂。《内经》曰：多喜为癫，多怒为狂。二说不同。然察病之因，皆由求望高远不遂而有者也，或因气郁生痰而痰迷心窍，或由气郁生热而热极生风。要之狂为痰火，实热盛也；癫为心虚，血不足也。癫之症行动如常，人事亦知，但手足战掉，语言蹇涩，头重身轻，其脉浮滑而疾。狂之症弃衣登高，踰墙上屋，骂詈叫喊，妄见妄闻，其脉沉紧而实。癫由心气之不足，

宜以养血清痰之剂，如二陈汤加全蝎、白附子、防风、黄芪、当归、秦艽之类。狂则痰蓄中焦，胃中实热，以二陈加大黄、枳实、黄连、瓜蒌子之类治之可也。

【愚按】手足动摇而语言蹇涩者，谓之癫。骂詈叫呼而乘力奔走者，谓之狂。不知人事而行动失常者，谓之痴。语言不出而坐立默想者，谓之呆。不知饥饱而语言错乱者，谓之疯。又有不避亲疏而忽然出言壮厉者，谓之妄语。寤寐呢喃而自言心事者，谓之郑声。开目偶见鬼神而心神不定者，谓之狐惑。凡此数病，皆因神志不守，作事恍惚，一时痰迷心窍，更加火热郁结，痰涎壅盛，神思不定，卒然为病者焉。治宜清痰降火为要，次兼安养心神、益血荣脾之剂。如初用苏合香丸散理痰气，次用牛黄清心丸安养心神，治无不效者也。若用煎剂，以二陈汤加芩、连、胆星、归、术、犀角可。

【治法主意】狂由热至，当清其热而利大便；癫因痰生，当开其痰而养血气。

【癫狂主方】

二陈汤加减详本症

苏合香丸俱见中风

牛黄清心丸见健忘

痫

夫痫有五，合五脏之气而为病也。《内经》曰：巨阳之厥，则首肿头重而不能行，发为眴仆。是皆阳气逆乱，痰涎壅滞腑脏，卒然眩仆，不知人事，气复返则苏，时作时止，手足动摇，此痫之症也。虽有牛马猪羊鸡痫之异名，其法俱宜理气清痰降火为要，使气清痰降而痫亦可止也。［批］五畜公①五脏，丹溪独断为火痰，乃千古灼见。用二陈汤加芩、连、天麻、南星、枳壳、山楂、全蝎之类。脉经曰：癫痫之脉，浮洪大长，滑大坚疾，痰蓄心狂。

【愚按】痫症有五，应乎五脏，合乎五畜之所发也。吾尝见之，心痫因惊而发，心烦闷乱，躁扰不宁，舌多吐出，涎沫满口，来时速而去亦速也。肝痫因怒而起，怒不得越，痰涎壅盛，口多喊叫，面青目瞪，左胁作疼而中气作闷者也。脾痫者，饮食失节，饥饱无时，逆于脏气，痰蓄生痫，发则手足搐搦，唇口掀动，痰沫外出，卒然而仆也。肺痫者，忧悲太重，痰涎入肺，发则声嘶啼泣，旋晕颠倒，目睛上瞪，恶寒拘急，气下则苏也。肾痫者，淫欲太过，内气空虚，脏腑不平，相火妄动，郁而生痰，闭塞诸经而作痫也。其症腰背强直，头旋眩晕，因恐而发者也。大抵五脏之痫，各随五脏所治，皆以清痰降火为要。或加以五脏补养之药，有风者驱其风，有痰者豁其痰，因气者清其气，因惊者镇其惊，各随所得之由，而加减用治可也。设或阳痫者，发之于昼，当以壮阳为先；阴痫者，发之于夜，亦以益阴为要。今世因惊多用安神、定志等丸，因风多用续命、三化等汤，然终不若二陈为主，加以引经清痰养血，自无不治之理也。

【治法主意】阳气逆乱，发为暴仆，治当清阳利气。虽有痰涎，能兼治之。

【痫主方】

二陈汤见中风

① 公：通。《白虎通·爵》："公者，通也。"

安神丸见痰火

定志丸见惊悸

续命汤

三化汤俱见中风

积 聚

夫积者，阴也，五脏之气积蓄于内以成病也。聚者，阳也，六腑之气聚而不散以为害也。其症之所因，皆由痰而起，由气而结。脉经曰：积在本位，聚无定处，驶[①]紧[②]浮牢，小而沉实，或结或伏，为聚为积，实强者生，沉小者死，生死之别，病同脉异。又曰：肝积肥气，弦细青色；心为伏梁，沉芤色赤；脾积痞气，浮大而长，其色脾土中央之黄；肺积息贲，浮毛色白；奔豚属肾，沉急面黑。此五脏成积之色脉也。其聚如何？且如胃聚而生中满，胆聚而生气逆，小肠聚为癥瘕，大肠积聚为秘结，心主聚为怔忡，膀胱聚为溺涩，此六腑聚之为病也。治宜调其气而破其血，豁其痰而行其积，如二陈汤加楂、朴、槟榔、枳壳、香附为主，积加黄连、聚加山栀等类，使气行而痰豁，则积可除也，气行而火降，则聚可散也。［批］积久则胃弱形羸，宜养胃气，故洁古有曰：养正则积自除。盖真气盛，胃气强，积自无矣。

【愚按】积于腑者易治，积于脏者难治，积于肠胃之间者易治，积于肌肉之分、腠理之间者难治。何也？积者，痰血积也；聚者，气郁聚也。气可易散，痰则难除。设或痢疾于肠胃

---

① 驶（kuài 快）：快马，后引申为“快”。《尸子》：“黄河龙门駃流如竹剑。”

② 紧：原作“聚”，据宋·崔嘉彦《脉诀》改。

之间，血瘀于胸胁之内，尚可破其血而行其滞也。如其瘤核结于肌肉之外，痞满积于分腠之中，此则欲行而不能行，欲破而不能破也，是惟针灸可治。若夫在内之积聚，一以散气开郁为主。吾见血瘕之症，用紫苏、灯草煎汤，时时服之，则气散而瘕可除，是其病有可类推矣。而槟榔、黄连则又行气之要药也，气行则积亦自行矣。

【治法主意】肝可散气而行痰，心可养血而清气，脾可豁痰而健运，肺可理气而清痰，肾可温经而行积，聚可破气而调中，此治积聚之大法也。

【积聚主方】

二陈汤见中风　加减药详本症。

痞　块

痞者，否也，如物之否败而不能行也。［批］痞有实痞，有虚痞。其症胸中满闷，膈塞不通，有因伤寒下早而成者，名曰痞气。有因饮食生冷油腻而得者，名曰痞积。有因久疟不止而生者，名曰疟母。有因痰喘不利而成者，名曰痰积。此症皆因气聚而生痰也，固宜以行痰为主，然不若清气为上，用二陈汤加黄连、枳实、山楂、厚朴、瓜蒌子之类治之。［批］海藏曰：治痞独益中州脾土，以血药兼之，其法无以加矣。痞在上者，加海藻、昆布；痞在下者，加海石、槟榔。夫块者，块也，皮肉有块，大者如拳，小者如核，不疼不肿，不红不硬，按之软，其色白，卒然发起，觉乎有形者也。此症皆因怒气不能发越，郁而成痰，积而成块也。总宜以清痰理气为要，如枳桔二陈汤加青皮、黄连、山楂、枳实、瓜蒌子之类，甚者加槟榔、海石。如在皮里膜外而结块者，用行针灸。又丹溪曰：痞块在中有痰饮，在右为食积，在左为死血，是则更不可不知者也。然亦有胃脘食积而或病发于中者，亦有肝气与宿食相假而积在右者，又有气虚作痛而或似肝积有块不时上攻者，是诊视之际，犹当详审，自露圆机者也。如遇食积、血积，此等有形之块，不可专用猛攻峻伐之药，徒损其气，病亦不去，则当渐次消之，块去仍须大补也。

【愚按】痞块乃有形之物，积在本位，不能移动者也。非若癥瘕，聚无定处，假物成形，散而不觉者也。痞气否而不行，则留痰而为痞也，气郁而痰随，则痰积而发块。又有痃有癖，痃者悬也，悬于小腹；癖者僻也，积于脐旁。皆因气滞血而成痰为病也，治非清痰理气不可。［批］有痰挟瘀血成窠囊作痞者，多郁人悲哀过度者有，宜从血郁治，桃仁、红花、香附、丹皮、韭汁之类。

【治法主意】痃癖积聚以气言，痞块瘕积以痰血言，是各从其治也。

【痞块主方】

二陈汤

枳桔二陈汤俱见中风　加减药俱详本症。

【附效方】

大红丸即血竭丹　治血块血蛊，一切大人、小儿积痞，立效。

血竭一两，真的破血　乳香一两　朱砂五钱，要箭头上好者　巴豆仁四钱，去积，如枯者加一钱

将四味用乳钵研极细末，初散开，及碾至自润成块，如印色一样，以磁罐或磁盒盛之，临用时看人大小虚实而用。小儿用此药丸如麻子大三粒，大人丸如米粒大亦三粒，俱用滚过温

水送下。不用热水，热水即作痛。倘积重多年者，先用使君子生熟各三个，上午食之，下午方服前药，晚不可饮食，先置净桶一个，看药与积一同于大便泻下。其药仍在积上未动，如红药未出，则是积尚未出，将温酒一杯催之，其药与积自然一同下来。如泻不止，以温粥止之。一七不可食油盐，即断根矣。

双黄丸

大黄　蒲黄　大蓼子即水红花子　槟榔　鸡肶皮焙

上等分，为细末，大人五钱，小儿二钱五分，酒调，日出时向东方对日服，午后其痞自出。

癥　瘕

癥者徵也，气聚而成癥，发无定处也。又曰：发于小腹，下上无时，发已而不知所去者。治宜散气之剂，佐以升提之药，如二陈加青皮、山楂、升麻、柴胡、香附、当归、黄芩之类。瘕者假也，假物成形，血之积也。皆由经产之后，血行未尽，男女交搆，致使恶血阻滞其间，不能尽出，日积长大，小腹有块，疼胀不时者也。治宜破血行血之剂，如芎、归加红花、苏木、香附、乌药、丹皮、白芷、炒黑干姜等剂可也。脉经曰：血瘕弦急而大者生，虚小弱者，即是死形。

【愚按】癥瘕之症，在妇人有之，由乎气聚而血不行也。盖男女交搆之间，男子多泄，女子多闭，阴火即起，闭而不行，陷于小腹，是则为癥，癥当行气可也。又或当经之时，经行未尽，交搆阻塞，血室有伤，留而不散，是则为瘕，瘕当破血可也。又或由产后败瘀留滞，或七情气郁生痰，与血相结而后成形，外症面黄作寒热，内症闭经腹痛，得寒则发，脉多沉紧，治者须调其气而破其血，衰其大半而止，不可峻攻猛治，以伤元气。惟扶脾正气，待其渐化，古开郁正气散，以白术六分，青、陈皮各七分，甘、桔各六分，香附一钱，砂仁四分，山楂八分，麦芽六分，神曲五分，茯苓五分，玄明粉六分，生姜煎服。服十帖后再吞香粉丸，香附一两，海粉一两，桃仁一两，白术五钱，神曲糊丸，陈米汤下。又有香术丸、四香丸，是二丸，俱能治血蛊、气蛊坚硬如铁。香术丸药则用木香五钱，没药四钱，桂心七钱，莪术一两，三棱一两，槟榔一两，芫花二钱，五灵脂七钱，桃仁五十，白术五钱，阿魏八钱，醋糊丸，姜汤下，每服百粒。四香散药用木香一两，沉香七钱，乳香七钱，人参五钱，川芎一两，陈皮五钱，干姜五钱，桂心六钱，砂仁四钱，小茴香五钱，亦用醋糊为丸，每服香附汤下百粒。盖攻击之药，重病病受，轻病胃气受之而先伤矣。若待其块尽而后补，则胃气之存也，几希矣。

【治法主意】癥瘕之症，利气行血，调脾向导为要。

【癥瘕主方】

二陈汤见中风　加减药详本症。

芎归丸见鼓症　加减药详本症。

开郁正气散

香粉丸

香术丸

四香丸四方俱详本症

卷之八

耳

耳属足少阴肾经，肾之窍也。肾气充实则耳聪，肾气虚败则耳聋，肾气不足则耳鸣，肾气结热则耳脓。《内经》曰：肾者，作强之官，技巧出焉。又曰：耳为肾之候。肾虽通窍于耳，然耳之为病，非独肾病也，亦兼少阳治之可也，何也？［批］耳聋、耳鸣，有痰、有火、有气虚、有阴虚、有肝火，少壮悉属痰火，中年必是阴虚。肾之为脏，水脏也，天一生水，故有生之初，先生二肾，而水主之，水主澄静，故能司听。又有相火存于命门之中，而三焦为之腑，每挟相火之势，而侮所不胜，经所谓一水不胜二火者是也。其或嗜欲无节，劳伤过度，水竭火胜，由是阴不升而阳不降，无根之火妄动于上，则耳中嘈嘈有声。或少年妄作，或中年多劳多气，或大病后不断房事，致令肾水枯少，阴火沸腾，故耳中亦哄哄有声，二者俱宜滋阴补肾之剂。钱仲阳曰肾有补而无泻，此理明矣。然经又曰：气虚耳聋，火聚耳鸣。此气者，少阴肾经不足之气也；火者，少阳三焦有余之火也。气当宜补，火当宜泻。丹溪又曰：耳闭者，乃属少阳三焦之经气之闭也；耳鸣者，亦属少阳胆经之火痰之郁也。气闭者，宜当清气而开郁；痰结者，宜当降火而豁痰。又有气逆壅盛而暴聋者，则宜清痰降火理气。又有体虚不足而久聋者，则宜降火养血滋阴。至若耳鸣之症，亦如是也。［批］耳聋、鸣皆是阴虚火动，滋肾丸、虎潜丸、滋阴百补丸、六味丸俱好。或者久聋难治，先用小柴胡汤清痰理气以治其标，后用补中益气汤扶元益阴以治其本，致使水升火降，得以平和，此治聋之大法也。至若肾虚而耳鸣者，其鸣太盛，当作劳怯而治。大病后而耳聋者，其聋气虚，当作劳损而治，俱宜补中益气汤加知、贝、玄参、花粉之类。设或耳痛者，亦有肾虚水不能制三焦之火，火挟热而行上，致令耳内作痛，然有声嘈嘈大鸣，治宜补肾降火，用四物汤加连翘、玄参、黄柏、知母、熟地、五味、黄芩、天花粉之类。又有停耳者，耳内突生赤肉，或有脓肿是也。此由气郁生痰，内火攻冲，肿似赤肉，或兼脓汁溃烂，谓之停耳。其治亦宜清痰降火，用二母汤加玄参、天花粉、黄芩、山栀、连翘、柴胡、蔓荆子之类。或有耳前跳痛者，此三焦之火动也，此经多气少血，然其火动，则血愈虚而火愈盛，因络会于此也。其治又宜降火清热，用芎归汤加芩、连、山栀、玄参、连翘、升麻、石膏之类。又有胆经之脉，亦络于耳，若耳后攻击作痛作肿者，此由少阳之火妄动于上，亦宜泻火之剂，而少佐养血之药，用宜玄参、黄连、柴胡、龙胆草、山栀、青皮、归、芍之类，自无有不安者也。

【愚按】耳之为病，肾病也。盖阳主乎声，阴主乎听，如寂然而听，声必应之，此阴阳相合，气之和也。设或肾水亏弱，气不能升，火不能降，填塞其间，则耳中嘈嘈有声，谓之耳鸣。或有年老气血虚弱，不能全听，谓之耳闭。少年斫丧，阴虚不足，谓之劳聋。病后劳损不能戒守，谓之虚闭。气郁不乐，情思困倦，耳不能听，谓之暴聋。凡此数件，治当因其病而药之也。

【治法主意】肾虽开窍于耳，而见症实系于手足少阳二经。气虚则宜清宜补，火盛则宜降宜泻。

【耳主方】

小柴胡汤见伤寒

补中益气汤

四物汤俱见中风

二母汤

知母　贝母去心膜　杏仁去皮尖，炒　甜葶苈炒，各半两　制半夏　秦艽　橘红各一两　炙甘草半两

每服四钱，水一大盏，姜五片，煎服。

芎归汤见鼓胀

目

《内经》曰：目为五脏之精华，一身之至要，盖应乎五脏而主乎肝者也。夫两眦赤脉属心，若胬肉红起而遮盖白睛者，此心火盛也。乌精圆大属肝，若乌睛红赤者，此肝火旺也。眼胞上下属脾，若胞烂红肿有瘤出者，此脾火起也。满眼白睛属肺，若白睛红多而有膜者，为肺火动也。瞳人属肾，若眼目无光，瞳人反背者，此肾水亏也。此目之统乎五脏，而五脏之传病于目者然也。经又曰：肝者血之海，开窍于目。故目惟得血而后能视。血气胜则睛明，血气衰则睛昏，睛昏则视物不明矣。所以视植物为动物，视近物为远物，不能真知，乃神光之不足也，俗呼为近视眼。又有血之不足者，遇晚不见，视物朦朦焉，如网在目，俗呼为鸡朦眼。亦有目中赤白不杂，但无神光，视物不真，俗呼为青盲眼。又有名雀目者，不能正视而斜视。名反目者，不能下视而上视。二皆眸子之病也，非药可除。若夫肝热则多泪，心热则多眵，火盛则多疼，脾虚则多肿，血虚则多酸，气虚则多涩，精竭则多昏，神竭则眼黑，风胜则眼痒，热

胜则眼胀，火胜则眼红，湿胜则眼烂。太过则壅塞发肿，不足则涩小难开。［批］凡治目病，须分新久虚实、痰郁气滞、脾胃相火，或散或降、或养荣、或滋肾、或益气、或开痰，初无一定，昧者不察，执为火热，一概施治，以寒凉伤其脾胃，辛热耗其神明，气血既亏，火邪愈炽，卒至盲瞽，良可太息。间有业是科者，久病亦知补养，多用地黄滋阴。果阴虚相火盛者，固宜利益。倘中焦气虚而有痰，因痰生火为目患者，宁不泥隔增病耶？谚曰眼不医不瞎，此言虽浅，实妄药者戒。又有拳毛倒睫，胬肉攀睛，翳膜侵珠，瞳人缩小，一由于脾多热，一由于心火盛，一由于肝郁气，一由于肾少水。此五轮之为病，由五脏之虚实而有然也。在腑为表，在脏为里。在脏者为久病，当养血而清心；在腑者为暴发，当驱风而散热。大抵治疗之法，宜用四物汤养血，而佐以治火之药，如心火胜者加芩、连、犀角，肝火胜者加芩、连、胆草，脾火胜者加黄连、芍药，肺火胜者加芩、连、山栀，肾火胜者加栀、连、炒柏。［批］又有瞳仁散大者，风热所为也。大法宜酸以收之，如四物去川芎，加芩、连、炙甘草、五味子；或六味地黄丸加当归、五味子。大忌辛散。设若五脏之不足者，宜用补养之法，如气虚补气，加以参、术；血虚补血，加以芎、归；或少佐凉剂，凉辅而火自除。［批］丹溪、东垣治目昏用参芪补养血虚，久服靡不获效。以气血旺则玄府得利升降，清明乃复也。切不可轻用刀针，即得痊好，终出侥幸。亦不可过用苦寒之药及冷水淋洗，恐致血凝，则成痼疾。若夫久患昏暗无光，或生冷翳，则又当滋补下元，以益肾水，如四物汤加枸杞、人参、犀角、甘菊、菟丝子之属。即风热胜者，固当驱风而散热，亦不可专用风药，必须少加辛温以散热，但前方中加以防风、连翘、羌活、蒺藜之类。如北方之人，患眼最多，皆因日冒风沙，夜卧热炕，二气交争使然。又地土寒冷，多食烧炙、葱、韭、蒜、面、姜、椒等物，以致内外交攻，并入于目，宜用四物汤加大黄、芒硝、黄芩、黄连、防风、连翘、羌活、蒺藜、石膏之属。或外用点洗，亦宜用辛温辛平以行之。近点药多用冰片，而冰片性大热，虽藉此拔火毒，然不知是为劫药，用之以点，多致积热入内，渐成不见。俗曰眼不点不瞎者，用此等药是也，戒之，戒之！又冰麝之药，点眼即或有效，能将眼目缩成细小，久久昏暗瘴翳，不可不慎也。［批］古方羊肝丸，用羊肝引经，以解诸郁。盖肝主目，肝中郁解则玄府通利而明矣。故用黄连解有余之火郁，椒目解湿郁，茺蔚解气郁，芎归解血郁，羌活、荆、防、芷辛解经郁，磁石解坠邪郁使下降，蔓菁①下气通中，皆治气血目昏有余之法。若夫久病昏暗，当养血实其脾胃，则血自生。血生则水足，此又治之以其本者也。

【愚按】目之为病，因气而发者则多涩，因火而发者则多痛，因风而发者则多痒，因热而发者则多眵，因怒而发者则多胀，因劳而发者则多沙，因色而发者则多昏，因悲而发者则多泪，因虚而发者则多闭，因实而发者则多肿。又有飞丝入目，则多胀而红；飞尘入眼，则多胀而涩；［批］飞丝入目，用头垢点入眼内即出。或用京墨浓磨，以新笔涂目中，闭目少时，其丝自成一块，在白眼上，用绵拭之。尘眯目，盐与豉置水中浸之，视水，其尘即出。胞内发瘤，则珠转而痛；拳毛倒睫，则珠痒而疼。元气不足，则目酸而难开；血虚不足，则目痒而多涩；气虚不足，则羞明而多闭；气血俱虚，则视物矇矇然而不明；气血空脱，则目睛无光而不见。诸皆可医，惟气虚血少与气血两俱亏者为难治也，故治者俱当因其症而细求之者也。若夫小儿目病亦同

① 蔓菁：芜菁之别称。

大人，惟疳疾痘后，斑疹余毒，当别有法。其疳疾者用谷精草、石决明、牡蛎、蛤粉、夜明砂、木鳖子去油各等分，每用一钱，取猪肝一块，竹刀剖开，入药在内，麻扎煨熟，连汁与食，不过十服，不止眼好，疳亦全愈。是方亦可治大人青盲；若夫痘后及斑疹余毒，前方亦妙。或用决明散，以决明子、赤芍各钱半，甘草一钱为末，蜜汤下之。再或蜜①蒙散，用密蒙花钱半，青箱子一钱，决明子、车前子各五分为末，取羊肝掺药在内，湿纸裹好，灰火煨熟，空心食之俱可。

【治法主意】眼症必以养血为主，不可骤用风药，风胜则有动于火也。不可专用凉药，凉胜则火结，难除也。故汤散则宜辛凉，点洗则宜辛热，尤须加去障扫翳之物。

【目主方】

四物汤见中风　加减详本症。

决明散详本症

蜜蒙散详本症

羊肝丸详本症上

口

《内经》曰：口之于味也，皆统于脾。盖脾热则口臭，脾燥则口裂，脾冷则口紫，脾败则口黑，脾寒则口青，脾虚则口白，脾衰则口黄，脾弱则口冷，脾实则口红。经曰：中央色黄，入通于脾，开窍于口，藏精于脾，故口之为病，乃脾病也。或舌本强硬，或燥热糜烂，或当唇破肿，或鹅口生疮，或风热内攻

① 蜜：通“密”。清·毛奇龄《故明户部尚书原任广东布政使司左布政使姜公墓碑铭》：“见事敏而虑事蜜艰巨不沮。”

作肿，或积热蕴蓄成痞。原其所因，未有不由七情所扰，五味过伤于脾者也。经又云：阴之所生，本在五味，而脾之本宫，亦伤在五味也。又曰：肝热则口酸，心热则口苦，［批］凡内有热则口苦，须分虚实。外感寒邪亦口苦，乃邪气实也；久病劳碌亦口苦，盖正气虚也。脾热则口甘，肺热则口辛，肾热则口咸，胃热则口淡。此五脏之气所统于脾，而亦寄旺于五脏者然也。若脾之为病，从五脏移热而得者亦有之矣。殆见谋虑不决，肝移热于胆而口苦；劳力过伤，脾移热于肾而口破；相火妄动，肾移热于脾而口干；胃气虚弱，肝移热于脾而口酸；又有膀胱移热于小肠，膈肠不便，上为口糜，生疮而溃烂。［批］膀胱移热于小肠，大肠不便，上为口糜，生疮溃烂。此条出《素问》，东垣有柴胡、地骨皮、凌云治此，大便实者加硝黄。世未知用，姑俟之，饮酒多此，易老用五苓导，亦相合服之。此五脏相移之热症也，当从其移热而治之。故丹溪以理中汤治口疮，服凉药不效者，为中气虚而不制游行之火也。河间制益胆汤治谋虑不决，肝胆气上溢而口苦者，皆从治虚火法也。

【愚按】唇为口之户，齿为口之门。然口之为病，而见于唇者，唇肿即口肿也，法宜清热降火，用芩、连、玄参、连翘、山栀、花粉、石膏之类。又有口燥裂痛者，由脾胃之火邪，蕴蓄中焦，或食辛热之物太过，遂使口燥裂痛，治宜通泄脾气，降火理邪，如黄芩、黄连、山栀、大黄、玄参、花粉、连翘、生地之类。又有口内生疮而作痛者，或因忧思劳苦，夜不得卧，日不得安，起居失宜，不能静养，以致心脾火动，口舌生疮，饮食难入，喜寒饮而恶热也，治宜降火清热，用归、芍、生地、芩、连、贝母、花粉、连翘、玄参之属，此治脾火之药也。如上文之病，寒兼温之，如赴筵散之类；风兼散之，如消风散之属；热兼凉之，如凉膈散之类。设若脾虚不足者，法宜温补，用二陈汤加参、术、炒黑干姜、黄连之属。若七情郁结，以致浮游之火上行口齿，宜二母汤加玄参、花粉、芩、栀之类。如积热成疳，当清热凉脾，又从而消导之，治宜黄芩、黄连、厚朴、香附、山楂、神曲、白术、槟榔之属。如五脏移热于脾，当从其所移而治之，不可又损其脾也。但脾虚而受所移，则又当补脾而清热。余章仿此。

【治法主意】口病应乎腑脏，俱统于脾，凡七情六欲五味，皆能致病也，治当因病而求之。

【口主方】

理中汤见中风

河间益胆汤 治谋虑不决，肝胆气上溢而口苦者神。

人参 炙甘草 黄芩各一钱 茯神 苦参各七分 远志一钱 官桂半分

水煎服。乃从虚火治也。

赴筵散 治赤白口疮神效。

黄柏 青黛 密陀僧各等分

上为末，干贴疮上。

消风散

荆芥穗 炙甘草 陈皮 厚朴 藿香 蝉退 人参 白僵蚕 茯苓 防风 川芎 羌活

水煎服。

凉膈散 治实热喉舌肿痛，便溺秘结。

大黄 朴硝 甘草 栀子仁 黄芩 薄荷叶各一两 连翘

上为末，每服四五钱，竹叶、蜜少许煎服，仍量加减。

二陈汤见中风 加减详本症。

二母汤 治七情郁结，虚火上行口齿。

知母 贝母去心膜 杏仁去皮尖，炒 甜葶苈炒，各半两 制半夏 秦艽 橘红各一两 炙甘草半两

每服四钱，水一大盏、姜五片煎服。

鼻

西方白色，入通于肺，开窍于鼻。盖鼻者肺之窍也，十二经脉气之宗也。经又曰：肺为诸脏之华盖，其气高，其体燥，其性恶寒又恶热也。是故好饮之人，热酒用多，非惟肺脏有伤，亦且郁热久蓄，则见于外者而为鼻䶒红赤之症，得热愈红，得寒则紫，此为热极似水之象，治宜山栀、凌霄花之类。又有触冒风邪，寒则伤于皮毛而成伤风鼻塞之候，或为浊涕，或流清水，治宜先解寒邪，后理肺气，使心肺之阳变通，而鼻息之气顺利，则香臭自闻矣，如桂枝汤、参苏饮之类，量其时令而与之。又有清涕久而不已，名曰鼻渊，此为外寒束而内热甚也。［批］肺开窍于鼻，世所共知也。然阳明之脉挟鼻络目结于迎香，左之右，右之左，去鼻孔各隔五分是穴。风从面来则入阳明，脉道拂郁，气不通畅，故清涕时出，久变为浊，所谓外寒束内热也，须辛散之。若郁热既久，顿发不开，必加辛凉之味，如枯芩、苏叶，多加甘桔为舟楫，庶易成功。《原病式》曰：肺寒则出涕，肺热则鼻干。出涕谓之鼻渊，鼻干谓之鼻燥。当为清寒散热，寒宜败毒散，热宜防风通圣散，或宣明防风散之类。若久不止，必成衄症。又有胆热移于脑，则浊涕下流而为脑漏之症，其涕出，臭不可闻，宜以清热凉膈，如芩、栀、玄参、花粉、黄芪、连翘、升麻之类，然不若囟门中灸之立止。亦有肝热移于脑，则迫血妄行而为鼻衄之症，其血出不能止，宜以养血凉血，而先于手之

中指上节，以红线扎之立止，次以犀角地黄汤服之。或有鼻内生息肉，乃为鼻息不利之症，宜当点去息肉，用硼砂、雄黄之属。[批]《治法汇》云：鼻中息肉用枯矾为末，面脂绵裹塞耳中数日自消。乃屡验者。鼻内生于痈痔，乃为鼻窍不通之症，宜当散去痈痔，用辛夷、连翘、金银花之类。大抵鼻为肺之窍，除伤风鼻塞之外，皆由火热所致，俱用清金降火可也，治以芩、连、山栀、生地、玄参、连翘、花粉、麦冬之属。又有鼻内酸疼而壅塞不利者，此由肺气空虚，火邪内攻，有制于肺，故作酸疼，治亦宜清金降火，而酸疼可立除也，用玄参、天花粉、黄芩、天门冬、桔梗、山栀、桑皮、杏仁之类。又有胃之络脉亦系于鼻梁，若鼻梁作痛者，不可专于肺论，亦因胃火之所动也，治亦宜清金之剂，兼降胃火，如芩、连、山栀、玄参、连翘、辛夷、石膏之属。

【愚按】鼻者，肺之窍，喜清而恶浊也。盖浊气出于下，清气升于上，然而清浊之不分，则窍隙有闭塞者焉，为痈，为痔，为衄，为涕，诸症之所由也。在治者须以清气为主，降火兼之，因其肺本属金，而畏火者论之，则治之无不明矣。若夫气虚之人，气弱不能上升则鼻常塞滞，所谓九窍不利，肠胃之所生是也，多服补中益气汤自通。亦有痰火郁结上焦，则玄门闭密而鼻不闻香、口不知味，亦由人气弱不能上冲，浊气得以擅权，是虚为本而痰火为标也，亦当以补中益气汤加升麻诸风药引上行，兼用清上化痰开窍丸药自利。此吾屡用之而验者。

【治法主意】肺主气，开窍于鼻，鼻之为病，肺病也，治当以清气为主。

【鼻主方】

桂枝汤

参苏饮俱见伤风

败毒散见伤寒

防风通圣散见伤风

宣明防风散 治鼻渊浊涕不止，久而不已，必成衄。

黄芩 人参 甘草炙 川芎 麦门冬去心，各一两 防风半两

上为末，每服二钱，沸汤调，食后服，每日三服。

犀角地黄汤 治大热血积胸中鼻衄之症。

犀角 大黄各一钱 黄芩三钱 黄连二钱 生地黄四钱

水二钟，煎一钟，食后服。

补中益气汤见中风

去鼻中息肉散详本症

咽 喉

咽者咽也，咽所以咽物；喉者候也，喉所以候气。咽则按三脘以通胃，喉有九节通五脏以系肺，虽曰并行，各有司主，以别其户也。盖咽喉之症，皆由肺胃积热甚多，痰涎壅盛不已，致使清气不得上升，浊气不得下降，于是有痰热之症见焉。其壅盛郁于喉之两旁，近外作肿，形似飞蛾者，谓之乳蛾。其症有单有双，单发于喉旁，红肿有脓头，起尖似乳，色白似蛾，一边有者谓之单乳蛾，两边有者谓之双乳蛾。或曰在左者肺病，因气之所得也；在右者胃病，因食热毒之所使也。肺病者当用黄芩、山栀、贝母、天花粉、玄参、连翘等剂，胃病者当用大黄、芒硝、玄参、天花粉、贝母、黄连、连翘等类。其或差小者，名曰闭喉；痰盛者，名曰喉痹。二者之发，咽门肿闭，水谷难入，痰涎壅盛，危似风烛。先以醋谷口内，去其风涎，一二碗，然后用以吹药化尽老痰，如硼砂、冰片、玄明粉之类，

以开其闭。设或结于喉下，复生一小舌者，名曰子舌、重舌。结于舌下、舌旁为之肿者，名曰木舌、胀舌。热结于咽喉，肿绕于喉外，且痒且麻，又胀又大，名之曰缠喉风，治宜防风通圣散之类，或大承气汤及雪里青草药皆可。亦有暴发暴死者，名之曰走马喉痹，其名虽殊，火则一也。夫少阴君火，心主之脉；少阳相火，三焦之脉。二经之脉并络于喉，故经云一阴一阳发为喉痹者，此也。由乎气热内盛，盛则为结，结则肿胀，肿胀既盛，喉则闭塞不通，有死之兆也。然此皆君火之所为也，相火之所使也。经曰：甚者从之。又曰：龙火者以火逐之。故古人治喉等症，悉用甘桔调之，使缓其气而可治火也，或用甘草、薄荷、白矾为末，井花水①调谷先去其痰，待后可用硼砂、冰片、玄明粉、甘草、白矾等药为细末，吹入喉中，坠火清痰，亦妙。[批] 丹溪曰：喉舌之病多属火热。微而轻者可以缓治，重而急者惟用针砭刺血最为上策，以针刺喉中肿处立愈。张三锡曰：金陵黄泥巷杨马军拏法，以中指蘸药少许于喉中，用力一捻肿处，出血并痰涎，随即能下汤水，绝妙。即用针刺之意，妙在指法，药恐伪也。

【愚按】咽喉之症，未有不由肺胃二经为病也。盖肺主气，阴阳自相流行，此为生生不息之所、神机动作之处，物我莫不由之而寄生也。惟夫嗜欲无节，劳苦奔驰，或暴怒不舒，郁结生痰，致使阴不升而阳不降，水无制而火无熄，金被所伤则咽嗌干燥，火热壅盛，肿胀生疮。近于上者谓之乳蛾、飞蛾，近于下者谓之喉痹、闭喉，近于舌本者谓之木舌、子舌，近于咽嗌者谓之喉风、缠喉风。[批]《治法汇》曰：本草治缠喉风用白矾末半钱，将鸡子清一个，二味调匀细，灌喉中，立效。此法活人殊

① 井花水：亦作“井华水”，清晨初汲之水。《本草纲目·水部·井华水》：“宜煎补阴之药（虞抟）。宜煎一切痰火气血药（时珍）。”

多，幸勿忽。八者之间，名虽不同，而病皆出于热也。经云：一阴一阳结为喉痹。热结火盛，疮肿易出，疮发喉上，肿发喉下，疮可出血，治之而易，肿则作胀治之为难。大率气之结者非辛不能散，热之胜者非凉不能除，必用薄荷、冰片之辛凉，胆矾、玄明粉之酸寒，硼砂、青黛之苦涩，研为细末，吹入喉中，含咽之间，热能可散，闭能可开者也。

【治法主意】凡遇喉痹，清痰降火可除；肿胀胞瘤，刺血泄气自可。

【咽喉主方】

防风通圣散见伤风

大承气汤见中风

【附效方】

加味凉膈散　治实火蕴热积毒，二便闭塞，风痰上壅，将发喉痹，胸膈不利，脉弦而数。

黄连　荆芥　石膏　山栀　连翘　黄芩　防风　枳壳　当归　生地　甘草　桔梗各等分　薄荷　白芷

细茶为引，水煎服。或为细末调服亦可。

古荆黄汤　治同前。

防风　荆芥　薄荷　桔梗　黄芩　甘草

姜三片，水煎服。

防风通圣三黄丸　治同前。

防风　白芍　滑石　川芎　芒硝　大黄　栀子　桔梗　荆芥　石膏　麻黄　连翘　当归　薄荷　甘草　白术

上末之，为丸，噙化。若泄去芒硝。

加味败毒散　治咽喉风燥干枯如毛刺，吞咽有碍。

黄芩　半夏　桔梗　薄荷　人参　独活　柴胡　羌活　枳

壳　茯苓　甘草　川芎　前胡各一钱

姜三片，水煎服。痰甚加石膏。

加味消风散　凡服前药，子服午攻，午服子攻，如呕吐咯伤，或因食恶物及谷芒刺涩，风热与气血相搏，肿痛者服此。

薄荷　玄参　全蝎　升麻　荆芥　紫苏　干葛　赤芍　桔梗　甘草

煎服。

射干汤　治同前。

射干　白芷　当归　杏仁　升麻　犀角　甘草

水煎服。

牛蒡子汤　治同前。

牛蒡子　犀角　桔梗　升麻　玄参　黄芩　木通　甘草

如无犀角，羌活代。水煎服。

麝香朱砂丸　治舌根肿。

雄黄　朱砂各等分

加麝三四厘，面糊为丸。

济生消毒饮　治时行咽痛。

郁金　巴豆　雄黄

黄蜡为丸，每服七丸。

紫梗半夏汤　治暴感风寒，则咽喉紧缩妨碍。

紫苏　桔梗　半夏　甘草

水煎服。

水梅丸　治同前。

南星　半夏　白硼　白盐　桔梗　防风　厚朴　芒硝　甘草各等分

用乌梅三个，水淹过不酸，入药内共为丸。

加味降气散 治喉痹失音。

当归 川芎 木香 三棱 莪术 桔梗 黄芩 甘草

水煎服。

加味甘桔汤

甘草 桔梗 诃子 木通

水煎，入生地汁少许。此治风寒失音者。

治喉肿痛方 腊月猪胆一个去黄水，勿洗，即装皂矾满胆，吊阴处俟干。遇喉肿，着筒吹上即愈。

治喉鹅神效方 用玄明粉吹入喉中，用井凉水噙化，咽下即时愈。

又方 用清水化硼砂三分，番木鳖去毛磨三分，含在患处，去涎即愈。

治喉闭方 用土牛膝捣汁，同入人乳，灌入鼻中，其痰即出。

治咽喉内生疮不破者 用药吹之，咳嗽一声即脓出。

乳香 没药 枯白矾 五倍子烧灰 出窝蚕茧烧灰 小枣一枚 人指甲炒 壁蛛窝烧灰，各一个

共为细末，吹之即破。

治一切喉痹喉癣等症名四圣丹

牙硝四钱 蒲黄 硼砂各二钱 冰片一分

共为细末，以山豆根磨水吞之三四次，待去涎，吞入蜜水，打井水一碗漱口，吞之以药，吹入患处，入以蜜水漱口，复以盐水漱口，其妙无穷。

治疱头极验方 男妇喉下如胞大，俗名瘾瘰。

龙骨、象牙、海螵蛸十个、猪腌用火烧。小疱只须三日好，

大疱只消用七朝。制法：龙骨火煅，象牙为末，螵蛸去粗皮，为末，各三钱。猪腌，乃猪喉中食气二管之间另生一粒，或每双有三粒者，逐日取来，用湿纸包，火煨干，积有十个，为末，同前末共研匀。每服一钱，向东以左脚踏门坎上服之，其瘾瘰即消散矣。验过秘方。

绛雪散 治咽喉疼痛，吞物碍塞，神效。

牙硝 寒水石各五钱 硼砂三钱 朱砂二钱 冰片二分

共研为极细末，磁罐收起，听用。每用少许，吹入患处，立愈。

治咽喉十八种病症妙方名紫袍散

石青① 青黛 朱砂 白硼砂各一钱 山豆根二钱 人中白 煅胆矾 玄明粉各五分 冰片二分

共为细末，如罐塞口。急用二三厘吹入咽喉即愈。

舌

夫舌者，心之苗也。心无舌则不能通畅其声，舌无心则不能转达其理。而脾者，舌之本也。脾和则知五味，脾热则舌破生疮，脾寒则舌冷而战兢，脾虚则口淡而不知味，脾衰则不能荣养其身。故经曰：心者君主之官，神明出焉，脾者仓廪之官，五味知焉。乃知心脾系乎舌本也。若思虑损伤心脾，或因风痰之所中，则舌卷而难言；七情之所郁，则舌肿而难食；三焦蕴热，则舌结燥而咽干；心脾火动，则舌粗重而口

---

① 石青："扁青"之别名。碳酸盐类矿物蓝铜矿的矿石，性平、味酸咸、有小毒，功效涌吐风痰、破积解毒、明目。

苦。又或心热则舌裂生疮，脾热则舌结生胎，胃热则舌本强而难言，［批］舌强，中如猪胞，以针刺舌两边大脉血出即消，勿刺中央，令人血不止，以杂草烧锅锈醋调，傅舌上，下脱去再傅，须臾即消。此病人多不识，失治则死。肺热则舌燥而声哑，肾热则津液竭而舌枯。又有热结于舌下，复生一小舌，名曰子舌。热结于舌本，则舌为之肿，名曰木舌。其症俱宜泻心脾之火而滋养北方之水，如芩、连、山栀、连翘、玄参、地黄、当归、天花粉之属，或黄连泻心汤加减，或用加味归脾汤。［批］经验方法，舌肿大，塞口不能饮食，用真蒲黄一味，频刷舌上。若能吃药，即以黄连一味煎浓汁，呷之以泻心火。如心脾壅热，舌本强，腮肤①肿痛，宜玄参升麻汤。痰盛作渴，口舌肿痛，为上焦有热，宜清热化痰汤治之。又有伤寒验胎之法，见舌上白胎为薄粪，此里虚也；黄胎为结粪，此里实也；黑胎为黑粪，此热结也。如胎见有涎滑者生，有津液者美。若燥裂焦黑而起芒利者死，若无胎而舌燥者重，无一毫之津液者死，舌卷囊缩者死，下痢白胎者死。又有舌长一二寸者死；如点冰片即收，收则亦死，以其热毒攻心也。又有妇人产后舌不收者，以朱砂末傅其舌，乃令作产子状，以二女掖之，复于壁外累盆盎②置危处，堕地作声，声闻而舌上矣，不可与舌长突者同论。

【愚按】舌属火，其性上炎，得水所制，气血和平；如无其制，则舌燥而难言。涎痰壅盛，则舌强而难吞；津液结聊，则舌卷而难伸。此舌之为病也，由津液之不生也。生津之法，在乎滋阴，阴精上行，则火自降。故曰：火无水不制，水无火不

---

① 肤：颊。
② 盎（àng）：大腹小口的瓦器。

生。治舌之法，当以降火滋阴为要也。

【治法主意】治舌莫若生津降火，莫贵滋阴，虽有痰涎壅盛，苟能通津液，痰自豁也。

【舌主方】

黄连泻心汤见伤寒

加味归脾汤见室女

玄参升麻汤

玄参　升麻各一钱五分　甘草八分

水钟半，煎八分，温服。

清热化痰汤　治上焦有热，痰盛作渴，口舌肿痛。

贝母　天花粉　枳实炒　桔梗各一钱　黄芩　黄连各一钱二分　玄参　升麻各七分　甘草五分

水煎服。

脱　肛

脱肛者，肛中脱出若卵黄之不收者是也。凡诸物之所生，有脏而无肛，惟人有脏而有肛。盖人之生，直立而肛在下，肛之关闭，由卵黄在内之关闭也。否则无以内关其元气，则糟粕粪屁，不知其所来也，气血何以由之而得存乎？今而脱出，皆由元本空虚，大肠亏损，气血不能守固，肛门无所收纳，致令便结不通，努力挣下，或大或小二三块，有似无白去壳之卵黄。治宜大固元气而兼升提之药，如补中益气，多服自可。

【愚按】经云：出为虚，入为实。肛门之脱，由虚无疑。此惟以大剂参术芪草加制升麻、柴胡治之，则可补提元气，不使下陷者也。

【治法主意】脱肛元虚之谓，当为大固元气，切不可围药伤损，伤损则溃烂难收。

【脱肛主方】

补中益气汤见中风

【附效方】

提肛散 治气虚肛门下坠，及脱肛便血，脾胃虚弱等症。

川芎 归身 白术 人参 黄芪 陈皮 甘草各一钱 升麻 柴胡 条芩 黄连 白芷各五分

水煎，食远服。

痛风

夫痛风者，四肢重坠，通身疼痛，不能动移，如动辄痛者是也。[批] 平居四肢首节，或上或下，或偏于左，或偏于右，或游走不定者，是名痛风。此因阴血虚弱，不能荣养百骸，以致经络空虚，腠理不密，风湿入内，邪正相抟，如遍体缚扎不行，周身重滞不舒，振之即疼，动之就痛。此风湿之为症也，有火、有痰、有血虚、有瘀血，热甚则痛，湿甚则肿。法宜祛风清湿，而兼养气和血之药，使正气复而邪自退，风湿清而痛可止。初用苍朴二陈汤加当归、牛膝、防风、防己、黄芩、黄柏、羌活、独活之类；次用当归拈痛汤，大加清热之药自可。如血虚补血，滋阴四物加知柏之类；瘀血散血，宜芎、归、赤芍、桃仁、红花之类。此丹溪之大法也。

【愚按】痛风之症，此湿热之症也，宜当清热为要，又不可作风治。大率凉血祛风，而用血中风药，则治之无不验也，宜用当归、川芎、秦艽、独活、续断、连翘、黄连、黄芩、生地之类。如上部痛宜兼发散，二陈、二活、防风、苍术、酒芩、薄桂、[批] 薄桂味薄者能横行手臂，领南星、苍术等药至痛处。灵仙、姜葱微汗，而弱人则忌用灵仙。如下部痛宜分利小水，四苓散加防己、木通、牛膝、黄柏、苍术、归身，而胃弱则忌用防己。若遍身疼痛则以活血丹与四物苍术各半汤用治如神。

【治法主意】上身痛者，宜降火清热；下身痛者，宜清热利小便；一身痛者，宜养血兼清热是也。

【痛风主方】

苍朴二陈汤见风寒

当归拈痛汤见脚气

滋阴四物汤①

四苓散见霍乱

活血丹

熟地黄三两　当归　白术　白芍药　续断　人参各一两

末之，酒糊丸，如桐子大，每服百丸。

四物苍术各半汤　即四物汤与苍术各半同煎，服上活血丹。

历节风

夫历节者，遍体肢节作疼，难以转动者也。又曰：风入骨节，或肿或痛，不可屈伸，不可动移者也。此因元本空虚，风湿相乘，入于腠理，欲出不出，转动之间，邪正相抟，则痛之而隐入骨髓也，故曰白虎历节风。［批］白虎历节风昼减夜甚，痛彻骨如虎咬。如掣者寒多，肿甚为湿多，出汗为风多。治宜祛风养血之剂，如四物汤加防风、防己、羌活、独活、威灵仙、桑寄

① 滋阴四物汤：原书方缺。按《嵩崖尊生》卷六载有此同名方，由四物汤加黄柏、知母、丹皮、肉桂组成，主治口破色淡，白斑细点，不渴，由思烦多醒少睡，虚火动而发之。可参。

生、虎骨、黄柏之类。

【愚按】风湿相抟而为痛风，湿热相抟而为历节风。历节者，历于肢节而作疼也；痛风者，痛于周身而难转移也。周身作痛，多主乎湿；历节作疼，则属乎风。虽主乎湿，然治湿而用燥药，则痛尤甚；虽属乎风，然治风而用风药，则热不除。大率此症由血虚而风湿乘也，湿自热化，风从热生，不若治风先治血，而与养血之剂，佐以血中凉药而调治之，则血可实而风自出矣，热可清而湿自无矣。盖风为标，热为本，湿为根，热为源，诚能治其本源，自无不验也。凡用之剂，当用痛风后赘之方可效。又有气血凝滞、经络不行而致痹痛者，则宜舒筋散，一名通气饮子，一名五痹汤，方用片子姜黄、炙甘草、羌活各二钱，去皮海桐皮、去头当归、赤芍药、白术各一钱，姜三片，煎熟入磨沉香少许，其效如神。若老年举动筋痛，是血不能养筋也，名筋枯，不治。如欲药，则惟以四物汤主之可也。

【治法主意】风湿二字，皆从热化，当言其热而不可。又言其风湿也，必以养血凉血之药佐之。

【历节主方】

四物汤已见中风

【附效方】

防风汤 治风气胜，上下行走，掣痛者是。

防风 甘草 当归 赤茯 杏仁去皮，炒熟 黄芩 秦艽 葛根 羌活 桂枝各等分

水煎服。

舒筋散 治臂痛不能举，是气血凝滞，经络不行所致，一名通气饮子，一名五痹汤，其效如神。

片子姜黄　赤芍　白术　海桐皮去外皮　当归各一钱　羌活　甘草炙，各五分

姜二片，水煎，药熟磨入沉香少许，温服。凡腰以上痛食后服，腰以下痛食前服。

卷之九

妇人调经

妇人得阴柔之体，以血为本。盖阴血如水之行地，阳气若风之旋天，故风行则水动，气畅则血调，此自然之理也。经云：二七而天癸至，任脉通，太冲脉盛，月事以时下，交感则有子。其天癸者，天一生水也；任脉通者，阴阳之通泰也；太冲脉盛者，气血之俱盛也。何谓月信？月者阴也，信者实也，对月而来，应时乃合。常度参差，则曰不调，如调则百病不生。［批］经之为物，乃手太阳、手少阴二经主之，二经相为表里，在上为乳汁，在下为月水。如脾胃之气壮，冲任之气盛，自起止应时。故经曰：血调气和，有子之象；否则逆之，诸病蜂起。盖妇人内伤外感一切疾病俱同男子治法，惟月经、孕产、崩漏、带下则所治不同。然缘妇女性情中和者少，偏拗者多，稍不如欲，强者忿怒于色，弱者忧思于心，郁结日久，血因凝滞，妄生诸症。今之治者，不究病源，漫投四物之剂，而曰妇以血为主。不知妇人病根于心，成于气，气行则血行，气滞则血滞，不先调气而徒益血，血愈停积，以致发热疼痛，渐以尪羸，厥有由矣。根本所在，须知心为荣卫之主，心气郁结者，宜调心血，通心经，而血自行。又脾胃为气血之运，饮食劳倦，损其中气，则血亦不行，或行之而间断，又宜补养脾胃而气血自生自运。仍以开郁行气为要，郁开气行，诸病自解矣。若其心调脾旺，察其果有血热、血少、血枯、血寒、血虚等症，而后为之行血通经，用四物加减焉。［批］大抵经病，肝脾血燥，四物为主；脾胃血虚，补中益气为主；肝脾郁结，舒脾汤为主；肝经怒火，加味逍遥①散为主；若夫八物汤、四君子、六君子汤、补心丹、益气养荣汤、四制香附丸，俱妇人之要药也。有如经水不及期而前来者，血热也，宜四物加黄芩、生地、白术、阿胶。过期而来者，血少也，宜四物加参、术、香附、红花、牛膝。闭而不来者，血枯也，宜四物加参、术、续断、金银花。淡者痰多，宜二陈加归、芍、白术、枳壳、黄芩之类。紫者热胜，宜四物加丹皮、生地、芩、连之属。热极则黑，调荣降火，宜四物加柴、芩、生地、蒲黄、童便之属。经过作痛，虚中有热，宜四物加参、术、阿胶、生地、黄芩。行而痛者，宜四物加香附、泽兰、红花、桃仁，此血实也。不行而痛者，宜二陈加香附、芎、归、续断、牛膝、黑干姜，此血寒也，甚者去香附，加官桂。经行而过期痛者，宜四物加参、芪、姜、桂、牛膝、续断，此血虚也。［批］肥人痰多，尤宜二陈、海石、二术、芎归、香附等作丸药燥湿化痰；瘦人血热，宜四物、生地、牡丹、连芩、栀子、四制香附等药为丸去潮驱热。在治者存而思之，乃调经不易之大法也。若古方用耗气破血而调经者，岂宜也哉？且太冲者气也，任脉者血也，血气调和，由于冲任之升降，气升则血升，气降则血降。若耗其真气，则血无所施，血病自此生矣；若破其血室，则血无所附，气病自此生矣。所施若此，望其调乎？又有伤寒病不当行经而经行者，此热入血室也，宜以和解，少佐养血之剂，如小柴胡汤加当归、川芎、炒黑干姜、香附治之，使邪从血解可也。又或平日行经之时，不戒暴怒，有损冲任；不远色欲，有伤于血海。又或兼以抑郁，则宿血必走腰胁，为胀为痛，注于腿膝，为酸

① 遥：原脱，据医理补。

为软，遇新血击搏而疼痛不已，散于四肢则麻痹不仁，入于血室则寒热不定，或怔忡而烦闷，或谵语而狂言，或涌吐上出，或下泄大肠，此皆因六郁七情之所致，而寒热温凉之失调也。治疗之法，如心气拂郁，宿停经候者，以归、芍、川芎、香附、续断、牛膝以治之；瘀血蓄积，散于四肢者，以大调经散行之；湿热阻经者，以苍术二陈开之；潮热者，以逍遥散清之；入室寒热谵语者，以小柴四物主之；久而盛者，玉烛散下之；涌上吐者，治宜经行血顺自可，用四物加童便服之。［批］血枯经闭，东垣分三焦治，悉以泻火补血为主。上焦治以三和、四物、凉膈、当归汤；中焦治以调胃承气汤；下焦治以玉烛散，四物合承气。后服五补卫生汤，使阳旺生阴。此指血少肠胃枯燥者而言也。五补卫生汤：熟地、人参、牛膝、白茯、地骨各八分，当归、白芍各一钱五分，黄芪二钱，甘草五分。如去归、芍、芪、草，即五补丸方。苟能如此调治，不但病免，而孕育亦可多望矣。

【愚按】经水之行，当用热而不可用寒，寒则稽留其血，使浊秽不尽，带淋瘕满所必成矣。惟当于经行之时，食之以热，用之以温，禁生冷，避寒凉，远房事，勿郁结则诸病俱不能生焉。若夫经来阵痛者属血实，四物加黄连、香附、红花、桃仁、元胡、丹皮；经后作痛者属血虚而气不运，四物加参芪，挟寒加干姜；经前潮者血虚有滞，逍遥散加丹皮、元胡、桃仁；经后潮者同血虚有热，逍遥散加柴胡、丹皮、生地。此俱治经之良法也。

【治法主意】经行不可用寒，经闭不可用补。

【调经主方①】

四物汤 妇人以阴为主，是以月事不调，宜以此方用治，

① 方：原脱，据文义补。

随其寒热虚实而斟酌加减。是方也，当归、芍药、地黄皆味厚之品，味厚为阴中之阴，故能益血。析而论之，当归辛温，能活血；白芍酸寒，能敛血；熟地甘濡，能补血。又当归入心脾，芍药入肝，熟地入肾，川芎在辄上辄下而行血中之气者也。此四物汤所以为妇人调经之要药。

当归酒洗　白芍酒炒　川芎　熟地

二陈汤见中风　理一身之气，燥一身之痰。

小柴胡汤见伤寒　能治热入血室。

大调经散①

苍术二陈汤即二陈加苍术　能除湿郁。

小柴四物汤即小柴胡合四物

逍遥散　乃清肝和血之剂，妇人肝经血分中有风有火，口燥咽干，发热盗汗，皮肤搔痒，小便涩滞，悉皆治之。

当归　芍药　白术　白茯　甘草　柴胡

水煎服。

玉烛散四物合承气

崩中

经曰：阴虚阳搏谓之崩。丹溪曰：妇人崩漏者，皆因劳伤

---

① 大调经散：原书方缺。查《中医方剂大辞典》，大调经散有二，一出自《陈素庵妇科补解》卷五，由香附、当归、川芎、白术、秦艽、川断、远志、红花、白芍、丹皮、丹参、熟地、元胡、乌药组成，治产后血虚，月水不至，夜热肌热，面黄食减，恐成血枯经闭；一出自《三因》卷十七，由大豆、茯神、琥珀、乌豆、紫苏组成，治产后血虚，恶露未消，气血未平，营卫不调，阴阳相乘之症。按本书中大调经散治瘀血蓄积、散于四肢者，当以前者为佳。可参。

过极，有损冲任，则气血不能约制其宜，忽然冲逆而来，故曰崩中暴下。此其症有因产后不禁男女，致伤冲任而来者；有因好食生冷，阻滞恶露，凝结而暴下者；有因临产，恶露不来，阻滞胞络，而一时崩中者；有先产而后崩者，有先崩而后产者；有当经不行，遇气阻格，若孕而成崩者；有妊娠劳伤气力而大崩者；有年大气血衰弱，经脉不调，忽然而崩者；有年少情欲不遂，思伤心脾过极而作崩者；有中年情欲过多，损伤冲任，经络阻滞而崩者。［批］此病由七情过极，以致火亢暴崩，如风动木摇、火燃水沸也。治者初用止血以塞其流，中用清热凉血以澄其源，末用补血以还其旧，如此而已。故其恶露一来，如水势不可遏，故曰崩中，此由血气俱虚之故。治宜大补气血为主，如四物汤加人参、炒阿胶、炒荆芥、炒地榆、炒艾叶，临服加童便妙。

【愚按】心主血，肝藏血，脾裹血。若崩中者，皆因心火亢甚，以致肝不能藏血，脾不能裹血。何也？出纳之道废，由是子能令母实，相火随挟心火之势而相煽，所以血脉泛溢，错经妄行也。其始则由于忧愁思虑伤心，恚怒气逆伤肝，饮食劳倦伤脾。心伤则思而气结，肝伤则逆而不舒，脾伤则行而不止，故有为崩中之症也。治宜大和脾气，清理肝气，调摄心气，使血有所归而心有所主，肝有所藏而脾有所裹，然后崩可治而血可止。临症之时，最忌彷徨恐惧，必要安心静养，调摄肝脾，服童便使阴有所附，炒黑姜使阳有所归，配四物而养血和血，元虚者可加参、术，血晕者可加酒炒黄芩，或者以火醋[①]烹面，

① 火醋：一说为加热煮开后的醋；另一说是将第一次发酵后提取的醋汁加上醋头高温蒸煮，再沉淀除去杂质后的澄清液。

收敛正气。此俱治之不易之法也。至如脉大者难治，冷汗出者难治，面青舌青者不治。

【治法主意】崩中之药，补养脾胃为主，切不可用寒凉之药，虽用黄芩、蒲黄、荆芥、香附，炒黑方可。

【崩中主方】

四物汤见调经

【附秘方】

二灰散

黑驴粪阴阳瓦焙存性　血余灰

二味各一钱五分，用火酒调下，崩漏即止，屡试屡效。

柏子仁汤　治忧思过伤心经而血崩者。

茯神八分　土归①一钱　鹿茸八分　川芎八分　阿胶六分　续断六分　香附六分　远志四分　甘草四分　柏子仁四分

枣子煎，空心服。

五灵脂散　治崩漏初发遽止，便有积瘀不止，又恐昏晕，必服五灵脂末。

五灵脂炒尽烟

酒下一钱。其性能行能止，然后分虚热用调和血气之剂二三帖，再单服灵脂末，去故生新。末则服四物加干姜以固之。

乌沉汤　治悲哀甚则胞络绝，阳气内动，发则心下崩而血亦流。

川芎　当归　白芍各一钱　香附　乌药各八分　甘草　陈皮各五分

水煎服。

---

① 土归：当是"当归"之误。《严氏济生方》卷六"柏子仁汤"，无"土归"，有"当归"，其他与本书此方组成、主治均同。

带　下

夫带下者，此湿热之邪聚于胞络经脉而然也。其症皆因不善养生，或值经水之来，恣性妄食生冷之物；或将凉水灌口净手，稽留恶血，凝滞不行；或行之不尽，即继之以房劳，有伤心肾，使经血蓄于下焦，留结不散；或因浊气郁结胃中，积有湿痰。［批］东垣云：白带是胃中湿痰，流下渗入膀胱，当升之二陈加二术、升、柴为要药。于是小腹作痛，赤白从带脉而下。然带下白者，乃湿热伤于气分，宜以理气清热，用香附、柴胡、青皮、白术、当归、生地、官桂、玄胡之属，热甚者加酒炒黄芩。带下赤者，此湿热伤于血分，宜以清热凉血，如归、芍、炒蒲黄、生地、丹皮、牛膝、黄芩之属。如因清气下陷而成带者，必四肢无力，法宜补养正气而兼升提之药，用补中益气汤加以香附、条芩、肉桂。俱宜断却厚味、酒面、煎炒。或肥人多湿痰，当为导痰；瘦人多热，当为养血也。［批］大抵此病，辛温治湿寒，苦寒治湿热。苦寒正治，辛温从治。怫郁甚者从治为宜，轻者正治可也。

【愚按】带下者，古人谓带脉系于腰肾，如带之盘桓，故曰带下。旧方用羌独活为君，归芪苍为臣，升柴防风为佐，藁本蔓荆甘草为使。然吾尝验之，于妓者之家当经之时，日服花椒三五十粒，连吞三日，经亦止矣，带下之症，并不见有。可见血热则行，所行既速，则恶血难留，安有得滞而为带下者哉？此理可明，则治之亦可想而见矣。近之医者以为湿热，概用寒凉治之，非惟加病，亦且郁遏恶血，反成不可治之症，则治者当善详之。

【治法主意】阙①

【带下主方】

补中益气汤见中风

【附效方】

硫麦丸　治妇人白带如神。

硫黄一两，炒　荞麦面一两，炒　牡蛎七钱

共为丸，空心酒下。

赤白带神效方

棉花子半斤，烧存性，取一两　柏子一两，烧存性，取三钱

上二味，共为末，空心淡酒调服三钱，神效。

治白带神效丹方

白果肉四两　硫黄末一钱

上二味同炒熟，去黄不用，将熟果肉空心盐汤嚼下。服数料即止，不见白即愈也。

秘验带下丸

芡实粉二两　白茯苓　赤石脂煅　牡蛎煅，酒淬　禹余粮煅，各一两　石灰风化，八钱　好醋一盏，拌和前末，晒干再捣筛过

用糯米煮粥和捣为丸，梧桐子大，空心米汤下五十丸，加至六七十丸。

胎　前

经曰：调理妊娠，清热养血。又曰：胎前无实，宜以补养为主。[批] 气血旺，脾胃和，胎自无虞。一或有乖，其胎即堕。以

---

① 阙：明本为“芎、归、白芷、牡丹皮、香附、红花同桂施，少加青皮为佐使，浑身疼痛尽皆除”，究其意，似与本节内容不符。存疑待考。

胎元赖气血以养，气血又藉脾胃饮食化生也。丹溪则云：清热者，非用苦寒等药，但补药中而少兼凉血之剂，此盖恐血热则行也。又不可因胎前宜补而妄用艾胶香燥助火消阴之剂，致血热妄行，则有半产漏下之患。若夫胎遇漏下者，此属血虚之症，亦当用补，然宜凉补，可清而不可热，以四物为主，加以黄芩、［批］条芩固中气泻火，能滋子户之阴。俗以黄芩为寒多不用，不知此为安胎之圣药耳。参、术、阿胶。若胎漏不止，宜用四物去川芎加生地、条芩、地榆、阿胶、参、术之类。至若胎动者，属气虚，故胎不自安，时时而动，宜当安胎为要，用以四物汤大加参、术。虽有腹痛，佐以香附、苏梗。如其胎动有因伤损不安者，又须四物去川芎加术、芩、香附为主。如心血不足者，加山药、枣仁。如因怒气伤肝，触动胎元不顺者，少加砂仁、枳壳、厚朴。如气血虚弱，不能荣养胎元，致动而不安者，四物去川芎加参、术、阿胶、山药、黄芩。其人身体如素羸弱太甚者，宜本方中加大补气血之药，如参、芪、白术、阿胶、杜仲、炒黄芩。又有腹胀胎不安者，可加腹皮。气胜胎不安者，可加枳壳。如得胎二、三月不安者，宜加苏梗；四、五月不安者，宜加砂仁；七、八月不安者，宜加枳壳；九月、十月不安者，不必再安其胎，当从其病而调治。然胎动最忌腰痛，或腰痛，宜急用固胎饮加杜仲、续断，此皆调理胎前之活法也。若夫子烦、子肿等症，随四物而论之。子烦者宜清宜补，加人参、麦冬之属；子肿者宜散宜清，加枳壳、腹皮之类；子嗽者宜敛宜降，加麦冬、五味、条芩之属；子呕者宜温宜补，加白术、香附、厚朴之类；子淋者宜凉宜补，加黄芩、生地之属；子悬者宜补宜养，加人参、阿胶之类。［批］子悬腹痛之甚大，加砂仁、木香。若由气血不和，脾土虚弱，不能运化精气，致使食积生痰，痰生热，热生风者，宜以清气养血、健理脾胃为主，而诸症自可调也。

【愚按】胎前无实，宜以补养为先，故安胎之药必须用补。盖以一人之元气为二人之运用，非补不足以安养胎气也。宜用归、芎为主，参、术佐之。欲其清气少用香附，欲其凉血加以黄芩，不可妄施宽胎之剂，而佐以补中之药，医者其谨之！至于临产催生，当分寒热。夏月热产，血散气沸，宜五苓散加葵子为要剂；冬月冻产，血凝气滞，当令房中火暖催生，以五积为要剂。［批］《活人书》云：五积散加皮硝一两，能治死胎化泥而下，其药陈皮、厚朴、白茯、苍术、当归、桔梗、枳壳、川弓、赤芍、甘草、半夏、肉桂、干姜、白芷。今人催生不分寒热，例用一方，良可哂①也。

【治法主意】胎前无实，宜以补养为先，即有他症，毋犯胃气与上中二焦，不可汗下及利小便，是之谓三禁。

【主胎前生方】

四物汤见调经

固胎饮　治胎气不安，或腹微痛，或腰作痛，或饮食一不喜，宜服此方。

白术　当归　白芍　熟地各二钱　人参　川芎　条芩　陈皮各五分　甘草　砂仁　紫苏各二分

加姜二片，水煎服。

【催生主方】

夏月五苓散见中暑

冬月五积散见上

【附效方】

① 哂（shěn 审）：微笑。此处为讥笑之意。

砂香饮 治七八个月，心腹疼痛异常者。

砂仁 木香 桑寄生各二钱 香附 白芍 当归 槟榔各八分

煎服即愈。

束胎散即达生散 妊娠临月服之，易产。

人参 陈皮各五分 白术 白芍各一钱 当归全用，一钱 甘草炙，二钱 紫苏五分 大腹皮三钱

水煎，临产服。

《诗》云：诞弥厥月，先生如达。先生，首生也；达，羊子也。羊子易生而无留滞，故先医以此名方。然难产之妇，多是血气虚弱，故荣卫涩滞。是方也，参术甘草以益气，归芍以益血，紫苏腹陈疏其滞气，血足气顺则其生也，犹夫达矣。

圣佛催生散 治浆尽胎干产难急痛者。

川芎二钱 当归三钱 益母草三钱 制香附二钱 陈皮二钱 冬葵子七十粒，炒，研细，以酒调泥，俟药熟，冲入温服

安胎万全神应散 治孕妇三月前后，或经恼怒，或行走失跌，损伤胎气，腹痛腰胀，一服即安。虽见血一二日，未离宫者，加一剂自安。倘先三、四、五月内已经半产者，将及前月分略觉腰骨酸胀，忙服一剂安之，过此必安，万全秘传，屡经试验，不可加减，百发百中。

当归酒浸，一钱 川芎六分 白芍炒，七分 熟地姜汁浸，八分 白术一钱 黄芩一钱 黄芪蜜炒，七分 杜仲七分 砂仁五分 阿胶六七粒 茯苓七分 甘草三分

胸前作胀，加紫苏、陈皮各六分；白带或红，加阿胶多加、地榆一钱、艾叶七分；见红，加川续断一钱、糯米百粒。酒水各一钟，煎八分，空肚服。如痛急，将铜锅煎一钟即服。

聂久吾治临产久不下方

当归三钱，酒洗　大川芎二钱　大腹皮洗极净，姜汁拌，一钱　枳壳去穰，炒，一钱二分　紫苏一钱二分　香附去毛，炒，一钱二分　甘草五分

单水煎服。服此停一时立产。久吾曰：催生之方，此为神妙而稳妥。

难产夺命丹　治难产坠下，服药犹迟者。

好鱼鳔，不拘多少，用香油灯火上众手捻，烧令焦色存性，碾成细末一钱，入麝香三厘，研入末内，拌匀，蜡再调服下，自然易产。如再迟阻少顷刻，一服即效。

又方　取梁上有悬挂下屋尘垂下如绳串者，研二三分，用好酒或烧酒送下即生下矣。专治死胎并胞衣不下如神。

加味芎归散　治妇人五七日不产垂死者，服之立生。及矮石女交骨不开者，并皆治之。

龟壳一个，自死者佳，酥油炙黄色　乱发一握取生过男女妇人的，烧存性　当归尾一两，酒洗　川芎一两，取雀脑①者

共为不细粗末，如粉子样一般。每服三钱，水一钟半，煎至八分服。约人行五里生胎。死胎并下。无死龟壳，琐龟废壳亦可。

验胎法　经脉不行两三月，时用川芎末空心艾叶汤下。觉腹内微动，是有胎也。若服后一日不动者，乃经滞也。

转胎法　治横生逆产。临产时或见手见足，用柘树叶，不拘多少，用水七八碗，锅内煮熟，连饮二碗。少顷不动，又进

---

①　雀脑：即川芎。《本草图经》曰："芎……形块重实，作雀脑状者，谓之雀脑芎，此最有力也。"《本草正义》："芎䓖有纹如雀脑，质虽坚实，而性最疏通。"

一碗。少顷又进，连进四五碗，其胎药气提上，自然转身顺下矣。先与产妇说明有此方决无恙，免致心慌神乱。

临产至妙法 凡产妇将满月，腹觉微痛，不可便声扬，每人家不谙事妇人入房，不查时候，即多人掺扶，苦令着力。不知时候未到，用力无济，甚至横生逆产，次则将产时母无力送下，为害不小。须要识候，产门肿满，方是时候，一用力即生矣。如产门未肿，纵肚痛，须勉强行走，使气血流动。倘体弱倦怠，痛不能忍，即卧床无妨。但用一大枕放在两腿之中，令其开而弗闭，或坐在尿桶上尤妙。

取胞衣要诀 产下如胞衣不来，先将婴孩抱定，不可断脐带。用一伶俐老成女眷，将右手二指紧跟脐带而上，带尽处将指向上半寸余摸之，觉有血，便是包衣逆转盛血在内不得下，即以指连胞衣向下一捺，其血覆其衣，自随而下，法甚简明。每见产妇衣不下多服药，或用吐法，甚至以足拄腹者，易至丧命，小必至于成病。不知衣之不下，正为婴孩出门，脐带一扯，衣必逆转而上，污血淋下，尽入衣中，以致衣渐满大不能出，夫岂药力之所能与哉？故特书之，以免此患。

无乳催乳方

猪蹄下节，四双　川山甲十七片　当归身五钱　白芍五钱　通草五钱　王不留行四钱　人参三钱　川芎三钱

浓煎汁，入酒少许饮之，外以葱椒头洗乳，即下。如不用乳，用麦芽二三百，炒熟为末，分四次，汤调服，立消。

产　后

经曰：产后无虚，宜以行血为要。又云：如无恶阻，大补气血。夫所谓大补者，非如后人用清凉酸敛补药，但以平和温

暖之剂，使血得暖以流通，其恶露自尽者也，故无血晕、血崩、呵欠、烦闷、恶露冲心之患。况其产后之血，皆为瘀血，非真血也。若逆而不行，则疾病蜂起，可不慎哉！吾尝治产后不用芍药者，止恐其有酸寒收敛之性，或敛之而不行，或伐之而不生，所以初产七日之间，大忌者也。设或八九日来，酒炒用之方可。又曰产后大热，干用干姜。夫产后之热，非有余之热也。或恶露不行而致热，用黑干姜，借辛温以行血也；或者阴虚生内热，用干姜温中以除热也。炒干姜，性温，入肾经而能行血生血；味辛，存阴分而和血补血。故补阴药中用干姜，俱此意也。［批］干姜能入肺分利肺气，又能入血分引众药生血，然必与补阴药同用乃可。又有产后之时，宜服芎归汤为要。如恶露上行加童便，恶心加干姜，顿闷加酒香附，切不可与寒凉生冷等治。设若产后二三日，头晕、身疼、发热、腹胀等症，当审其恶露行与不行之谓。［批］头汗者，芎归汤加炒干姜、人参、黄芪服，立效。若不行而腹胀腹疼有硬块者，必瘀血蓄积而然也，宜以温热行血之剂治之，如芎、归、姜、桂、香附、白芷、丹皮、红花、益母之类。若血行腹内，无块而恶寒发热者，此系外感风寒，不宜大表发汗，亦宜温中散寒自可，以前方中加荆芥、炒黑干姜治之。［批］产后血虚因发热，气虚因发寒，气血两虚，寒热并作，只宜补虚为主。半月前感有内外之邪，亦当轻扬表散。如半月后若有杂症，则不可专主产后治疗矣。此至诀也。如自汗者加人参，血来多者去桂、姜，四物加炒黑蒲黄、童便之类。忽然晕去不知人事者，此血虚挟火上行而然也，先用醋蒸酸气于病者之前以敛神气，后以补血清热之剂以定运气，如芎、归、炒芍、白术、益母、童便之属，七日后者加酒炒芍药，十日后加酒炒黄芩，因风寒而作者加炒黑荆芥。又产后中风，切不可作风治，必宜大补气血为主，然后清痰理气，当用四物汤加香附、参、术、陈皮、荆芥、南星之类。［批］素有痰火，气血既亏，痰火顿起作晕者，八物合二陈汤服。中风口眼㖞斜者，亦不可服小续命汤，宜服前药加秦艽、续断之类，或单用炒黑荆芥亦可。产后肿满者，亦宜调养气血为先，如四物汤加参、术、苍、朴、沉香、木香之类。产后发热，乳汁不通者，宜壮脾胃，益气血，乳乃自行者也，如归、芎、青、陈、山楂、葱白、天花粉、甘草节等类。若乳膨胀作痛者，宜当内消，用瓜蒌仁、粉草节、麻黄、天花粉、葱白之类。慎勿妄用败毒之药，攻成乳痈；亦不可用凉血等剂，致生癥瘕、带下、崩中之病也，谨之。［批］如产后水肿，亦禁导水泄气之药，宜大补脾胃，少助以苍术、茯苓，使水月行而肿消。

【愚按】产后无虚，则产初生之下，当以行血为要，血行不尽，顿闷恶心，呵欠眩晕，恶露抢心，为祸不浅。故一日至七日，必须用芎归汤佐以姜、桂、红花、童便等味，行之而复下为最妙。或用益母、童便酒煎，于将产时热服；或临产时用金银花酒煎服，能使恶血自行，随即就下，诸症不出；或用砂糖、姜汁酒服，亦妙。［批］去血过多，眼花头眩，昏闷烦躁，芎归汤加炒干姜、人参、黄芪服，立效。故古黑神散用芎、归、生地、姜、桂、芍药、蒲黄、甘草，无非温热可逐瘀而已。盖败血见热则行，见寒则凝也。虽有血虚之症，并不可用芍药；心脾之症，亦不可用茯苓；大热之症，尤不可用黄芩；即遇风寒，大忌发散；虚劳相兼，亦忌大补。至于八日以后，气血平复，然后用治少可也。

【治法主意】产后无虚，宜以行血为要。盖血上抢心，须臾即死，故治者必先逐瘀，瘀消然后方可行补。虽有杂症，以末治之。

【附产后辨疑】

或问：产后气血大虚，纵有杂证，以末治之；又谓产后须以去恶露为主，二说孰是？余谓：古人立言，各有攸当，今人师古，贵善变通。假如产后去血过多，有血昏作晕虚状，其脉决然弦浮大散，乃阴血既亡，阳无所依，急用芎、归大剂，加熟附子一钱、炒干姜五分顿服。常用醋炭法①使孔窍一开，血不能冲。甚者用补虚汤，纵有滞作痛，兼用行血之药。此所谓大补为本，以他症为末也。若产后未经三四日，余瘀卒止，腰腹疼痛，渐生潮烦、口渴、咳嗽、脸红、喉腥、二便涩秘、脉洪实而数，是乃败血停积，上冲心肺。缘平日孕时过食酸咸炮炙热物，留蓄胃口，客于胞胎，今既分娩，胞胎一下，其热毒与血相抟，留结不行，非用莪术、玄胡、香附等药以破其秽血，何以得安。若徒知当补不知当泻，病日益剧，死日益迫矣。此回生救苦丹虽用大黄、苏木、红花等剂不为暴也。盖产后虽为不足之病，亦有有余之症。经云阴中有伏阳、阳中有伏阴是也。故不当泥产后无热、胎前无虚之说。假如胎前恶阻少食，心腹虚胀，二便清滑，经水时下，胎动不安，此非用辛温之药，曷以起病？非胎前亦有虚乎？假如产后复得伤寒热病，潮热、烦渴、便秘，不用苦寒之剂，何以解利？非产后亦有热乎？今人但见产后六脉浮洪弦紧，便说有热。不知产后脉与别病脉不同看。产后脉洪大，是气血耗散，内无存蓄，故显是脉。如用凉剂，其脉愈加浮大弦长，妄执《脉诀》云浮滑弦长，命必徂②

---

① 醋炭法：将醋淋洒在烧红木炭上，借木炭的热量将醋蒸发到空气中。

② 徂：通“殂”，死亡。《史记·伯夷列传》载《采薇歌》：“于嗟徂兮，命之衰矣”。

吁！既不知用药之过，又不知转手之能，杀人反掌，传习谬误，终无返日，深可悼惜。故《脉诀》未可执泥过信，在人变通宜病。书此以破世俗之见。

又《奇效医述》云：予治一妇人产后感寒入里，先清后补得效。其治法也：一妇年二十余岁，冬月产女，其未产前一二日已略感寒，产后二三日内因洗手面又感寒，身热头痛。予用参苏饮发其汗，头痛止，而烦热连日不除。诊其脉弱，疑其去血多，内虚发热，用补中益气汤服一剂，烦热不减而有加。予思产后脉弱其常也，而烦热不除，服补不效，得非外邪入里与男子内伤挟外感久而入里同症乎？因用酒炒黄芩、酒蒸花粉、前胡、贝母、麦冬、桔梗、甘草、干葛、赤芍、连翘、童便、香附之类清解之，一剂而烦热减半，服至三剂而烦热悉除，粥食如常，随用八物汤二三剂补之而安。［批］但产后血气大虚，俱不可用峻利药。如遇内伤或外感，其势不得不治其标耳，故亦可用轻可之品，所以无碍。此妇若拘执治产后常规治之，不敢用清解之药，则其热经旬不除，热久则血气焦枯，变症传风而死矣。以此知病情多端，不可执滞，随机应变，神而明之可也。予治此一妇，因思古人之言，亦多有欠周匝[1]、欠分晓而不可尽信者，朱丹溪辈俱云产后大补血气为主，虽有他症，以末治之。若拘泥此言而不变通，则此妇断无生路矣。今备论之，产后大补血气为主，此一言非不有理，然用之于无他症者则当，用之于有他症者则乖。何以谓之无他症？如产后或去血过多，或劳倦太早，以致或五心热、身热，或头重昏痛，或多汗，或遍身软弱无力，或骨节酸痛，或腰膝运转艰难而痛，此则总是血气虚弱

① 周匝：围绕一周。此指周全。

之症，而非他症也。此惟大补血气则诸症自除，不必治也，亦非以末治也。何以谓之有他症？如产后或洗浴太早而感寒，或身触风凉而感寒，或口吃冷物而感寒，以致身热头痛、四肢痛等症，则当先用参苏饮之类汗之，发散其寒邪而后用补。如或寒邪日久未发入里，郁为热邪，以致烦躁发热，则当先用清解之剂，除其热邪而后用补。凡此他症，皆当先治急治，而大补血气次之，又何可以末治也？若视为末不急治，而遽用补剂，则反助邪为害，鲜不毙矣。是以从来产妇伤寒百不救一二，非独时医之拙，亦古人立法疏漏之失也。予故表而出之，以补医工之阙漏，以救妇人之危亡。

【产后主方】

芎归汤一名佛手散　治妊妇跌仆，子死腹中，恶露妄下，疼痛难生。又治临产难生，胞衣不下，及产后血晕。

当归　川芎各二钱

煎服。

四物汤见调经

参苏饮见伤风

八物汤见中风

黑神散

黑豆炒半升，去皮　生地酒浸　当归去芦，酒制　肉桂去粗皮　干姜炮　甘草炙　芍药炒　蒲黄各四分

上为细末，每服二钱，酒半盏，童便半盏，不拘时煎调服。

【附效方】

产后发热自汗　以血虚治。

人参一钱　白术八分　白茯八分　粉草四分　黄芪钱半　川芎八分　当归一钱

如发晕，气不和，加陈皮；热甚加干姜；误服凉药，腹痛作泄，亦加干姜。冷厥倍加参术，甚则加附子一片。头疼腹痛，本方去参、术、黄芪，加肉桂八分。脾泻，本方加车前五分，苍术、猪苓各六分。口渴加麦冬、干葛、乌梅。

产后大便秘 缘去血过多，芎归汤加麻子仁。

产后生肠不收 八物汤加防风、升麻，倍酒芪服。

产后阴户中宫脱突出 谓之阴脱。

人参 当归各二钱 黄芪三钱 白芍钱半 升麻一钱

生姜煎服。

产后鼻衄 由气血散乱，不得归元，单益母丸，童便化下甚捷。如黑气如煤，是胃绝肺败，不治。

益母丸：益母半斤，加当归三两、赤芍二两、木香一两，蜜丸弹子大。

产后痢疾 四物加桃仁、黄连、木香。

产后疟疾 二陈和小柴胡加白术。

产后离床太早，外感寒热似疟，头痛不歇

苏叶五分 人参八分 川芎六分 陈皮四分

生姜五片煎服。寒甚者，熟料五积散；热甚者，黄龙汤，柴芩人参甘草，切不可以伤寒法治。

室女月水不通

夫冲任之脉，起于胞内，为经脉之海，手太阳、少阴二经表里所属也。盖女子十四而天癸至，任脉通，肾气盛，经脉行，血海盈满，七情不扰，应时而下，则一月一来。若忧思太甚，积想过多，劳伤心脾，饮食失节，则多成虚损之症，在男子神色消散，在女子月水不通。何也？忧愁思虑则伤心而血海竭矣，所以神光先散，不能发越于面；饮食劳倦则伤脾而血源衰矣，所以诸经不能运布而四肢痿弱。且也心伤则不能养脾，多见食而畏；脾伤则不能生金，常发成咳嗽。如是而望其经之行也，何可得也？治疗之法，必为之养气血、益津液、健脾胃，使气胜血足，则经自行。药宜用四物汤加参、术、丹皮、红花、香附之类。又当究其所因，或如平日经通，有因他事触犯而不来者，或因郁怒滞气而不行者，或因忧思损伤心脾而不行者，或因思想房室不遂而不行者，或因气结而不行者，或因血闭而不行者，当从其症而治之。如怒伤肝者，加味逍遥散主之；郁结伤脾者，加味归脾汤主之；思虑伤心者，加味定志丸主之；肾经火动者，加味地黄汤主之。俱当考究本源，发扬心机，参而用之，此治室女调经之大法也，决不可用通经之药，有伤血海。

【愚按】室女月水不来，亦有因于赋性愚浊者。盖愚则血不通其心，浊则气能郁其志。夫既心志未舒，则气血何有不闭者哉？若夫行而不来，是稽迟也；阻而且闭，是元虚也。虽有一月、三月之格，半年、一年之闭，此非病也，乃气血之薄也。然血足则经自来，气旺则经自行，不可擅用通经之药，有伤血室，遂使终身有不育之患也。

【治法主意】室女月水不行，宜以养血为上；妇人月经不通，宜以和血为要。

【室女月水主方】

四物汤见调经

加味逍遥散

当归　芍药酒炒　茯苓　白术炒，各一钱　柴胡五分　丹皮　甘草炙　山栀炒，各八分

水煎服。

加味归脾汤

人参　茯神　龙眼肉　黄芪　酸枣仁炒研　白术各二钱半　木香　炙甘草　丹皮　山栀炒，各一钱

姜枣煎服。

加味定志丸[①]

加味地黄丸[②]

痔漏附肠风

丹溪曰：痔漏者，风热燥毒归于大肠也。初则肠中下血，来如一线，上后就来，或有粪前粪后，二者不定。次则肛门焮[③]痒，揩擦成核，沿肛肿起，出脓出血，破而为痔。设又不谨，则通肠穿破，或加恼怒，则脓水不干，日夜肿胀，空疼出血，必待食饱少可，因名之曰漏，谓漏泄津液气血也。治每多难，必须戒暴怒，远房室，少劳碌，禁姜、椒、辛热发毒之物，其症漏眼自闭。若不慎此数者，朝伤暮损，脾气不能运化，大肠日加积滞，风邪湿热化为燥毒，蕴蓄肛中，故成牛妳[④]、成鼠妳、成鸡心、成鸡冠、成莲花、成通肠、成蜂巢、成外痔内痔、成肠风脏毒，形虽不一，其病则一。治疗之法，治痔则宜凉血降火，如槐花、生地、归梢、赤芍、芩、连、地榆、枳壳、连翘、秦艽、大黄之属；治漏则宜泻火和血，用芩连苦寒以泻

---

① 加味定志丸：原缺。查《中医方剂大辞典》，同此方名者凡六见，《丹溪心法附余》卷十、《医学六要》卷七、《古今医鉴》卷八、《杏苑》卷六、《寿世保元》卷五、《张氏医通》卷十五。存疑待考。

② 加味地黄丸：原缺，历代医籍中同此方名者较多。存疑待考。

③ 焮：原作“掀”，据文义改。

④ 妳：同“嬭”。《字汇·女部》：“妳，与嬭同。”嬭，又同“奶”。《玉篇·女部》：“嬭，乳也。”《正字通·女部》：“嬭，改作奶。”

火，当归辛温以和血。在下重坠痛者，以升麻、柴胡提之；燥热拂郁，以大黄、生地、麻仁、枳壳润之；疮口久烂不收者，以参、芪、归、术补之；风胜作痒者，以防风、秦艽驱之；作肿作胀者，以连翘、金银花散之。再能绝欲止怒，无有不安者也。再观痔漏之源，痔轻而漏重，痔实而漏虚，实则可泻，虚则可补。痔止出血，始终是热。漏出脓水，虽曰湿热，治宜祛风散湿，风行则热自解，风胜则湿自散矣。吾尝用槐角、黄连为末，入猪脏煮熟为丸，米饮送下，屡用屡验，其漏不疼，又无重坠，水亦少来，默然轻快，诚为好方，家常秘之。再加保养，果能一年绝欲，漏孔俱实，并不发也。否则，非惟又发，抑亦漏孔多出，终身之害。或者不知事体，妄施别法，用割用烂，或用挂线之法，此但可行于少壮之时，若中年多病虚弱，反致有丧身之患也，慎之慎之！

【愚按】此症在上人多有之，若奔驰劳苦之人，则无此症者矣。盖上人多食炽[1]煿、酒面、膏粱肥厚之物，朝夕坐卧而不行，肠胃积滞而不散，加之色欲以陶其情，兼之忿怒以动其志，肠粪不能流利，湿热聚而成毒，所以脓水不干，便红又出，此下元之致虚也，欲其痊可，必须窒欲[2]。

【治法主意】治漏必绝其欲，治痔必远其怒。欲怒不行，痔漏自可。

---

① 炽：通"馆"，烹煮。《周礼·考工记·钟人》："钟氏染羽，以朱湛丹秫，三月而炽之。"郑玄注："炽，炊也。"孙诒让正义："炽，即饎之借字。"

② 窒欲：抑制欲望。《易·损·象》曰："山下有泽，损，君子以惩忿窒欲。"

【痔漏主方】

自制脏连丸详本症

【附效方】

五根薰洗方 治痔初起即已成形，俱即内消。

韭根 艾根 楮根 菖蒲根 枸杞根

用水三瓢，煎至二瓢半，置镡[1]内先熏，候水温再洗一次即好，屡试屡验。

一套三方煎药方 一套三方，用此药治其痔，并肛再不出矣。

荆芥 防风 连翘 牛蒡子 金银花 防己 茯苓皮 大腹皮 何首乌 威灵仙 升麻 苡仁 胡麻仁 槐角 地榆 玄参

各等分，灯心二十节，水煎，先服四剂。

一套三方洗药方

大皂角 五倍子各五钱

用水煎，熏洗。

一套三方敷药方

胡连 山豆根 龙胆草 芦荟 宣黄连 川黄柏 青黛各一钱 冰片五厘

共研为极细末，先将前药熏洗过，再将此药末以茶子油调匀，用鹅翎搽之数次即愈。

秘传痔漏内消丸 不问通肠等漏皆治。［批］一方止用犀角、山甲、川连、归尾、僵蚕、全蝎、甘草节、象牙末各一两，破琉璃、刺猬皮、地榆、浑柏叶各二两，犀、甲、琉、猬俱醋炒成珠，丸亦如下法。

---

① 镡（xín）：剑柄与剑身连接处两旁突出的部分。旧亦称“剑鼻”“剑口”“剑首”“剑环”等。

棕榈灰一两　发余二两　枯矾一两　刺猬皮一个，醋炙　牛角腮一个，烧灰存性　防风五钱　槐角五钱　黄连炒，一两二钱　白术炒，一两　黄芩炒，五钱　地榆炒黄，五钱　川山甲尾八钱，土炒成珠　苦参皮一两　石菖蒲一两　猪蹄壳二十个，烧灰　雷丸一两　胡麻仁一两　漏芦一两　芜荑一两　青姜香五钱　象牙末五钱　乳没各三钱

共一处，加麝五分，用黄蜡四两，加麻油一两，和药为丸梧子大。每服一钱，日服二三次。干脓止痛、褪[①]管生肌。

退管验方　用乌鸡一双，煮熟，取两足骨，去髓入药，在内用罐封固，打火一香，取出为末，以纸粥糊为条，插入管内，其管自出。

药用：豆浆煮过白砒六分　白矾四分　水银四分

三味合擂极细，纳骨内入罐打火。

治漏突出方

鳖头一个，外用泥包裹，入火内煅烟尽为度，取出去火毒，为末，以鳖胆汁调敷上，神效。先以鳖汤煎荆芥，洗净，始敷药，并治脱肛。

全蝎丸　治里外痔疮如神。

全蝎用水洗净，晒干，火焙　蜈蚣去头足　雄黄　白矾各三钱　象皮二两，用牛油炙焦　乳香炙，去油　没药炙，去油

上碾细末，用黄蜡二两溶化，揉匀为丸桐子大，空心每服七粒，茶酒俱可。

神验丹　此丹治二十四种痔漏。

白矾二两、砒六钱，将此二味碾合一处炼煅，以色如白粉，

---

① 褪：退。

全无气味为度。自然铜煅红，醋淬为粉，配八钱同前药共研一处为主药，再加乳香炙，去油、没药炙，去油、朱砂各五钱、雄黄一钱、轻粉五分、冰片一分，用纸裹药，面糊为条子。先以软草心探其浅深，依浅深插入漏孔内，每日早中晚进药三次。待其管出，再用生肌散收疤。倘或通肠者，用芫花池浓汁浸丝穿过挂开，亦用生肌散收功。如外痔，只消砒、矾、蛇含石之药，每两加雄黄一钱，干没、冰片皆不必用。

生肌散

赤石脂煅过，一钱　白龙骨煅　乳香炙　没药炙　儿茶血竭　轻粉　海螵蛸水泡过，各一分　黄丹滚水泡过，三分

共为末。如要速愈，加象皮灰、白蜡、珍珠末、冰片各二分，极效。

护肛膏　如入前药，恐毒水淋于两傍生小疮。先以此药护之，始上前药。

郁金　白及　黄连

等分，为细末，清水调敷肛上。

杀虫去管槐花丹

粉霜二钱四分　归尾二钱四分　血竭一钱　朱砂四钱　槐花人乳拌七次，晒干微炒，一两六钱　沉香一钱五分　丁香　乳香　没药　血余各一钱　牙皂　大黄　白芷稍　陈棕灰各二钱　牛黄　冰片　麝香各五分　木香　儿茶各八分

共为细末，用绿豆粉打糊为丸，如黍米大。每服九厘，日进三服，用土茯苓、牙皂半枚煎汤送下。

升粉霜法：水银一两　铅七钱　硼砂　石黄各一钱　朱砂　雄黄各二钱五分　砒　胆矾各一钱　盐矾　硝皂各一钱

共为末，入阳城罐，如法升打，取用。

天下第一方

杏仁十四枚，去皮尖，针挑火上烧半生半熟　轻粉一钱　儿茶七分　冰片二厘

共为末，雄猪胆汁调敷。一方加雄黄，无冰片，三日即愈。

冬青槐角丸

冬青子炒　槐角子炒　怀生地酒洗　荆芥穗炒黑，各二两　川黄连炒黑　川归身酒洗　侧柏叶用茶水煮，各一两

上共为末，米糊加醋少许为丸，每次空心滚水吞二钱。

疮　疡

大者为疮，小者为疡，由热毒蓄于脏腑，发于肌肉，为痒、为痛、为脓、为肿、为胀。《原病式》曰：疡有头小疹也。经曰：诸痛痒疮疡，皆属心火。又曰：微热则痒，热甚则痛，腐近则灼而为疮。虽系心火之有余，而实风湿之相搏也。盖因湿热蓄于肉理，乃生燥痒；风湿流于肌肉，乃生溃烂；风热发于皮肤，乃生疮疡。治疗之法，风胜者当驱其风，热胜者当清其热，湿胜者当燥其湿，是治之之活法也。吾尝用之不验，不若以当归、芍药养血为君，黄芩、黄连凉血为佐，连翘、防己驱风为臣，生地、苦参和血为使，少加防风、白芷以达乎皮肤，天花粉、金银花以解其蕴毒，随用随效，未有不收其功者也。

【愚按】诸痛痒疮疡，皆属心火，当以治火之法行之，此治病求本之说也，药无不验。若依治风、治湿之论而用燥烈之剂，是谓抱薪救火，不惟无功，后反加重。惟以凉血和血败毒之药治之，自无不渐轻渐减者。

【治法主意】疮疡宜以凉血和血之药服之于内，油润杀虫之药擦之于外。

【疮疡主方】

养血和血驱风解毒方详本症

【附效方】

脓窠疥疮十剂永不生方

金银花　防风　荆芥　当归　黄芩　何首乌　苍术　黄柏各一钱　羌活　独活　茯苓各八分　白芍　枳壳　陈皮各七分　甘草五分　升麻三分

水二碗，煎八分，半饥时服。临服加热酒一大杯，或服后饮酒亦可。

治脓窠立验方

当归一个用全，重恰八钱二分　甘草一钱二分　金银花五钱　黄芪五钱

药共二两，水煎服，三服后全愈。如前加酒更妙。

疥疮除根方

川椒三钱，去子净炒　血竭二钱　石砒火煅　牙硝各一钱　雄黄三钱　樟①脑二钱

上②六味，共为细末，再用硫黄二两，用卤醋煮数十次，候干，用火溶化，急将前药入硫黄内搅匀，滴于砖地下过一宿去火毒，收起作大丸如澡豆③，搓疮。

治大脓窠经验方　猪胆汁以鹅翎涂搽，随搽随愈。

下疳方　不用制药，凡人点眼药有炉④甘石、珍珠、冰片、

---

①　樟：原作"獐"，据医理改。

②　上：此上原衍"右"字，据文义删。

③　澡豆：是古代洗养皮肤的一种粉剂，以豆粉为主，配合各种药物制成。澡豆大约在魏晋南北朝时期流行起来，到唐代进入鼎盛阶段。《外台秘要》卷三十二有言："面脂手膏，衣香澡豆，士人贵胜，皆是所要。"

④　炉：原作"芦"，据医理改。

琥珀者，取来用金银花、地骨皮、甘草煎水洗过，搽上即愈。或少加去油乳香、没药更妙。

坐板疮方

干西瓜皮炙存性，一钱　孩儿茶五钱

以上共为末，痒时擦破搽之。

秃疮方

花椒一两　白矾二两，炼枯　硫黄二两

共研末，香油调搽。

肥疮方

血余一两　川椒一两

二味共烧存性，为末，敷上即好。

内外臁疮绿玉膏方

黄蜡二两，提过　松香四两，提过　白蜡五钱　轻粉五钱　杏仁五钱　铜绿五钱　蓖①麻子不拘多少调匀

上共槌千余下，成绿色，色匀为度，磁瓶盛贮。遇患者，热水捏开，贴之，先将苦茶洗净，用布缚紧，每日一洗去药上脓，又捏开再贴之，即愈。

定痛生肌杖疮膏

乳香五钱，去油　儿茶五钱　象皮五钱，煅灰为末　龙骨五钱，煅过为末　没药五钱，去油　血竭五钱　冰片一钱　牡蛎壳一个，煅灰研末，五钱

以上八味，共研细末，先用麻油十二两、猪板油净四两，入砂锅内，下净头发二两、鸡子清五六个同熬，俟油滴水成珠，入白蜡二两、黄蜡二两，烊②净，再入滚水泡过。飞净黄丹二

---

① 蓖：原作“痺”，据医理改。

② 烊：原作“洋”，据医理改。

两、铅粉二两，用槐条急搅成膏，取起离火，入前细药。如遇杖者，先将韭菜、葱头、猪肉三味煎汤净洗后，膏涂患处，再将油纸贴上，加棉花裹好，再用布包，毋令出气，一日一夜换洗一次。如打见骨者，再加细药渗上患处，其痛立止，不二七即行走如故矣。忌房事并诸发物。

白玉膏 治臁疮及脚腿上一切疮。

铅粉一两 轻粉三钱 白蜡 黄蜡各一钱五分 朝脑三分，冰脑更妙

猪脂调于油纸上贴之，神效。加红粉霜更易收口。

升打红粉霜方法 凡脚上臁疮及一切疮不愈者，用红粉霜少许渗于应贴膏药上，略烘热贴之，次日即收口，神验。

水银 火硝晒干 明矾要煅枯，为末，各一两

共和研匀一处，再将小铁锅一个，烧去油，净以前药安入中间，上盖以圆磁碗一个，有硧①的好，无硧的恐药黏入，难以取下，覆密碗弦上。用大纸捻一条，水微湿，圈围封固，纸捻上，再用筛尽香炉灰，周围盖密，约有半碗高，再以香匙按紧。倘打火时有些微烟出，急将香匙又紧按碗底，常以水刷之，锅下架炭火，先文后武，打三炷线香，取起冷定，掀盖，碗内刮下即成。红粉霜治各项诸疮，极能生肌长肉收口。如加盐皂矾各一两同打，即成白粉霜。

治汤火疮 用丝瓜花叶捣烂敷之，即止痛散毒。无花，单叶亦可。

又方 凡遭此患，不可下冷水，惟以温酒浴之，以鸡子清调黄柏末，搽患处，立止痛。

---

① 硧（yōng 雍）：《集韵·东韵》：“硧，石名。”据文义，疑为“釉”，即覆盖在陶瓷表面的玻璃质薄层。所用的“釉”以石英、长石为原料。

【附杨梅结毒受病之源用药之异论出《医说佛乘》[①]】

夫杨梅一疮，非内因，非外因，正经谓不内外因也。何言之？人之精，周流一身骨节，上彻泥丸，下通尾闾。尾闾有窍衣，状如笙簧，每交姤时，欲火冲开窍衣，精从窍泄。值不洁之妇，内藏恶毒之气，乘其精出窍空，恶气鼓射而入窍衣，闭合其毒，逆上泥丸，转降断交，传入五脏，散及周身，疮始出焉。凡治是疮，当遵古道，先扶正气，次伐病邪，毒尽疮自愈矣。患者茫然，欲求速效；医者图利，思邀近功。过用硝黄巴丑，泻伤元气；或投朱粉水银，毒留筋骨；或点胆绿杏霜，以闭毒门。种种霸药，不能枚举。然病弱之人，受此戕伐，必丧其躯。即不然，而绵延日久，酿成结毒，在筋筋痛，在骨骨疼，在上则蚀顶崩鼻，在中则癣喉蛀干，在下则腐臁烂足，甚至毒流胎孕，殃及子女。仍有遍身麻木，手足拘挛，角弓反张，秽污呼号，不减阿鼻[②]。夫医，仁术也。古人用王道以生人，今人投霸术以戕世，可不慎欤！予秘得一方，求之虽甚艰辛，验之真为盖世，名曰先天一气汤，轻者二三十贴，重者四五十贴，终身废疾，不两月而痊矣。其病愈后，身肥气壮，永无后患。敬将本方次第录于下。

先天一气汤　专治多年杨梅结毒，轻粉毒不收口，筋骨疼痛，昼夜呻吟，并手足拘挛，角弓反张，梅疯等症。

皂角树皮根身枝皮俱用剉片，每斤用食盐二两半，木柴灰二

① 医说佛乘：一卷，作者卢万钟，自号觉迟子，明末医家，仁和（今属杭州）人。卢氏由儒入医，并信佛，于医理颇有精深研究，对痈疽外证、梅毒及喉科急症等均有心得。《医说佛乘》一书乃借佛弘医，为疮疡专著。

② 阿鼻：梵语译音，意为“无有间断”，即痛苦无有间断，为佛教传说中八大地狱中最下、最苦之处。

两半，米醋六两，无灰好酒六两，拌匀炒干，每服用药一两二钱。猜①猪肉四两、好土茯苓四两，水四碗，煎肉熟为度，取肉切碎，酒下药汁，多作二次、少作一次服。上部食后服，中部食远服，下部空心服。渣再煎，中时服；渣三煎，临睡服。多煎亦可，代茶。一日一贴，切莫间断。服三四贴后，或手足酸软，遍身反疼，是药追毒出之验，不必惊疑。至十贴自效，肌肉渐生。服至疮好，精神倍常。忌烧酒、牛肉、茶、房事。患者如是教门，以羊肉同煎。

上部加桔梗、川芎、升麻，顶上再加藁本，面上再加蔓荆子。中部依本方。下部玉茎、阴囊加猪苓、泽泻，腿足加牛膝、木瓜、防己、薏苡仁。

又秘传仙遗粮散 专治远年杨梅风漏，筋骨疼痛。

轻粉毒 仙遗粮即土茯苓，二斤，忌铁 荆芥一两五钱 防风一两五钱 五加皮一两五钱 白鲜皮一两五钱 威灵仙一两五钱 木瓜一两五钱 生地酒洗，一两 当归一两，酒洗 白芍一两，炒 白茯苓一两 川芎一两 牛膝一两，酒洗 杜仲炒，去丝，一两 白芷一两 地骨皮一两 青风藤一两 槐花一两 黄连一两

共十九味，咀片，作十贴，每一贴用水一钟半，白酒一钟，煎熟。疮在上，食后服；疮在下，食远服。渣再煎。每一日服一贴，煎二次，合为一处，使浓淡得均，分作二次温服。其药渣逐日晒干，至三贴，共煎汤洗浴。初服五贴之内，疮势觉盛，乃毒气攻外，勿惧。轻者至十日内可见效，重者虽服二三十贴无妨。此药亦补元气，但要切忌房事、茶、生冷、煎炒、鸡、鹅、羊、牛、血、虾、猪蹄首各发物、动风之物，味只用雄猪

① 猜：豮，未发情或阉割过的猪。

肉而已。

治杨梅疮效方

当归　蝉退　金银花　土茯苓各一两　人退即人指甲，炙过，二三钱

用水煎熟，临服加麝香五厘入内服之，后用羊肉嗄[1]头生酒[2]恁醉，覆被取汗，服三次，遍身出红点，此药验，立愈。恐有余毒，再用全蝎洗净一两，焙干为末，用白糖一两五钱拌匀，以核桃肉四十个蘸药同吃，永无后患。

杨梅疮神方

水杨柳根三钱　细辛　木通　皂角刺各八分　当归一钱二分　土茯苓四两　水杨柳系河边小树上生子如杨梅者是

共作一大剂，生酒一碗，水一碗，煎至一碗，服之七剂全愈，十剂无有不效。

五圣丸　治梅疮如神。

川大黄四两先用酒浸半日，后用酒将大黄煮烂，入后药在内，浓捣为丸　全蝎四两酒洗候干，用阴阳瓦炙焦，研为末　赤白牵牛四两拣净，炒焦色，研为末　僵蚕四两先去丝，用酒洗，干为末　蝉退一两为末

上痛大黄捣浓为丸，每日空心酒下三钱，午二钱，不过十日愈。

治杨梅疮药酒方

大虾蟆一个　大黄五钱　穿山甲二钱，用瓦炙干　金银花二钱　白芷二钱　甘草一钱

上用酒瓶将各药入内，取火酒灌满，扎紧瓶口，豆面封固，

---

① 嗄：同“下”。宋·吴自牧《梦粱录·天晓诸人出市》：“和宁门红杈子前买卖细色异品菜蔬，诸般嗄饭。”

② 头生酒：在蒸馏过程中最先馏出之酒精度较高的酒，也称“酒头”。

重汤煮三香，取出，入土三四日，不拘时服。

肿毒附发背痈疽、对口疔疮等症

气聚而为肿，气结而为毒。肿有红肿、白肿，毒有阴毒、阳毒。白肿者伤于气，红肿者伤于血。伤气用当破气，以南星、半夏为末，鸡子清调敷自可；伤血宜当散血，以大黄、黄柏为末，猪胆汁调敷自散。设若阴毒者，附骨酸痛，转彻难移，宜以荣卫返魂汤，或蟾蜍解毒丸，加官桂、木香之类。阳毒者，肌肉红肿，大便不通，未溃者如前药敷散，已溃者生肌托里，用十全大补汤妙。

【愚按】肿毒一症，凡肿按实者可治，肿发虚者难治，肿大按如豆腐成凹不起者不治。毒如阳毒者可治，毒如阳毒流水者难治，作痒而无脓者不治。其初起也，宜与以大剂真人活命饮以散其毒气，既则用前法敷之。若系发背痈疽、对口肿毒，其症多起于七情六欲、忿怒郁结、煎炙厚味，或服种子壮阳燥剂，以致腠理秘固，气盛于内。经云：气盛则火有余，火有余则痈疽生。故痈者壅也，疽者阻也。气血壅阻，轻者赶于六腑，属乎阳，名痈，主面赤，便秘，寒热交作，红肿高大，根清皮薄，气热炙手，昼夜疼痛，势虽凶猛，宜以性平药解散为主；重者赶于五脏，属乎阴，名疽，根大毒沉，面色青惨，见食恶心，大小便如常，骨间隐隐而痛，肿与肉色稍异，势虽觉缓，其症阴恶，外急宜隔蒜灸之，内服姜桂辛温之剂，转阴为阳，此妙理也。倘错认其候，或宣、或下、或以寒凉围贴，毒不能出，势必内攻，变症百出，死生反掌。又有一种大毒初起，痒入骨髓，口渴饮水，呕吐不食，似阴非阴，似阳非阳，最恶之候。不遇良医，混投以败毒凉药，血复受寒，肌肉变黑，遂成危殆，良可痛也。虽治毒，旧有汗下二法，然下之当止救目前之急，溃后必难收口。若下之不当，则为害不小矣，慎之慎之！至于疗肿，惟以菊花一味，夏苗冬根，捣汁酒服，未有不轻者也。

【治法主意】恶毒惟以内托，解毒勿用凉药。

【肿毒主方】

荣胃返魂汤又名通顺散，又名何首乌散

何首乌不犯铁　当归　木通去皮尖　赤芍药炒　白芷不见火　茴香①炒　土乌药炒　陈枳壳麸炒，若恶心姜汁炒　甘草

上方止此九味，各等分，水酒汤使，随证用之，水酒相半亦可。惟流注加独活，每服四钱。病在上，食后服；病在下，食前服。

此药扶植胃本，不伤元气，荡涤邪秽，自然顺通，不生变症，真仙剂也。凡流注、痈疽、发背、伤折，非此不能效。至于救坏病、活死肌，弭患于未萌之前，拔根于既愈之后。中间君臣佐使，如四时五行，更相迭旺，随症加减，其效无穷。何则？此药大能顺气匀血故也。夫气阳也，血阴也，阳动则阴随，气运则血行，阳滞则阴凝，气弱则血死，血死则肌死，肌死则病未有不死者矣。必调其阳，和其阴，然后气血匀，二者不可偏废。只调阳不和阴，则气耗而血凝，肌必不活，如五香连翘之类是已；只和阴不调阳，则血旺而气弱，疾必再作，如内补十宣之类是已。然二药亦须参用，不可执一为妙。

用法开具于下：

发背既久不愈，乃前医用凉药过也。凉药内伤其脾，外冰其血。脾主肌肉，脾既受伤，饮食必减；血为脉络，血一受冰，

① 茴香：即“茴香”。

气复不旺，肌肉糜烂。宜于此方中去木通，少用当归，倍加厚朴、陈皮。盛则用家传对金饮子，又盛则加白豆蔻之类为妙。

凡治流注，可加独活。流注者，气血凝滞，气滞则血注。此药可以动荡一身血脉，血脉既动，流注何有。

流注起于伤寒，伤寒表未尽，余毒流于四肢，经络涩于所滞，而后为流注也。如病尚有潮热，则里邪未散，此方中可加升麻、苏叶。如服此而热不退，可加干葛。如有头疼加川芎，并用姜水煎。如无潮热，可用水酒相半煎，酒大能行血生气故也，气生血行，病愈可也。

凡痈疽初萌，必气血凝滞所成，为日既久，则血积于所滞，而后盛作。故病人气血盛者，此方中减当归。多则生血，发于他所，再结痈肿，生生不绝。斯乃秘传，医者少知也。

凡痈疽生痰有二证：一胃寒生痰，此方中加半夏健脾化痰；二热郁而成风痰，此方中加桔梗以化咽膈之痰，并用生姜，和水酒煎。

凡脑发背，发在上者，此方中可去木通，恐导虚下元，为上盛下虚之病，难于用药。老人虚弱者，尤宜去之。

凡病人有泻者，不可便用此方。宜先用止泻药，白矾生用为末，溶开黄蜡为丸，米饮下三十丸，俟泻止方用此药。盖人身以血气为主，病痈之人，气血朝聚一处为脓，若脏腑不固，必元气泄而血愈寒难愈。此药大能顺气故也。

此药，丸、散、末皆可水酒汤使，临时裁度用之。病者如有热痰咳嗽，贵人应加木香，富沉香、贫苏叶汤皆可下，丸用蜜剂。

此方非但治痈疽、发背、伤折，至于男子、妇人疝气、血气皆可用，屡获效矣。有一妇人患气疾五年，发时只是块痛呕逆，水浆不下，一发便欲死。用此药为丸，木香汤下，一服呕止，再服气顺疾遂愈。

凡伤折皆不脱此方，但加减有瘥①。如寻常打破伤损，或伤心胞，并皆治之。在头上则去木通、枳壳，加川芎、陈皮。常用加丁皮②、苏叶能活血；加破故纸、五灵脂能破宿血。水煎熟，用浓酒一盏侵入，候再沸，却入大黄末，空心服之。如通顺，药只四服，先二服中入大黄，后二服不必用。

经年腰痛，加萆薢、玄胡索，以酒煎服。

脚气加槟榔、木瓜、穿山甲，水煎服之。

宿痰失道，凡胸背、头项、腋胯、腰腿、手足结聚肿硬，或痛，或不痛，急于此方中加南星、半夏等药以活之。

肚肠内痈，宜服十宣散，与此方相间用之，并加忍冬藤。此药最治内痈，但当审其虚实，或通或补。补须用附子，通则用大黄。如不明虚实，则此方亦自能通顺。十宣自能内补，可无他变也。

蟾酥解毒丸

蟾酥二钱，酒化　轻粉五分　枯矾　寒水石煅　铜绿　乳香　没药　胆矾　麝香各一钱　雄黄二钱　蜗牛二十一个　朱砂三钱

以上各为末，称准，于端午日在净室中，先将蜗牛研烂，再同蟾酥和研稠黏，方入各药共捣极匀，丸如绿豆大，每服三丸，用葱白五寸，患者自嚼烂，吐于男左女右手心，包药在内，用无灰酒送下，盖被出汗为效，甚者再进一服。修合时忌妇人、

---

① 瘥：差。

② 丁皮：一为海桐皮的别名（见《药材资料汇编》），一为丁香树皮的别名（见《本草纲目》），临床可参考应用。

鸡、犬等见。

十全大补汤见中风

异授真人活命饮 治一切恶毒疔肿如神。

穿山甲三片，拌蛤粉炒，去粉不用 天花粉 甘草节 白芷 赤芍 贝母 防风 乳香各一钱 没药 皂角刺各五分 当归在头用头，在身用身，在四肢用尾 陈皮各一钱五分 金银花三钱

若在背，角刺为君；在腹赤芍为君；在胸加瓜蒌仁二钱；在四肢金银花为君；如疔疮加紫河车三钱，如无河车，即加金绵重楼剉。一剂用好酒二碗，煎一碗，温服。煎法须用瓶以纸密封瓶口，勿令泄气，服时看疮之上下饥饱服之，能饮者药后再饮数杯。此药不动脏腑，不伤元气血脉。忌酸物、铁气。服后睡觉痛生即回生矣，其神功浩大，不可臆度。当服于未溃之先。

【附效方】

神授卫生汤 治一切痈疽，未成者即消，已成者即溃，能宣风行瘀活血，解毒消肿，疏通脏腑，药性平和，功效甚速。

羌活八分 防风 白芷 穿山甲土炒，研 沉香 红花 连翘 石决明煅，各六分 金银花 皂角刺 归尾 甘草节 花粉各一钱 乳香五分 大黄酒拌炒，二钱。脉虚便利者不用

水二碗，煎八分。病在上部，先服药，随后饮酒一杯；病在下部，先饮酒一杯，随后服药以行药势。

内消散药 治一钱无名肿毒，能令内消，化毒为黑水，从小便而出。

金银花 知母 贝母 天花粉 白及 半夏 川山甲 皂角刺 乳香各一钱

酒水各一碗，煎八分，随病上下，食前后服之。药渣捣烂，加芙蓉叶细末一两，白蜜调敷，一宿自消。

内固丸　服此预防毒气内攻，以免变症。

茯苓　辰砂　人参　玄明粉　白豆蔻　甘草　乳香　明雄黄各二钱　冰片一钱　真绿豆粉六钱

上为细末，每服一钱五分，蜜汤调下，不拘时候。

托里散　凡毒已成不得内消者，服此以托之。

人参　川芎　白芍　黄芪　当归　白术　白茯苓　金银花各一钱　白芷　甘草　皂角刺　桔梗各五分

水二钟，煎八分，食远服。脾弱者去白芷，倍人参。下部加牛膝。

回阳三建汤　治阴疽发背起，不疼不肿，不热不红，硬若牛皮，坚如顽石。十日外脉细身凉，肢体倦怠；或跟脚平散，软陷无脓；又皮不作腐，手热足凉者，急宜服之。

附子　人参　黄芪　当归　白术　茯苓　枸杞　陈皮　萸肉各一钱　木香　甘草　紫草　厚朴　苍术　红花　独活各五分

煨姜三片，皂角树根上白皮二钱，水二碗，煎八分，入酒一杯，随病上下，食前后服之。服后手足温暖，疮毒发热，焮①肿疼痛，是药之效。再以别治之。

三香定痛饮

木香　黄芪　紫苏　人参　厚朴　甘草　桔梗　官桂　乌药　当归　白芍　白芷　川芎　防风　乳香　没药

上用姜三片、枣二枚同煎，食后服。

千金内托散

当归　芍药　白芷　川芎　羌活　桔梗　川山甲焙　皂角刺烧存性，各一钱　连翘一钱二分　人参　官桂各七分　黄连　甘草

---

① 焮：原作“掀”，据文义改。

各五分

水煎，食远服。此方妙在用人参、官桂，庸医不知而误去之，即无效矣。

奇验灸[1]法 治无名肿毒初起，灸之立愈。

取公鸡粪，不拘多少，收起晒干，研为细末，临用时拌入真蕲艾内，丸如黄豆大，每于疮顶上灸数壮[2]，不必以火至根，又换一丸灸之。初起即时消散，神验。

飞龙夺命丹 治一切疔疮、肿毒、恶疮神效。

蟾酥二钱，酒化 血竭一钱 乳香二钱 没药二钱 寒水石一钱 雄黄三钱 轻粉五分 胆矾一钱 麝香五分 铜绿二钱 蜗牛二十一个 朱砂一钱，为衣 冰片三分，如无亦可 蜈蚣一条，去头足。金黄头、黄肚、黑背、肥者为雄，用之；细者，红头、白肚为雌，不用

上为末，将蜗牛研为丸，如绿豆大。蜗牛少，不够和药，以酒打糊为丸，每服二丸，服法同蟾酥解毒丸。

梅花五气丹 治一切脑疽、背痈、疔肿，药到毒除，如汤泼雪。

梅花片 当门麝各五分 轻粉 辰砂各六分 乳香 没药 瓜儿血[3] 明雄黄各一钱 真蟾酥预于端午前寻之，至午日，取酥二钱，用头生乳调膏

上药各研极细，对准分数，于端午日辰时制度，候至午时，将上药九味和入蟾酥膏内，向日丸之，如茄种大，一时内晒干，用川椒二十七粒、灯心二十七段，同药收于磁瓶内养之，以蜡封口，不泄药气为妙。

---

① 灸：原作“炙”，据医理改。下同。
② 壮：原作“状”，据医理改。
③ 瓜儿血：即血竭。

凡遇恶疮大毒，取出一粒，先食饱，用无根水漱净口内，再含水一口，少顷待温，用葱白五寸同水嚼烂咽下，随将药饼安放舌下，睡于暖处，以被覆盖，药化苦水，徐徐咽之。毒势大者，二三饼亦可。药尽汗淋，诸病如失。如冬月难汗，噙后将葱白汤催之。若失治入里，人昏沉者，不能依法，急用连须葱白五段，煎酒一杯，研药五饼灌之，即便苏醒。此外科第一奇方也。

神灯照全方　《佛乘》卢万钟曰：余治痈疽发背无分阴阳，不用宣下之剂，不敷败毒之药，使毒气疏畅，百用百效。一入病家，先用蟾酥点舌丹拘毒，不令走衅[1]。次服漏芦汤开其腠理，毒随汗散。外以神灯捻照之，毒得照提，随火而出。照之久，其毒尽散，轻者自平，毒甚肉腐，照久自化为脓，不砭不穿。近世用此法有不效者，以外科诸书失漏芦汤方故也。脓出后内塞以白玉膏，外贴以太乙膏，此五法最稳当者。如法循序而行，何患痈疽不愈哉？今将各方开列于下。

点舌丹

真蟾酥三钱，乳浸　真麝三分　蜈蚣三条，炙，去头足　川山甲三钱，土炒成珠[2]　全蝎　姜蚕炒去丝　蝉退　明雄黄朱砂各一钱　乳香　没药各枯五分

共为细末，用乳浸蟾酥捣为丸，绿豆大。每至病家，先用二丸置病人舌下，顷刻口舌觉麻。将葱白三寸，入病口嚼烂，吐在手心，男左女右，将药三丸包于葱内，用无灰热酒送下。急煎漏芦汤服，外用神灯照之。但疔毒一症，有急疔已走，细

---

① 衅：间隙，破绽。《左传·恒公八年》：“雠有衅，不可失也。”
② 珠：原作“硃”，据文义改。

看疔上有红筋一条，或上或下。即于红筋尽头，以针挑破，纳药一丸于针眼上，膏药盖定，其疔自回原处。春、夏、秋急寻菊叶，冬寻菊根同葱捣烂裹吞，左①用神灯照之。

漏芦汤主方 如治便毒加猪苓、泽泻煎服。

漏芦 紫花地丁 荆芥 当归 连翘② 薄荷 白芷 升麻各一钱

在上部加川芎、桔梗，面上加蔓荆子；中部依本方；下部加牛膝、木瓜、薏苡仁。如红肿势凶，大便秘结，加大黄三钱、麻黄三钱、甘草四分。水二钟，煎八分，热服出汗。大便不秘，减大黄钱半。次日红肿尽退，只用神灯照之。若红肿未退，依主方加大黄、麻黄各一钱半，甘草一钱，服后肿消，止服。若红肿未尽，主药及加药各一钱五分，煎服无不效者。

神灯照 治对口发背，脑鬓肚疽，乳痈囊痈，腿毒疔毒，一切不识恶疮并效。

真血竭 大朱砂 明雄 真没药各一钱 真麝二分

各为细末和匀，用棉纸裁条长六寸、阔三指，入药三分成捻，真麻油浸透，将患人坐定，燃捻，离肉半寸周围照之，即外旋内至中央，猛力向外一提，次次如法。毒小照二三捻止，势大照五七捻止。每日照二次，不拘日数。轻以毒散止照，若势已成脓，以脓出肿消止照。如脓出红肿未退，宜连服漏芦汤，尚不可止照，直待红肿消尽方止。脓水洗尽，以白玉膏摊黑膏药，中心贴之，腐肉自化，新肌自生，肿痛自减。若是阴疽，照后肿疼必甚，此阴变为阳，起死之验，慎勿疑是。火毒之过，

① 左：辅佐、帮助。《玉篇·左部》：“左，助也。”
② 翘：原作“乔”，据医理改。

亦勿以为庸常弃之，虽凶毒亦可回生。

太乙膏 贴诸疮，治诸病，有引载于古方，未录。

生地黄 玄参 白芷 当归 赤芍 大黄 肉桂真天竺者，各一两 黄丹飞制净，十二两

上为咀，用麻油二斤浸三日，文武火熬黑枯，滤净油，再入锅下前丹，文火熬，槐柳条急搅，以滴成珠为度，入瓶埋土中七日，去火毒取出，纸布任摊，中涂白玉膏药贴之。

重论前症。经云：若见小异，必当大惊。又云：外貌如钱，里可着拳。盖谓毒之初发，若火之始燃，其焰虽微，已有燎原之势，所用神灯照法，当看势之大小，自毒外照起，渐次入里，旋至中央，用力向外一提，其灯必灭，即当剪去燃过灯煤，重燃再照。条条次次，皆如此法。照过一次，其毒上皮，觉有绉形。一日二次，照过二三日，以手按毒，毕竟麻木不觉，是毒矣。势如拳大者，照久毒收于中，及脓出时，不过如钱而已。凡看毒，若皮软大热，以手按下，手起即复定，是有脓，恐皮厚，一时难穿，不妨从权，用针砭穿亦不疼痛。脓出后即以太乙膏内涂白玉膏，紧对疮口贴之，疮口自不生合，任其脓出毒尽，肌肉渐生，自然平满，不必多方，始见神异。其不惮反复重论者，恐人不曰燃火能散毒，反曰能助毒，或惯用敷药，或照不如法而少效，皆弃之不用，不独辜吾至念，反将有用之奇方置诸无用矣，高明详察焉。

去腐白玉膏 专贴结毒、粉毒、疳蛀、烂臁，一切痈疽顽疮。

腊月取猪板油切碎，锅熬勿焦，去渣，凝后始白用四两 黄蜡净者化开，倾磁盘内露二三夜自白用一两 白蜡净者一两 真

铅粉二两　龙骨　螵蛸　象牙末　凤凰退①焙黄　鸡内金不见水，阴干焙　乳香　没药各去油　真轻粉　蜗牛焙　水银各一钱　白粉霜升打法在前　冰片二分

各俱研细，樟脑研末，放铜盆内，以大碗盖定，湿绵纸封口，上用生面调糊，厚涂纸上，以微火离盆底拳高，少顷冷定，取升上碗者用四钱。先将猪油入铜锅内重汤煮化，投黄白蜡；次下铅粉，搅匀离火，方下龙骨等味，待将凝，下水银，急搅，缓则沉底；末下樟片，再搅极匀，磁罐收固。每用少许，摊于黑膏药中心，腐肉自化，条条片片，粘联而下，方见神功。

收口红宝膏　专治顽疮结毒，去疔长肉，收口如神。

松香一两　大麻仁三钱　银朱②　乳香　没药俱枯，各三钱　轻粉一钱

先将麻仁捣烂，次下松香，再捣成膏，方入众药，捣千余下，磁罐装，重汤顿化，每用少许，填疮口内，外以黑膏药固之。

护心散　大凡患痈疽者，见食恶心，即是毒气攻心矣，急宜服之。

真绿豆粉二钱　乳香末一钱

共研，酒调服之。

伤寒、流注、冷毒、痈肿，或误用凉药，医坏已成附骨疽者，用醋煮桑叶，同葱加蜜，捣为膏敷上，半日后发痒，痒后方疼，变为好症，始用前方治之。

观音露　治诸般恶毒疮疽。

---

① 凤凰退：即“凤凰衣”，为鸡蛋壳的内膜。

② 银朱：硫化汞。《本草纲目·石三·银朱》：“银朱乃硫黄同汞升炼而成，其性燥烈，亦能烂龈挛筋，其功过与轻粉同也。”

用小虾蟆骨，独装酒瓶内，入皮硝四两，埋阴处四十九日，取出化为水。遇肿毒，着笔粘水，从外肿密圈至中，即结一红疱，针刺出血立愈，且奇速惊人。

又一方 清明日取蝌蚪即虾蟆鲇，用大毛竹筒两头留节，节上开一小孔，装蝌蚪入竹内，又将朱砂一两五钱、雄黄五钱、真麝香五分，共装入竹筒内，以桐油灰如捻船封固，不可泄气，放入厕内。三七之期，开筒取汁水并朱砂、雄黄、麝香研细入磁罐内收藏。凡遇患者，将新羊笔涂上即愈。如药干疮好，仍扫前药入罐后用。

治发背及无名肿毒仙方

用白蔹一味二两，㕮咀或为粗末，以好酒煎熟，去渣，空心服下，其疮即促起，亦不疼痛，捺着如棉絮，总不疼也，即有头出些紫血即愈，真奇秘仙方也。

治各样肿毒敷药方 治乳痛尤效。

无名异 大黄 生白矾

各等分，共为末，醋调敷患处，极效。

治便毒方

皂角刺生用五钱，炒熟五钱 川山甲火煅，一两 白矾一两

炼蜜为丸，空心好酒送下三钱。服三次，其毒即内消也。即成脓，亦从大便而出也。

治便毒内消神方

用蜈蚣三条瓦上焙焦，研为细末，再用黄蜡三钱㕮咀如绿豆大。

二味拌匀，五更空心，用头生酒照量将前药一次服下，出汗为度，遍身隐隐发出红斑，如刮沙样者，是其验也。其毒即渐渐内消，后亦不发疮，诚验过仙方。如未愈，再服一次，壮实者可服得三次，无不愈也。

校注后记

一、作者与成书

本书为明代名医方谷的代表著作，方氏治学，宗《内经》、仲景，参考金元诸家之论，结合自己临证经验，既不崇古而非今，亦不扬今而非古，而能学贯古今，博采众长。方谷晚年，常与门人弟子讲解其平生临证及读书所得，如《医林绳墨》自序中所云："《绳墨》一书，乃为后学习医之龟鉴，非谷一人之私意，但领《内经》、仲景、东垣、丹溪、河间诸先生之成法者，著方立论，日与门弟子讲解。意味深长，默然难知。"又云："以愚平生所读之书，意味深长之理，朝夕诵玩，或诸先生所立之论，未及配方，或所立之方，未及讲论，方论不齐，难以应用，由是一一配合，必使补泻升降之协宜、寒热温凉之得乎随机应手，治无不可。"其子方隅常聆听其父讲解医理，并勤于记录，将笔记汇集成册，最后由方谷加"愚按校正"及"治法主意"而成《医林绳墨》八卷。

本书原题"钱塘医士方隅著集、医官方谷校正"，本书的实际作者当为方谷，其子方隅起到记录、编辑、整理作用。如方谷在序中也讲到"今幸豚儿立志集成方论一册，寿之于梓，与天下后世共，老朽再加愚按校正，定立主意"。

二、版本源流

《医林绳墨》八卷本初刊于明万历十二年甲申（1584），因刊印量不大，不久就成为"秘笈"（本书周京序）。

江宁周京于友人秘笈中得见方谷《医林绳墨》一书，"既喜其博取而精研，复爱其深思而透悟，表里阴阳，辨之甚晰，望闻问切合以论功，且所持论，一禀遗经，而察寒热，审虚实，调剂变通，总蕲中病而止，既不胶于古方，又不拘于成说”，“凡有病者或商问于余，或求治于时医而不效，一照所论而施治之，见功十尝八九”（本书周京序）。周氏对本书视若珍宝，进行了深入的研究，将本书内容进行了增删，篇目加以调整，改为九卷，每卷九证，附以各病主方和家藏奇效诸验方，进一步阐发、完善了病证证治，已与旧本大不相同。因叹其书神奇，又常被他医索录，周氏“不惜资费，梓而布之”，于清康熙十六年丁巳（1677）刊行本书（向山堂刻本），更名为《医林绳墨大全》。

但周京向山堂刻本“旋复委弃，以故流传绝少”（廓然堂本仲序），从我们实地调查的结果看，今日古籍目录所著录的所谓“康熙十六年周氏向山堂刻本”均非周氏原刻本，如中国中医科学院图书馆所藏的“周氏向山堂刻本”实为赵氏廓然堂本，南京图书馆、上海图书馆所藏的实为陈熙的重刻向山堂本。

临川赵之弼，字东崖，雅好藏书，经史百家至于阴阳、象数、星辰、方药之书，无所不藏。赵氏官临汝，因一治痢方之故，得见友人袁奕苍《医林绳墨大全》残卷，求得其表兄浙东观察梁万骥所藏周京梓版（时其版束之高阁二十余年矣）。惟梓版间有遗亡，核以奕苍所贻残书补其阙，并在篇末附载赵氏临证验方。在版式上，易去各卷之首页，故首页书口均有“廓然堂”字样，扉页亦作“廓然堂”。廓然堂本于康熙四十九年庚寅（1710）刊行。

廓然堂梓板后又归修吉堂所有，故后修吉堂藏版刻本同廓然堂刊本。

流传至嘉庆年间，本书又难以得见，鉴于“是书之妙，能得治病纲领……足为医学之津梁”（陈熙本黄氏记），松江陈熙于嘉庆二十年乙亥（1815）“倡集同志”“领袖重刊”。陈熙据周京刊本重刻本书，书口均标“向山堂”字样。但与赵氏廓然堂本比较，发现两者在版式、字数、列数等方面均一致，惟字迹明显不同，并有个别字出入，可见两者并不是用同一个梓版刊印，陈熙当重新进行了雕版，并在版面美观程度上有所改进。陈熙重刻本扉页有“亦政堂藏版”和“同善堂藏版”两种，两者为同一版本。

后世陈熙本流传较广，因其每页书口均刻有“向山堂”字样，以致后人误认为其就是周京原本。

本书清代抄本较多，但大多已残缺不全，有些还抄有非本书的其他内容。清抄本有据明万历刻本所抄，有根据清周京本所抄。因周京重辑本的临床实用性，故清代抄本中多以周京九卷本为主，明八卷本反而不多见。

1957年11月商务印书馆根据明万历初刊本，结合周京刊本，加断句整理校勘，竖排铅印出版。此版底本为王玉振医师所藏明万历十二年初刊本（此本疑与南京图书馆所藏为同一版印刷，但为另一套书，因无线索，目前未能见到此书），校本为中医研究院图书馆所藏周京本。

综上所述，本书版本流传分两大系统，《医林绳墨》八卷本系统与《医林绳墨大全》九卷本系统，二者篇目、文字、内容出入较大。《医林绳墨》八卷本版本系统流传次序为：明万历初刊本→清抄本→商务印书馆铅印本。《医林绳墨大全》九卷本版本系统次序为：康熙十六年周氏向山堂刻本→康熙四十九年赵氏廓然堂刊本→康熙修吉堂刻本→嘉庆松江陈熙重刻向山堂本→清抄本。

三、学术思想

1. 八纲辨证，贯穿始终

本书辨证论治的思想贯穿于始终，尤其重视八纲辨证，把表里、寒热、虚实、阴阳的辨证置于突出的位置。本书认为，诸病的辨治，“虽后世千万方论，终难违越矩度，然究其大要，无出乎表、里、虚、实、阴、阳、寒、热八者而已”，临证善于运用八纲辨证抓住疾病治疗的要点。如治伤寒，“其症有表、有里，有表实、表虚，里实、里虚，有表里俱实，有表里俱虚，有表寒里热，有表热里寒，有表里俱寒、表里俱热，有阴症，有阳症，有阴症似阳，有阳症似阴，有阴胜格阳，有阳极变阴”，并详列各证及治法方剂以“明辨而治之”，使学者对伤寒复杂的病情，了然于胸。

八纲辨证之关键，又在寒热虚实，方氏深谙此理。如治咳嗽，方氏认为咳嗽病因有痰、火、风、寒、湿、热等不同，“然其要皆主于肺，而生于脾”，临证还需结合寒热虚实详加辨证：“伤风之症，鼻塞声重，咳嗽有痰，此肺气不利而得之也；虚损之症，热盛声哑，欬嗽无痰，此肺火盛而见之也；脾虚之症，嗽多稠痰，胸膈不利，大便溏泄，此脾湿动而生痰也；又有热痰者，痰因火动，或好食炙煿、酒面、膏粱、油腻等物，蓄积于内，化为稠痰，故发而为胸满气急、痰喘不利，此脾火动而生痰也。”并制定相应治法：“脾湿动而生痰，宜当清痰理气；火气盛而伤金，宜当降火清金；寒气闭肺而致嗽，宜当发汗清寒；风气乘肺而致嗽，宜当驱风理气；湿伤肺金而致嗽，宜当清湿敛肺。”可谓圆机活法，堪为后学之垂范。

2. 审因论治，条分缕析

除了重视八纲辨证外，方氏亦娴熟于辨证求因。方氏善于从疾病复杂的症状中获取病因线索，这与他丰富的临床经验密不可分。如在论述目病时，他将辨识经验归纳为："因气而发者则多涩，因火而发者则多痛，因风而发者则多痒，因热而发者则多眵，因怒而发者则多胀，因劳而发者则多沙，因色而发者则多昏，因悲而发者则多泪，因虚而发者则多闭，因实而发者则多肿。"又如治燥证，方氏曾论："大抵治燥之药，不止一端，论燥之症，不止一条，要必因其所动，而治其所发，是当深求其奥，以明燥症之端的也，用治之时，方显功术之妙也哉。"强调审因论治，才能取得理想疗效。

临床疾病的病因复杂多变，其治疗亦使人雾里看花，把握不定。方氏往往在基本治法方剂基础上辨证求因，条分缕析，然后审因论治，起到执简驭繁之妙。如治眩晕，方氏认为治痰为先，用二陈汤加厚朴、香附、白术、炒黑干姜治疗。审其病因，外感则："有因于风者，则脉浮、自汗、恶风、项强不仁；因于寒者，则脉紧、无汗、恶寒、筋挛掣痛；因于暑者，则脉虚、烦热、有汗、躁闷不宁；因于湿者，则脉濡、吐逆、恶心、胸满、腹胀。"在前方基础上，"风加防风，寒加紫苏，湿加苍术，暑加黄连"。内伤则有"七情郁结中焦而为痰饮"，前方"去干姜，加生姜、山楂"。至于"醉饱房劳，损伤精血，肾家不能纳气归元，使诸气逆奔而上；吐衄奔漏，肝家不能调摄荣血，使诸血错经妄行"。亦在前方基础上，"去半夏、厚朴，气虚者加人参、麦冬，血虚加当归、童便"。方氏最后总结："眩晕之症，有虚有实，实则清之，用二陈等治，虚则如用二陈，恐伤正气，有为虚虚之患乎，不若更加审治"，"二陈施之于先，四物调治于后”，实为万举万全之策。

3. 遣方用药，不拘一格

八纲辨证、审因论治，最后总是落实到遣方用药上。如治火证，方氏强调“审其虚实，施其补泻，量而度之，随症看其何火而用何药。”他将火证治疗药物归纳为：“黄芩泻肺火，芍药泻脾火，石膏泻胃火，柴胡泻肝火，胆草泻胆火，木通泻小肠火，大黄泻大肠火，玄参泻三焦火，山栀泻膀胱之火，此皆苦寒之味，能泻诸经有余之火也。若饮食劳倦，内伤元气，火不两立，为阳虚之病，以甘温之剂除之，如参、芪、甘草之属。若阴微阳强，相火炽盛，以乘阴位，为血虚之病，以甘寒之剂降之，如当归、地黄之属。若心火亢极，郁热内实，为阳强之病，以咸冷之剂折之，如大黄、芒硝之属。若真水受伤，真阴失守，无根之火妄动，为阴虚之病，以壮水之剂制之，如地黄、玄参之属。若右肾命门衰，为阳脱之病，以温热之剂济之，如附子、干姜之属。若胃虚过食冷物，抑遏阳气于脾胃，为火郁之症，以升散之剂发之，如升麻、干葛、柴胡、防风之属。”这种辨证用药的经验非常值得我们借鉴。

对作用类似的药物进行细致的比较，点明各药的专长和适应证，也是方氏著述中的一个特点。如治痰证的药物，方氏归纳辨析经验“南星治痰，因风痰之可治也；贝母治痰，因虚痰之可行也；胆星治痰，因惊痰之可用也；玄明粉治痰，因实痰之可下也；瓜蒌仁治痰，因老痰之可润也；天花粉治痰，因热痰之可清也；黄连治痰，因火痰之可施也；石膏治痰，因有余之痰乃可通也”。这对初学者正确掌握辨证选药技能有很大帮助。

方氏作为医官，对民间应用的草药亦十分重视，不存偏见之心。如治因湿热所致的黄疸沙、白火丹，习用“平地木、仙人对坐草，或以石茵陈，或以荷包草捣烂，以生白酒和汁饮之”。又如治痰火用雪里青，治痢疾用黄连苗，“乃有鲜利之性，行之大速，生寒之味，利之尤佳”。这些经验，为后世应用这些药物提供了宝贵的依据。方氏对于草药的应用，惟求实效，并不拘泥于《本经》所载之法，反映了方氏严谨求实的治学态度。如治黄胆痧、白火丹，“俱用荷包草、平地木草药而利小便则效之大速，而治之可痊者也，否则依《本经》而用猪苓、泽泻、茵陈、木通、山栀等剂，虽利其湿，不能尽收其功”。

除了擅用草药外，方氏还广泛搜集了大量流传于民间的便方、验方，并用之于临床。如治中风中倒之时，“初宜急掏人中，俟醒，次用捻鼻取嚏，或以鹅羽绞痰”，反映了方氏过人的胆识和精湛的医术。其他如麻皮搽油刮背项，或以十指甲下刺出紫血治中寒之厥逆；大蒜捣烂敷于涌泉治血厥；小儿胎发烧灰，琥珀为末，灯草汤调服治血淋；灸囟门治脑漏等等。其中有些便验方至今仍有临床实用价值，值得深入研究。

4. 内伤杂病，注重治痰

朱丹溪曰“东南之人多是湿土生痰”，“百病多有兼痰者”，临床上注重运用二陈汤治疗杂病。方氏作为仁和医官，从临床实际出发，特别推崇丹溪之学，认为疾多夹痰，如“聚于肺者，则喘嗽上出；留于胃者，则积利下行；滞于经络，为肿为毒；存于四肢，麻痹不仁；迷于心窍，谵语恍惚，惊悸健忘；留于脾者，为痞，为满，为关格、喉闭；逆于肝者，为胁痛、乳痈；因于风者，则中风、头风、眩晕动摇；因于火者，则吐呕酸苦，嘈杂怔忡；因于寒者，则恶心吞酸，呕吐涎沫；因于湿者，则肢节重痛不能转移；因于七情感动而致者，则劳瘵生虫，肌肤羸瘦；因于饮食内伤而得之者，则中气满闷，腹中不利，见食恶食，不食不饥”。治宜豁痰清气为主。方氏又说：“二陈者，健脾理气之药也，气清则痰亦清，脾健则痰亦运，健运有常，而生化之机得矣。”故他在治疗内伤杂病中，常常运用二陈汤为主加减治疗。如治头痛，方氏根据内经“头风头痛，有痰者多”，认为“虽有三阴三阳之异，俱以二陈为主，随其脉症而用治。如太阳头痛，则恶风脉浮紧，加以川芎、羌活、麻黄之类；少阳头痛则脉弦，其症往来寒热，加以柴胡、黄芩之类；阳明头痛，自汗发热，恶寒，脉浮缓，加以葛根、白芷，脉实大者加升麻、石膏、酒洗大黄之类；太阴头痛，有痰体重，或腹痛痰癖，其脉沉缓，加以厚朴、苍术、半夏、黄芩之类；少阴头痛则经不流行，而足寒逆冷，其脉沉细，加以麻黄、四逆之类；惟厥阴经不至头，脑后项扯痛，或痰吐涎沫，其脉浮紧，加以山栀、芩、连、青皮之属”。其他如治喘证、惊悸、霍乱、呃逆、胁痛、咳嗽、泄泻、眩晕、关格等，其理同一。

5. 女科诸证，理血为本

方氏认为“妇人得阴柔之体，以血为本”，故对治疗女科诸证，主张理血为本，提出“俱宜四物为主”。如治月经不调，方氏认为：“若将耗其真气，则血无所施，正气虚而邪气胜矣，故血病自此所由生焉。若将破其血室，而血无所附，阴血虚而邪气胜矣，故气病自此所由生焉。”主张以养血活血的四物汤为主加减治疗，反对古方用耗气破血法调经。这体现了他师古而又不泥古的精神。又如治崩漏，方氏认为病因虽然繁杂，“而实在于冲任有损，经络阻滞”。治疗应标本兼顾，大补气血为主，加用止血药物，用四物汤加人参、炒阿胶、炒荆芥、炒地榆、炒艾叶等，临服加童便。再如带下病，医者一般认为湿热为患，概用寒凉药物治之。而方氏则认为“非惟病之所加，亦且郁遏稽留恶血，反成带也”。他从男子亦有带脉，并无带来，而女子未曾经行，并无带下的情况，大胆推论带下与经行有关。并从“妓者之家，当经之时，日服胡椒三五十粒，连吞三日，经亦止矣，带下之症，并不有乎”的现象，认识到活血行滞则恶血难留，带下自止，提出以四物汤加减治疗。其理论颇具创见性。至于胎前用四物汤补血安胎，产后以四物汤养血行血，室女月水不通以四物汤活血通经，更是处处体现其理血为本的治疗理念。

总之，本书结构上“证各有论，论列有方，方有加减，引绳画墨，使学者有所依据”，内容上以丰富的理论和临床经验为依据，详于辨证，精于选药，不拘于成说而每多创见。本书可为初学者指明登堂入室的门径，对中医临床具有重要的参考价值。

四、周京重订本书工作详析

1. 调整篇目，使病证内容编排更加科学合理

本书明万历初刊本八卷，每卷论述病证从 8 ~ 13 种不等，共有 83 种。周京重新调整病证编排顺序，如将原卷二中的“霍乱”归到卷一“疟”“痢”病之后，使具有外感传染性质的疾病归于一处；原卷三“眩晕”调到“头痛”之前，同属头部病证；原卷五“脾胃”一节放到“呕哕吐”“吞酸吐酸”“嘈杂嗳气”之后，作为脾胃疾病之后总结性的论述等。这些调整，使相近的病证内容归到一处，或同一系统的疾病内容放在一起，使全书病证编排更加科学。

同时，周京增删了一些病证，如因原书“欬逆”“斑疹”概念不清、内容混乱，周京删去了此两病证；将“恍惚”的一

些内容归入“惊悸”之中，使惊悸与恍惚比较，鉴别治疗；新增“呃逆”一病，置于“呕哕吐”“吞酸吐酸”“嘈杂嗳气”“脾胃”“伤饮伤食”等之后，作为脾胃系统疾病的补充；新增“痰火”一病，置于“痰”证之后。

如此，全书已成“九卷共八十一证”。此种道理，周京自有论述：“若夫卷分惟九篇，各用九证，尽九九，此又先生生人生世之微衷矣。盖九为阳数，世赖阳气而常生人，得阳气以不死，矧诸病逢阳则易治，有阳则可治，无阳则不治，是先生之以九编集也。阳道也，即寓生世生人之妙道也。”（本书周京序）

2. 完善内容，使病证证治更加明晰

周京对原《医林绳墨》内容进行了大篇幅的修改，其修改大致有以下几个方面：

（1）进一步阐发病证证治

如书之首病“中风”一病中，在方谷论述了“设若口不能言者，心绝也；唇吻手撒者，脾绝也；眼合直视者，肝绝也；遗尿面黑者，肾绝也；鼾睡自汗者，肺绝也”之后，周京插入一段：“此名脱症。如止牙关紧闭、两手握固，则为闭证，闭证则可以苏合香丸、黄牛至宝之类灌制。如见脱证惟宜以大剂理中汤灌之，及灸脐下，虽曰不治，亦可望救十中之一。若误投苏合、黄牛等药，即终难治矣。盖斩关夺门之将，原为闭证设也，若施之脱证，如人既入井又下之石矣，世人陷此弊而死者不可胜数。”阐述了区分中风闭、脱两证的重要性以及各自的救治法，具有临床实用价值。

又如“咳嗽”一病，周京在方谷论述了治法之后，提纲挈领地指出：“究其源则不过内伤外感而已。”并进一步阐明咳嗽外感、内伤之机理，外感为“自肺而后传于诸脏也”，内伤则

"自诸脏而后传于肺"。治疗上，外感"病在阳，宜辛温以散邪"，内伤"病在阴，宜甘以壮水，润以养金"。用药上，"治表者药不宜静"，"治内者药不宜动"。周京的论述精辟而实用，对方谷原著起到画龙点睛作用。

又如对"痨瘵"的治疗，周京指出："治劳之要，则不过阴虚、阳虚、阴阳两虚三者而已。"并论述了"今世之医者"，不辨阴阳，将阴虚之怠惰、少食误为阳虚，而用补中益气、十全大补等，"是促其亡也"。接着，周京又论述了世人对阴虚有痰的错误做法，阐明了其错之因及正确的处理方法。

又如卷一"伤寒"病后，周京插入大量内容，将仲景《伤寒论》六经病证简要阐述于此，作为伤寒病的补充。

如此新补充的内容，在周京《医林绳墨大全》中还有多处，发方谷之未发，进一步阐发了疾病之机，完善了疾病证治。

（2）阐发周京自已的学术观点

如关于牙痛的治疗，方谷曰："气郁而致者，当清其气；痰盛而痛者，当清其痰；火热而痛者，当散其热；肾虚而豁者，当补其肾。苟能求其本，治其源，厥疾未有不瘳者也。吾尝考之，齿属肾病，亦不在乎肾，而实在于手足阳明二经也。盖因肠胃伤于酒面膏粱、炽煿辛热、姜蒜、椒辣动火之物，复致房劳嗜卧，或火焙衣服，或过绵取暖，积热内久，聚而不散，腐积成痰，因而为肿，为痛，为臭烂不已，为宣，为露，为动摇脱落，为疳，为䘌，为虫蚀血出，亦皆阳明二经火热之为病也，治当详之。"周京认为牙痛实则胃热，虚则肾虚，直接将上段文字删去，改为："大抵齿龈宣露而动摇者，肾元虚也，宜滋阴补肾为要；憎寒恶热而口秽臭者，胃气热也，宜清胃泻火为先。清胃则以调胃承气汤去硝，加黄连、白芷、丹皮，引经以驱肠胃湿热；补肾以六味地黄加减而用之。此求源治本之良法也。”周京之言，简明扼要，将牙痛之病机治法揭露无遗，便于医者记忆习用，较方本之繁杂，进步不少。

又如卷一“痢”病，周京不满足于方谷治痢“痢本积滞而必欲行，痢本湿热而必欲凉”的证治大法，删去方谷对其治法的相关论述，插入大量篇幅，阐发了其治痢“至要者则在脾肾二脏”“治痢不知补肾非其治也”的学术观点。

又如“健忘”一症，方谷认为“皆本于心也”，“皆由心脾之所得也”，“治者当因其所发而遂明之”。而周京认为，健忘“皆本于心肾之不交也”，“亦由于脾之失养”，“治者惟养心滋肾，而兼补脾”，较方谷更为全面。

周京推崇方谷但不盲从，将自己不同的学术见解和临床体会融入本书中，修正了方谷的学术观点，使病证证治更加完善。

（3）删改繁琐、混乱以及感情化的内容

如末卷“疮疡”病中，方谷原文如下：“若以治风治湿之论而议之，于先风燥之剂，而胜行于后，有为抱薪救火，使火之太胜，将何以乎？可见疡变成疮，而疮反加于溃烂肿胀之不可当也。又见彷徨无措，用寒凉以救之，姑且少可，则曰我能，殊不知凉血治之于先，而病重亦不加于后也，理宜评之。”周京改为：“若依治风治湿之论而用药，燥烈之剂，是谓抱薪救火，不惟无功，后反加重。唯以凉血和血败毒之药治之，自无不渐清渐减者。”较之原文，字数少了一半有余，但更指出了治疗疮疡当用“凉血和血败毒”之法，相当精当。

又如“气论”一病中，周京将方谷原文“如善养者，非惟无病，亦且可以延生；戕贼者非惟多疾，亦且销剥损寿。故圣人定之，以中正仁义而主静，此养气也。朱子必使道心常为一身之主，亦养气也。孟子善养吾浩然之气，使不动其心，而示人于养生也。为何如哉？盖天地万物，本吾一体，四时行，百物生，莫非妙道精义之发，腑脏和，荣卫行，而一身安有疾病之所生也”改为“如善养者，自脏腑和，荣卫行，一身可无疾病之忧，非惟无病，且可延生；若戕贼者，脏腑不和，荣卫不行，一身必有疾病之患，非惟多疾，亦且损寿。”删去了非医学的朱子、孟子内容，精简了文字。

又如末卷“肿毒”之“治法主意”，方谷原文为：“肿按实者可治，肿发虚者难治，肿大按如豆腐，成凹不起者不治。毒如阳毒者可治，毒如阳毒流水者不治，作痒而无脓者不治。”内容繁杂，起不到“治法主意”应有的提纲挈领作用。周京改为：“恶毒惟以内托，解毒勿用凉药。”确为临床经验之谈，简明扼要。

又如“伤寒”一病之末，周京删去“使临症之际，不致懵然无知，而死症有涉于身前矣。临症之时，将此议论而熟读详味，则变化无穷，非惟医之有神，亦不视人命如草芥，谨之，慎之！”因其无实质性内容，纯为感情化言语。

3. 修饰字句，使文理更加通顺

周京对初刊本的大部分语句都进行了修改，如“怔忡”病中，方谷原文：“怔忡之症，虽从火治，痰因火动之谓也。又不可专治其火……亦不可专理痰气，有用香燥之剂，使火又动，而怔忡尤甚者乎。殊不知心属火，治火之症，当养其心，若心有所主，则无妄动者矣，怔忡之症，何期不瘥也耶？在治者当以是而求之养血补心，治之本也，清痰理气，治之末也。虽用苦寒之药，必须姜制，不可多用，勿纵其性而升之；虽用清痰理气之剂，当以补养为先，清理佐之，此施治之大法也。”周京修改为：“怔忡之症，痰因火动之谓也。虽从火治，不可专治其火……亦不可专理痰气，过用香燥之剂，使火反动，则病必愈甚。惟当安养其心，盖心属火，若心有所主，则火自无妄动，而怔忡之病除矣。治此症者，养血补心，为治之本；清痰理气，为治之末。虽间用苦寒之药，必须姜制，切勿纵其性而升之；若用清痰理气之剂，则又以补养为先，清理佐之。”

又如卷二“痰”病中，方谷原文为：“痰者，人身之痰饮也。人之气道，贵乎清顺，其痰不生。设若窒塞其间，痰必壅盛。”周京修改如下：“痰者，人身之痰饮也。人之气道，清顺则痰不生，窒塞则痰壅盛。”

经周京的修改润色，层次分明，文义更加明了，语句更加通顺。诸如此类的修改，在周京本中比比皆是。

4. 附方篇后，便于临床检索

周京在每一病证之后，编入篇中所提及的本病主方，有组成、剂量、主治等方面，便于临床检索。另外，周京将其家藏经验奇秘效方附在每病之后，如其曰：“更附以家藏奇效诸验方，使世之览者，咸知其病用某方而得宜，某方用某药而合当，某药用之于某症中豰而回生，且也知某病之起有类于某症而实不可一例，而医某症之成大不同于某病，而亦可触类而通，合宜而用，则于世之疾苦沉疴未必无裨也。”（本书周京序）

5. 新增内容，使全书更加丰富

周京本中，除新增“呃逆”“痰火”两节内容外，在“内伤”后附有“聂久吾奇效医述论”，论述了内伤与外感兼夹先后、证治法则等；在“产后”一节后，附有“产后辨疑”，进一步阐述产后证候辨难。

方谷原书无注，对病证的进一步论述以篇后“愚按”的形式出现。周京重编本书后，在书页的上方有眉批，阐述周京对书中内容的见解。如“中风”一节中，周京批曰：“风为四时八方之气，常以冬至日自坎而起，候其八方之风从其乡来者，主长养万物，若不从其乡来者，名为虚贼风，害万物。”又如“痹”病一节，周京批云：“筋骨脉肉皮五者，受邪则痹而不仁，盖为风寒湿三气所伤也，可与痛风、痿厥、肾着门参看，故治法亦与痛风同，有余则发散。”

总之，周京重订本虽然主体内容与初刊本一致，但已经作了很大的改动，从编目的编排，到字句的修饰，以及内容的增删，都较初刊本更加合理、科学、丰富，进一步阐发、完善了病证证治。故我们认为，从临床的角度看，周京本更具有实用价值。

方名索引

一　画

一套三方洗药方……… 二四六
一套三方煎药方……… 二四六
一套三方敷药方……… 二四六

二　画

二母汤……… 二〇四，二一〇
二灰散…………………… 二二九
二陈汤…………………… 五
二神丹…………………… 九五
十全大补汤……………… 六
十枣汤…………………… 二五
十味芎苏饮……………… 三五
十味温胆汤……………… 一一二
十神汤…………………… 一一
丁香吴茱萸汤…………… 八九
丁香柿蒂汤……………… 一〇一
八味丸…………………… 九四
八味地黄丸……………… 六八
八味地黄汤丸…………… 一〇七
人参三白汤……………… 二四
人参平疟丸……………… 四六
人参白虎汤……………… 二四
人参饮子………………… 六一
人参固本丸……………… 一一八
人参败毒散……………… 二六
人参养荣汤……………… 一一二
人参栝蒌汤……………… 三一
九味羌活汤……………… 一一

三　画

三一承气汤……………… 一八五
三化汤…………………… 五
三花神佑丸……………… 九八
三香定痛饮……………… 二六一
三黄石膏汤……………… 二九
三黄泻心汤……………… 二六
下痔方…………………… 二五〇
大红丸…………………… 一九九
大羌活汤………………… 三一
大补阴丸………………… 一五二
大补滋肾丸……………… 一八五
大承气汤………………… 七
大顺散…………………… 三九
大秦艽汤………………… 六
大柴胡汤………………… 二三
大调经散………………… 二二七

大陷胸汤…………………… 二六
大聪明枕中方………… 一一二
千金内托散…………… 二六一
飞龙夺命丹…………… 二六二
小半夏茯苓汤…………… 二六
小肾奇方……………… 一五九
小建中汤……………… 三〇
小承气汤……………… 二四
小柴四物汤…………… 二二七
小柴胡汤……………… 二四
小陷胸汤……………… 二六
小续命汤…………………… 五

四 画

开郁正气散…………… 二〇一
天下第一方…………… 二四九
天王补心丹…………… 一一五
天水散………………… 四〇
天麻防风丸…………… 一四二
无乳催乳方…………… 二三六
五子五皮饮……………… 八二
五子内消丸…………… 一六〇
五皮饮………………… 八二
五圣丸………………… 二五五
五灵脂散……………… 二二九
五苓散………………… 二八
五味子黄芪散…………… 六一
五根薰洗方…………… 二四六
五积散………………… 三五
不换金正气散………… 三四
太乙膏………………… 二六五
贝母二陈汤…………… 一〇七
内外臁疮绿玉膏方…… 二五一
内固丸………………… 二六一
内消散药……………… 二六〇
牛黄至宝丹……………………八
牛黄清心丸…………… 一一五
牛蒡子汤……………… 二一五
升打红粉霜方法……… 二五二
升阳除湿汤…………… 一八八
升阳散火汤…………… 一八四
升麻汤………………… 二五
升麻葛根汤…………… 三一
化斑汤………………… 二四
乌沉汤………………… 二二九
乌梅丸………………… 一九二
六一散………………… 四〇
六君子汤……………… 七九
六味地黄丸…………… 六八
六味地黄汤丸………… 一〇六
六和汤………………… 四〇
双黄丸………………… 二〇〇
双解散………………… 一一
水梅丸………………… 二一五

五　画

玉烛散………………… 二二七
正气散…………………… 三四
去鼻中息肉散………… 二一二
去腐白玉膏…………… 二六五
甘草附子汤……………… 三〇
甘草泻心汤……………… 二七
古荆黄汤……………… 二一四
石膏建中汤……………… 五五
平补镇心丹…………… 一一三
平胃散………… 四三，九八
归术二陈汤…………… 一一一
归脾汤…………………… 五一
四圣丹………………… 二一六
四君子汤…………………… 七
四苓散………… 五五，一七七
四物汤………… 七，二二六
四物苍术各半汤……… 二二一
四香丸………………… 二〇一
四逆汤…………………… 二五
四兽饮…………………… 四三
生血润燥饮……………… 六四
生肌散………………… 二四八
生脉散………… 六五，一二六
生姜泻心汤……………… 二七
生津甘露饮……………… 六四
白及枇杷丸……………… 六二
白及莲须散……………… 六二
白玉膏………………… 二五二
白术半夏汤…………… 一四三
白术散………………… 一二八
白虎汤…………………… 二四
瓜蒂散……………………… 七
冬青槐角丸…………… 二四九
玄参升麻汤…………… 二一九
半夏泻心汤……………… 二七
半硫丸………………… 一六六
加味三拗汤…………… 一三五
加味甘桔汤…………… 二一六
加味归脾汤…………… 二四四
加味四物汤…………… 一五二
加味地黄丸…………… 二四四
加味芎归散…………… 二三五
加味当归六黄汤……… 一一八
加味补中益气汤……… 一一八
加味败毒散…………… 二一四
加味定志丸…………… 二四四
加味降气散…………… 二一六
加味逍遥散…………… 二四三
加味凉膈散…………… 二一四
加味消风散…………… 二一五
加味理中汤……………… 八九
加减补中益气汤……… 一二六

加减参苏饮…………… 一二六
加减香砂养胃汤………… 九五
加减柴苓汤……………… 四四
加减黄芪建中汤……… 一一八
圣佛催生散…………… 二三四

六　画

芍药汤……………………… 一一
芎归汤……… 一八三，二四一
芎芷香苏散………………… 三五
朴附二陈汤………………… 九二
百花膏……………………… 六一
达生散…………………… 二三四
托里散…………………… 二六一
当归六黄汤……………… 一一八
当归四逆汤…… 一四，一四八
当归拈痛丸……………… 一六三
当归润燥丸………………… 六五
曲糵二陈汤………………… 三六
吊肾丹…………………… 一六一
团参丸……………………… 六一
回阳三建汤……………… 二六一
朱砂安神丸………………… 八〇
先天一气汤……………… 二五三
自制脏连丸……………… 二四六
血竭丹…………………… 一九九
全蝎丸…………………… 二四七
杀虫去管槐花丹……… 二四八
产后大便秘……………… 二四二
产后生肠不收…………… 二四二
产后发热自汗…………… 二四一
产后阴户中宫脱突出 … 二四二
产后疟疾………………… 二四二
产后离床太早，外感寒热
　似疟，头痛不歇…… 二四二
产后痢疾………………… 二四二
产后鼻衄………………… 二四二
羊肝丸…………………… 二〇七
决明散…………………… 二〇七
安胎万全神应散……… 二三四
安神定志丸……………… 一一一
异授真人活命饮……… 二六〇
导水茯苓汤……………… 一八二
导痰汤………… 七九，一九二
收口红宝膏……………… 二六六
防风当归汤………………… 二九
防风汤…………………… 二二二
防风通圣三黄丸……… 二一四
防风通圣散………… 五，一二
观音露…………………… 二六六

七　画

麦门冬汤…………………… 三二
远志丸…………………… 一七五

远志饮子…………………一一一
赤白带神效方…………二三一
劫劳散……………………六二
芩连二陈汤…………………九
芩连大黄丸……………一九〇
苍术二陈汤……………二二七
苍朴二陈汤………………三四
苏子降气汤………………六〇
苏合香丸……………………八
杨氏启脾丸………………九五
杨梅疮神方……………二五五
束胎散…………………二三四
辰砂五苓散………………三〇
护心散…………………二六六
护肛膏…………………二四八
秃疮方…………………二五一
何首乌散………………二五七
佛手散…………………二四一
余粮丸…………………一八二
坐板疮方………………二五一
羌活冲和汤………………一一
羌活汤…………………一二六
羌活附子汤……………一四二
羌活愈风汤…………………六
补中益气汤……… 九，一二四
补阴丸……………………六七
补肾丸…………………一五二
附子防风汤………………二八
附子理中汤…… 三二，一〇七
妙香散…………………一一二

八　画

青蛾丸…………………一五二
取胞衣要诀……………二三六
奇验灸法………………二六二
抵当汤……………………二六
转胎法…………………二三五
虎潜丸…………………一五九
肾气丸……………………七九
固胎饮…………………二三三
败毒散……………………四三
知母黄柏滋肾丸………一六九
金匮肾气丸………………八七
肥疮方…………………二五一
备急丸…………………一八五
河间益胆汤……………二〇九
泻心汤……………………二五
治一切喉痹喉癣等症 … 二一六
治三日两发疟方…………四六
治大脓窠经验方………二五〇
治牙床害烂不能食方 … 一五六
治牙疽极妙方…………一五六
治中汤……………………五〇
治白带神效丹方………二三一

治发背及无名肿毒仙方 …………………… 二六七
治虫牙疼验方………… 一五五
治伤食疟方……………… 四四
治血淋求死不得效方 … 一七〇
治血淋沙石淋胀痛方 … 一七〇
治各样肿毒敷药方…… 二六七
治汤火疮……………… 二五二
治杨梅疮药酒方……… 二五五
治杨梅疮效方………… 二五五
治肾奇方……………… 一六〇
治受劳苦疟并久疟方…… 四四
治受热疟方……………… 四四
治疟极验方……………… 四五
治疟神方………………… 四五
治咽喉十八种病症妙方 …………………… 二一七
治咽喉内生疮不破者 … 二一六
治便毒内消神方……… 二六七
治便毒方……………… 二六七
治热淋方……………… 一七〇
治脓窠立验方………… 二五〇
治疱头极验方………… 二一六
治喉闭方……………… 二一六
治喉肿痛方…………… 二一六
治喉鹅神效方………… 二一六
治痢化滞仙方…………… 五二
治感寒疟方……………… 四四
治漏突出方…………… 二四七
定志丸………………… 一一一
定喘汤…………………… 八六
定痛生肌杖疮膏……… 二五一
实脾饮………………… 一八二
建中汤…………………… 三〇
参术健脾散…………… 一七七
参苏饮…………………… 一二
参苓白术丸……………… 七九
参苓白术散……………… 九四
经验四时感寒发散方…… 三六
经验发汗后清解方……… 三六
经验清解热邪方………… 三七

九　画

赴筵散………………… 二〇九
荆防败毒散……………… 三四
草豆蔻丸……………… 一四五
茵陈五苓散…… 二八，一七七
茵陈四逆汤……………… 二八
茵陈汤…………………… 二八
茵陈茯苓汤……………… 二八
荠苨丸………………… 一二九
荣胃返魂汤…………… 二五七
枳术丸…………………… 九四
枳实二陈汤……………… 三四

枳实汤…………………… 二七
枳实理中丸………………… 二七
枳桔二陈汤………………… 七
枳桔理中汤………………… 三〇
柏子仁汤…………………… 二二九
柏子养心丸………………… 一一六
栀子汤……………………… 二七
栀子豉汤…………………… 三〇
厚朴汤……………………… 一六六
砂香饮……………………… 二三四
按经分治牙疼验方…… 一五五
点舌丹……………………… 二六三
临产至妙法………………… 二三六
胃苓散……………………… 八四
香术丸……………………… 二〇一
香连丸……………………… 五〇
香砂二陈汤………………… 一〇七
香粉丸……………………… 二〇一
追积丸……………………… 一四五
独圣散……………………… 七
独参汤……………………… 一七六
疥疮除根方………………… 二五〇
养心汤……………………… 一一一
养正丹……………………… 六一
养血和血驱风解毒方 … 二五〇
娄全善定肺汤……………… 八七
活血丹……………………… 二二一
济生消毒饮………………… 二一五
宣明防风散………………… 二一二
神灯照……………………… 二六四
神灯照全方………………… 二六三
神验丹……………………… 二四七
神授卫生汤………………… 二六〇
神授汤……………………… 八六
退管验方…………………… 二四七
除湿汤……………………… 五五
绛雪散……………………… 二一七

十　画

聂久吾治临产久不下方
……………………… 二三五
聂久吾截疟妙方…………… 四五
聂可久治痢奇方…………… 五一
桂心白术汤………………… 二八
桂苓白术散………………… 五六
桂枝芍药汤………………… 三〇
桂枝汤……………………… 一〇
桂枝附子汤………………… 二九
桂枝麻黄各半汤…………… 三一
桂枝葛根汤………………… 一〇
桃仁承气汤………………… 七九
柴苓汤……………… 四四，八四
柴胡桂枝汤………………… 二九
柴葛解肌汤………………… 二六

逍遥散………… 三五，二二七
钱氏异功散………………… 九四
秘传内伤痰火一十八症
主方……………………… 七七
秘传仙遗粮散………… 二五四
秘传海上香连丸仙方…… 五二
秘传痔漏内消丸……… 二四六
秘传膈噎仙方………… 一〇七
秘旨安神丸…………… 一一二
秘验带下丸…………… 二三一
秘授归芍汤…………… 一五五
健步丸………………… 一六二
射干汤………………… 二一五
脓窠疥疮十剂永不生方
……………………… 二五〇
益元散………………… 五五
资生丸………………… 九五
凉膈散………………… 二〇九
消风顺气丸…………… 一六六
消风散………………… 二〇九
润肠丸………………… 六五
调中益气汤…………… 九九
调胃承气汤……………… 六
通幽汤………………… 六四
通顺散………………… 二五七
难产夺命丹…………… 二三五
验胎法………………… 二三五

十一画

理中汤………………………… 八
理中吴茱萸汤……………… 二五
黄芩加半夏生姜汤……… 三一
黄芩汤……………………… 三一
黄芪建中汤………………… 二四
黄连泻心汤………………… 二七
黄连香茹饮………………… 四〇
黄连解毒汤………………… 二九
萆薢丸…………………… 一五二
梅花五气丹……………… 二六二
麻仁丸………… 五，一六六
麻黄十神汤………………… 一二
麻黄汤……………………… 一一
麻黄葛根汤……………… 一八五
清心莲子饮……………… 一二九
清肺饮……………………… 七九
清胃散…………………… 一四三
清热化痰汤……………… 二一九
清暑益气汤………………… 四〇
密蒙散…………………… 二〇七

十二画

琥珀珍珠散……………… 一七〇
琥珀养心丹……………… 一一六
越婢加半夏汤……………… 八七

越鞠丸…………………… 一八四
葛根汤……………………… 一二
葶苈木香散……………… 八一
葶苈苦酒生艾汤………… 二九
硫麦丸…………………… 二三一
提肛散…………………… 二二〇
紫苏汤……………………… 一一
紫袍散…………………… 二一七
紫梗半夏汤……………… 二一五
黑神散…………………… 二四一
稀涎散………………………… 七
舒筋散…………………… 二二二
脾约丸……………………… 三一
滋阴四物汤……………… 二二一
滋阴补肾丸……………… 一一八
滋阴降火汤……………… 七九
犀角地黄汤……………… 二一二
犀角黄连汤……………… 三〇
疏凿饮…………………… 一八二

十三画

楂朴二陈汤……………… 二六
搐鼻散…………………… 一四三
痰火变生诸症神效捷方 … 七六

十四画

截疟煎剂方……………… 四五
槟苏散…………………… 一六二
酸枣仁汤………………… 一一六
漏芦汤主方……………… 二六四

十五画

噙化丸…………………… 六二

十六画

薏苡百合麦冬汤……… 一三二

十七画

擦痛方…………………… 一五五
燥阴散…………………… 一五九

十九画

藿香正气散……………… 三五
蟾酥解毒丸……………… 二五九

二十一画

麝香朱砂丸……………… 二一五

总书目

医经

内经博议

内经提要

内经精要

医经津渡

素灵微蕴

难经直解

内经评文灵枢

内经评文素问

内经素问校证

灵素节要浅注

素问灵枢类纂约注

清儒《内经》校记五种

勿听子俗解八十一难经

黄帝内经素问详注直讲全集

基础理论

运气商

运气易览

医学寻源

医学阶梯

医学辨正

病机纂要

脏腑性鉴

校注病机赋

内经运气病释

松菊堂医学溯源

脏腑证治图说人镜经

脏腑图说症治合璧

伤寒金匮

伤寒考

伤寒大白

伤寒分经

伤寒正宗

伤寒寻源

伤寒折衷

伤寒经注

伤寒指归

伤寒指掌

伤寒选录

伤寒绪论

伤寒源流

伤寒撮要

伤寒缵论

医宗承启

桑韩笔语

伤寒正医录

伤寒全生集

伤寒论证辨

伤寒论纲目

伤寒论直解

伤寒论类方
伤寒论特解
伤寒论集注（徐赤）
伤寒论集注（熊寿试）
伤寒微旨论
伤寒溯源集
订正医圣全集
伤寒启蒙集稿
伤寒尚论辨似
伤寒兼证析义
张卿子伤寒论
金匮要略正义
金匮要略直解
高注金匮要略
伤寒论大方图解
伤寒论辨证广注
伤寒活人指掌图
张仲景金匮要略
伤寒六书纂要辨疑
伤寒六经辨证治法
伤寒类书活人总括
张仲景伤寒原文点精
伤寒活人指掌补注辨疑

诊　法

脉微
玉函经
外诊法
舌鉴辨正
医学辑要
脉义简摩
脉诀汇辨
脉学辑要
脉经直指
脉理正义
脉理存真
脉理宗经
脉镜须知
察病指南
崔真人脉诀
四诊脉鉴大全
删注脉诀规正
图注脉诀辨真
脉诀刊误集解
重订诊家直诀
人元脉影归指图说
脉诀指掌病式图说
脉学注释汇参证治

针灸推拿

针灸节要
针灸全生
针灸逢源
备急灸法
神灸经纶
传悟灵济录
小儿推拿广意
小儿推拿秘诀
太乙神针心法
杨敬斋针灸全书

本　　草

药征

药鉴

药镜

本草汇

本草便

法古录

食品集

上医本草

山居本草

长沙药解

本经经释

本经疏证

本草分经

本草正义

本草汇笺

本草汇纂

本草发明

本草发挥

本草约言

本草求原

本草明览

本草详节

本草洞诠

本草真诠

本草通玄

本草集要

本草辑要

本草纂要

药性提要

药征续编

药性纂要

药品化义

药理近考

食物本草

食鉴本草

炮炙全书

分类草药性

本经序疏要

本经续疏

本草经解要

青囊药性赋

分部本草妙用

本草二十四品

本草经疏辑要

本草乘雅半偈

生草药性备要

芷园臆草题药

类经证治本草

神农本草经赞

神农本经会通

神农本经校注

药性分类主治

艺林汇考饮食篇

本草纲目易知录

汤液本草经雅正

新刊药性要略大全

淑景堂改订注释寒热温平药性赋

用药珍珠囊　珍珠囊补遗药性赋

方　书

医便
卫生编
袖珍方
仁术便览
古方汇精
圣济总录
众妙仙方
李氏医鉴
医方丛话
医方约说
医方便览
乾坤生意
悬袖便方
救急易方
程氏释方
集古良方
摄生总论
摄生秘剖
辨症良方
活人心法（朱权）
卫生家宝方
见心斋药录
寿世简便集
医方大成论
医方考绳愆
鸡峰普济方
饲鹤亭集方
临症经验方
思济堂方书
济世碎金方
揣摩有得集
亟斋急应奇方
乾坤生意秘韫
简易普济良方
内外验方秘传
名方类证医书大全
新编南北经验医方大成

临证综合

医级
医悟
丹台玉案
玉机辨症
古今医诗
本草权度
弄丸心法
医林绳墨
医学碎金
医学粹精
医宗备要
医宗宝镜
医宗撮精
医经小学
医垒元戎
证治要义
松厓医径
扁鹊心书
素仙简要

慎斋遗书

折肱漫录

济众新编

丹溪心法附余

方氏脉症正宗

世医通变要法

医林绳墨大全

医林纂要探源

普济内外全书

医方一盘珠全集

医林口谱六治秘书

识病捷法

温　病

伤暑论

温证指归

瘟疫发源

医寄伏阴论

温热论笺正

温热病指南集

寒瘟条辨摘要

内　科

医镜

内科摘录

证因通考

解围元薮

燥气总论

医法征验录

医略十三篇

琅嬛青囊要

医林类证集要

林氏活人录汇编

罗太无口授三法

芷园素社痎疟论疏

女　科

广生编

仁寿镜

树蕙编

女科指掌

女科撮要

广嗣全诀

广嗣要语

广嗣须知

孕育玄机

妇科玉尺

妇科百辨

妇科良方

妇科备考

妇科宝案

妇科指归

求嗣指源

坤元是保

坤中之要

祈嗣真诠

种子心法

济阴近编

济阴宝筏

秘传女科

秘珍济阴

黄氏女科

女科万金方

彤园妇人科

女科百效全书

叶氏女科证治

妇科秘兰全书

宋氏女科撮要

茅氏女科秘方

节斋公胎产医案

秘传内府经验女科

儿　　科

婴儿论

幼科折衷

幼科指归

全幼心鉴

保婴全方

保婴撮要

活幼口议

活幼心书

小儿病源方论

幼科医学指南

痘疹活幼心法

新刻幼科百效全书

补要袖珍小儿方论

儿科推拿摘要辨症指南

外　　科

大河外科

外科真诠

枕藏外科

外科明隐集

外科集验方

外证医案汇编

外科百效全书

外科活人定本

外科秘授著要

疮疡经验全书

外科心法真验指掌

片石居疡科治法辑要

伤　　科

正骨范

接骨全书

跌打大全

全身骨图考正

伤科方书六种

眼　　科

目经大成

目科捷径

眼科启明

眼科要旨

眼科阐微

眼科集成

眼科纂要

银海指南

明目神验方

银海精微补

医理折衷目科
证治准绳眼科
鸿飞集论眼科
眼科开光易简秘本
眼科正宗原机启微

咽喉口齿

咽喉论
咽喉秘集
喉科心法
喉科杓指
喉科枕秘
喉科秘钥
咽喉经验秘传

养　生

易筋经
山居四要
寿世新编
厚生训纂
修龄要指
香奁润色
养生四要
养生类纂
神仙服饵
尊生要旨
黄庭内景五脏六腑补泻图

医案医话医论

纪恩录
胃气论
北行日记
李翁医记
两都医案
医案梦记
医源经旨
沈氏医案
易氏医按
高氏医案
温氏医案
鲁峰医案
赖氏脉案
瞻山医案
旧德堂医案
医论三十篇
医学穷源集
吴门治验录
沈芊绿医案
诊余举隅录
得心集医案
程原仲医案
心太平轩医案
东皋草堂医案
冰壑老人医案
芷园臆草存案
陆氏三世医验
罗谦甫治验案
临证医案笔记
丁授堂先生医案
张梦庐先生医案

养性轩临证医案

养新堂医论读本

祝茹穹先生医印

谦益斋外科医案

太医局诸科程文格

古今医家经论汇编

莲斋医意立斋案疏

医　史

医学读书志

医学读书附志

综　合

元汇医镜

平法寓言

寿芝医略

杏苑生春

医林正印

医法青篇

医学五则

医学汇函

医学集成

医学辩害

医经允中

医钞类编

证治合参

宝命真诠

活人心法（刘以仁）

家藏蒙筌

心印绀珠经

雪潭居医约

嵩厓尊生书

医书汇参辑成

罗氏会约医镜

罗浩医书二种

景岳全书发挥

新刊医学集成

寿身小补家藏

胡文焕医书三种

铁如意轩医书四种

脉药联珠药性食物考

汉阳叶氏丛刻医集二种